U. Streeck

Funktionelles Untersuchen und Behandeln der Extremitäten

Springer

Berlin
Heidelberg
New York
Barcelona
Budapest
Hongkong
London
Mailand
Paris
Santa Clara
Singapur
Tokio

Uwe Streeck

Funktionelles Untersuchen und Behandeln der Extremitäten

Diagnostik- und Behandlungsschemata mit manueller Therapie und Cyriax

Mit 297 Abbildungen und 9 Tabellen

Springer

Uwe Streeck
Ringstraße 25
67240 Bobenheim-Roxheim

ISBN 3-540-60468-5 Springer-Verlag Berlin Heidelberg New York

Die Deutsche Bibliothek – CIP-Einheitsaufnahme
Streeck, Uwe: Funktionelles Untersuchen und Behandeln der Extremitäten : Diagnostik- und Behandlungsschemata mit manueller Therapie und Cyriax ; mit 9 Tabellen / Uwe Streeck. – Berlin ; Heidelberg ; New York ; Barcelona ; Budapest ; Hongkong ; London ; Mailand ; Paris ; Santa Clara ; Singapur ; Tokio ; Springer, 1996
ISBN 3-540-60468-5

Einbandgestaltung: design & production GmbH, Heidelberg
Satz: Mitterweger, Plankstadt
SPIN: 10503961 19/3133 – 543210 Gedruckt auf säurefreiem Papier

Vorwort

Dieses Buch soll die Lücke zwischen den umfangreichen Diagnose- und Therapiebüchern und der praktischen Anwendung schließen. Durch die übersichtliche Anordnung der Untersuchungs- und Behandlungsschemata soll es dem praktisch tätigen Arzt wie auch den Physiotherapeuten Interpretation der Untersuchungsergebnisse sowie die Auswahl der Therapiemöglichkeiten erleichtern, ohne die Standardliteratur überflüssig zu machen. Es ist sowohl den Lernenden wie dem Fachmann eine sinnvolle Stütze bei der täglichen Arbeit mit den Patienten. Mein besonderer Dank gilt meinen Lehrern Dos Winkel, Omer Matheijs und Didi von Paridon. Ohne ihren engagierten Unterricht hätte ich nie die Begeisterung für die manuelle Therapie entwickelt, denn nur wer selbst begeistert ist, kann auch andere begeistern. Ebenfalls bedanken möchte ich mich bei Roger Buttweiler, Axel Grüner, Sandra Kolb, Markus Kolb und Dr. Heiner Steinrücken, die wesentlich an der Verwirklichung des Buches mitgewirkt haben. Nicht zuletzt Dank an meine Frau, die durch viel Rücksichtnahme es mir erst ermöglicht hat, das Buch zu schreiben. Ich hoffe, daß dem geneigten Leser die Lösung einiger Behandlungs- und Testprobleme durch das Arbeiten mit dem Buch leichter fällt.

Bobenheim-Roxheim
Juli 1996

Uwe Streeck

Inhaltsverzeichnis

Symbole und Abkürzungen

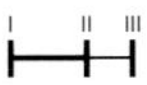

Traktionsstufe II → Joint play („slack taken up“)

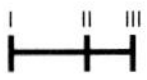

Traktionsstufe III → Behandlung (Dehnung)

A., Aa.	Arteria/Arteriae
Abd	Abduktion
ACG	Akromioklavikulargelenk
Add	Adduktion
AgSt	Ausgangsstellung
AR	Außenrotation
Art.	Articulation/Articulationes
BWS	Brustwirbelsäule
DE	Dorsalextension
Depr	Depression
DRUG	distales Radioulnargelenk
Elev	Elevation
Ext	Extension
Flex	Flexion
GHG	Glenohumeralgelenk
HRG	Humeroradialgelenk
HUG	Humeroulnargelenk
HWS	Halswirbelsäule
IR	Innenrotation
ISG	Iliosakralgelenk
KM	Kapselmuster
Lig./Ligg.	Ligamentum/Ligamenta
LWS	Lendenwirbelsäule
M./Mm.	Musculus/Musculi
MCPG	Metakarpal-phalangeal-Gelenk
N./Nn.	Nervus/Nervi
OSG	oberes Sprunggelenk
Pat.	Patient
PF	Palmarflexion/Plantarflexion
Pron	Pronation
Proc.	Processus
Prot	Protraktion
PRUG	proximales Radioulnargelenk
PTFG	proximales Tibiofibulargelenk
PTTG	proximales Transversaltarsalgelenk
RCG	Radiokarpalgelenk
Rep	Reposition
Retr	Retraktion
RP	Ruheposition
SCG	Sternoklavikulargelenk
Sup	Supination
TG	translatorisches Gleiten
Ther.	Therapeut
USG	unteres Sprunggelenk
VP	Vorposition

Einführung

Definitionen

Kapselmuster (KM)	Bewegungseinschränkung/-schmerz, artikuläre Störung, Arthritis, Arthrose
Joint play	nicht aktiv ausführbar, Bewegungsausmaß, Schmerz
Barrieren	aktiv, passiv, anatomisch
Endgefühl	Bewegungsgrenze, physiologisch-pathologisch, Schmerz
physiologische Endgefühle	weich, elastisch, hart knöchern
pathologische Endgefühle	zu hart, zu weich, federnd, spastisch, leer
Ruhelage	entspannteste Kapsel, größtes Kapselvolumen, geringster Kontakt der Gelenkpartner
verriegelte Stellung	größte Spannung auf Kapselbandstrukturen, geringstes Kapselvolumen, größter Kontakt der Gelenkpartner
Behandlungsebene	parallel zum konkaven Gelenkpartner
Traktion	Lösen, Straffen, Dehnen (Mobilisation) – *Senkrecht aus Konkavität* –
Translatorisches Gleiten	mit Lösen (Pikkolotraktion), Straffen, Dehnen – *Parallel zur Behandlungsebene* –
Konvex-konkav-Regel	ein konvexer Gelenkpartner gleitet entgegengesetzt der Rollrichtung, ein konkaver Gelenkpartner gleitet in Rollrichtung, bei konvexem Gelenkpartner ist Bewegungsachse im mobilen Teil, bei konkavem Gelenkpartner ist Bewegungsachse im fixierten Teil

Widerstandstests nach Cyriax	Schmerz, viel Kraft – kleine Muskel –, Sehnenläsion Schmerz, wenig Kraft – große Muskel –, Sehnenläsion kein Schmerz, keine Kraft – neurologisch, Ruptur kein Schmerz, viel Kraft – normaler Befund
konzentrische Bewegungen	Ansatz und Ursprung nähern sich bei aktiver Bewegung
exzentrische Bewegungen	Ansatz und Ursprung entfernen sich bei aktiver Bewegung
aktive Insuffizienz eines eingelenkigen Muskels	Unvermögen, ein Gelenk endgradig zu fixieren
physiologische Insuffizienz eines zweigelenkigen Muskels	Unvermögen, ein zweites Gelenk endgradig zu fixieren, bei Annäherung im 1. Gelenk um mehr als 50 %
passive Insuffizienz eines eingelenkigen Muskels	Unvermögen, das volle Bewegungsausmaß eines Gelenkes zuzulassen
pathologische aktive Insuffizienz eines zweigelenkigen Muskels	Unvermögen, ein zweites Gelenk endgradig zu fixieren, bei weniger als 50 % Annäherung im 1. Gelenk
physiologische passive Insuffizienz eines zweigelenkigen Muskels	Muskel ist im 1. Gelenk mehr als 2/3 gedehnt und kann im 2. Gelenk endgradige Bewegung nicht zulassen
pathologische passive Insuffizienz eines zweigelenkigen Muskels	Muskel ist im 1. Gelenk weniger als 2/3 gedehnt und kann im 2. Gelenk endgradige Bewegung nicht zulassen
geschlossene Kette	Fixierung distaler Gelenkpartner – Bewegen proximaler Gelenkpartner
offene Kette	Fixierung proximaler Gelenkpartner – Bewegen distaler Gelenkpartner

aktive Untersuchung	Bewegungsausmaß, Schmerz, Ausweichbewegung
passive Untersuchung	Bewegungsausmaß, Endgefühl, Schmerz
Widerstandstest	Kraft, Schmerz
direkte Technik	gelenknahes Arbeiten
indirekte Technik	zwischen zu behandelnden Gelenk und Ther.-Händen ist ein weiteres Gelenk

Kapitel 1: Schulter

Oberflächenanatomie ACG

Akromion
Clavicula
vorderes/hinteres „V“
Gelenkflächenverlauf
Kapselbänder
Lig. acromioclaviculare
Proc. coracoideus
Lig. trapezoideum/conoideum
Lig. coracoacromiale
M. trapezius pars descendens
M. deltoideus
Pars clavicularis
Pars acromialis
Pars spinalis

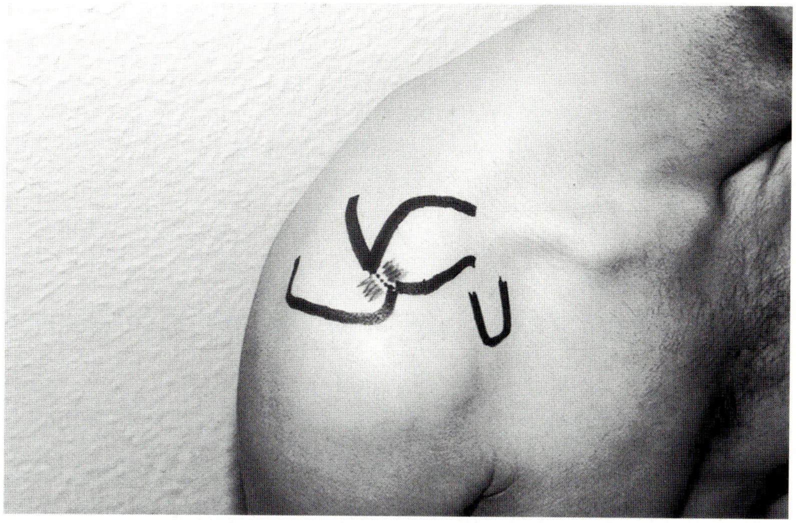

Gelenkmechanik ACG

Gelenkphysiologie

Bei erheblicher inter- und intraindividueller Variationsbreite ist die Lage des vorderen und hinteren „V“ zu palpieren. In einem Drittel aller Fälle enthält das ACG einen Diskus, der die Gelenkflächeninkongruenzen ausgleicht. Funktionell ist das ACG ein Kugelgelenk bei schlechterer Rotation als im SCG, anatomisch eine Amphiarthrose, da 5° Bewegungsausmaß nicht überschritten wird.

Ruhestellung („maximally loose packed position“)

Physiologische Stellung des Schultergürtels; *Cave:* inter- und intraindividuelle Variationen

Verriegelte Stellung („maximally close packed position“)

90° Arm-Abd

Kapselmuster

Endgradiger Bewegungsschmerz des Schultergürtels

Biomechanik ACG – beschrieben wird Clavikulabewegung –

Elev	Depr	Prot	Retr	Flex/Elev	Abd/Elev	Ext	IR	AR
kaudal	kranial	dorsal	ventral	kaudal/ventral	kaudal	ventral	dorsal	ventral

Übersicht Testreihenfolge GHG

Aktive Tests
- HWS-Flex/Ext/Rotation beidseitig
  Schultergürtel – Prot/Retr/Elev/Depr
- GHG – transversale Flex/transversale Ext/IR/AR
  in 90° Abd/Flex-Elev/Ext/IR/AR/Abd-Elev
  (mit fixiertem Angulus inferior scapulae bis 90° Abd)
  in physiologischer Nullstellung des Armes –
  in AR-Stellung des Armes – in IR-Stellung des
  Armes/Flex im Ellbogen/Ext im Ellbogen

Passive Tests
- transversale Flex/transversale Ext/IR/AR in 90° Abd/Mobilitätstest der 1. Rippe/Flex-Elev/Ext/Dehnung der Sehnenscheide des Caput longum M. bizeps brachii
- Abd – in physiologischer Nullstellung des Armes
- in AR-Stellung des Armes
- in IR-Stellung des Armes
- Rowe-Test – longitudinale Seperation
- abgewandelter Rowe-Test

Widerstandstests
- Abd/Add/IR/AR/Flex Ellbogen/Ext Ellbogen

Gelenkspezifische Tests
- GHG-Traktion/Gleiten nach ventromedial/ Gleiten nach dorsolateral
- ACG-Traktion/Gleiten nach ventral/Gleiten nach dorsal/Gleiten nach kaudal/Gleiten nach kranial
- ACG-Traktion/Gleiten nach ventromedial/Gleiten nach dorsomedial/Gleiten nach kraniomedial/Gleiten nach kaudolateral/abgewandeltes Gleiten nach ventromedial mit Prot/abgewandeltes Gleiten nach dorsolateral mit Retr

Mobilitätstest ACG

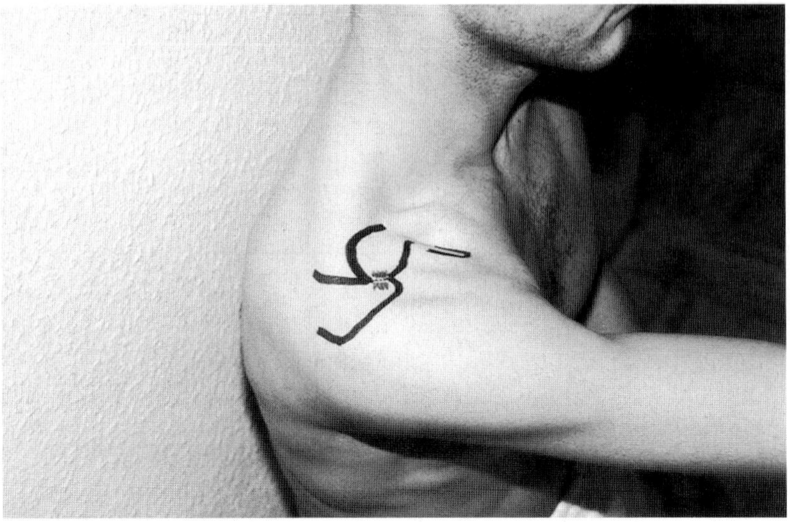

Technik I–II–III

Kompression im vorderen Gelenkanteil des ACG
Untersuchung „sitzend"
aktiv
auch: Traktion im hinteren Gelenkanteil des ACG

Ausführung
aktiv
Bewegungsrichtung: horizontale Add

Befund
wenn Schmerz im ACG:
- angulative Bewegung der Clavicula durch eingeschränktes Dorsalgleiten oder durch in Inspiration stehende 1. Rippe

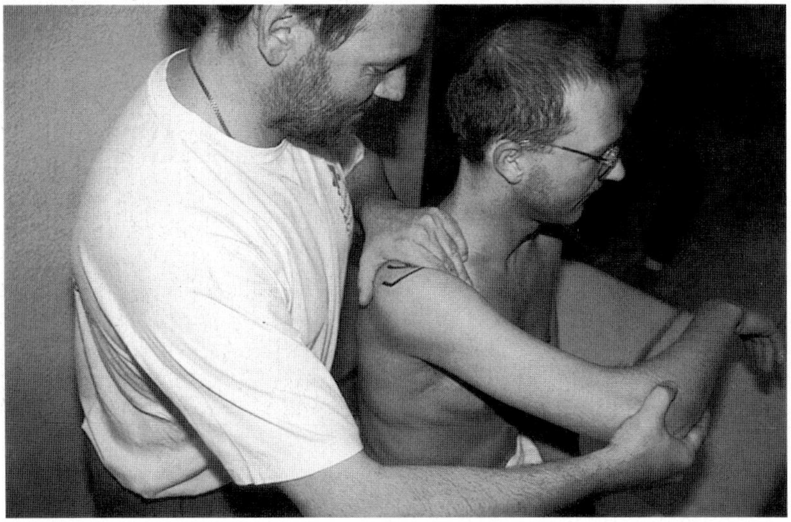

Technik I–II–III

Kompression im vorderen Gelenkanteil des ACG
Untersuchung „sitzend"
passiv
auch: Traktion im hinteren Gelenkanteil des ACG

Ausführung
passiv
fixierende Hand: auf Schulter
bewegende Hand: z.B. um Pat.-Ellbogen
Bewegungsrichtung: horizontale Add

Befund
s.o. nur Schmerzprovokation stärker, da Ausweichbewegungen mit der Scapula unterbunden werden

Technik I–II–III
Kompression im hinteren Gelenkanteil des ACG
Untersuchung „sitzend“
auch: Traktion im vorderen Gelenkanteil des ACG

Ausführung
aktiv/passiv *(hier: aktiv)*
Bewegungsrichtung: horizontale Abd

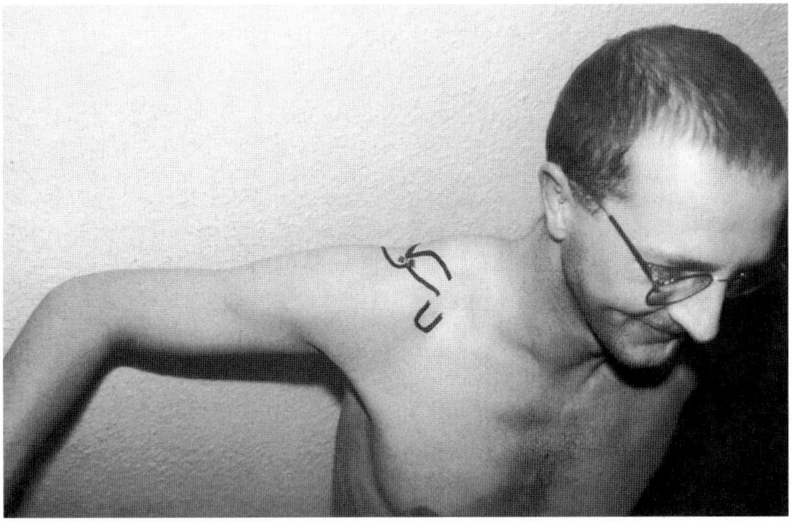

Befund
wenn Schmerz im ACG:
durch angulative Bewegung der Clavicula, bei eingeschränktem Ventralgleiten

Technik I–II–III
Kompression/Traktion im ACG
Untersuchung „sitzend“

Ausführung
1. Hand: Umfassen der Clavicula
2. Hand: Umfassen des Akromions
Bewegungsrichtung: axial aufeinander zu/voneinander weg

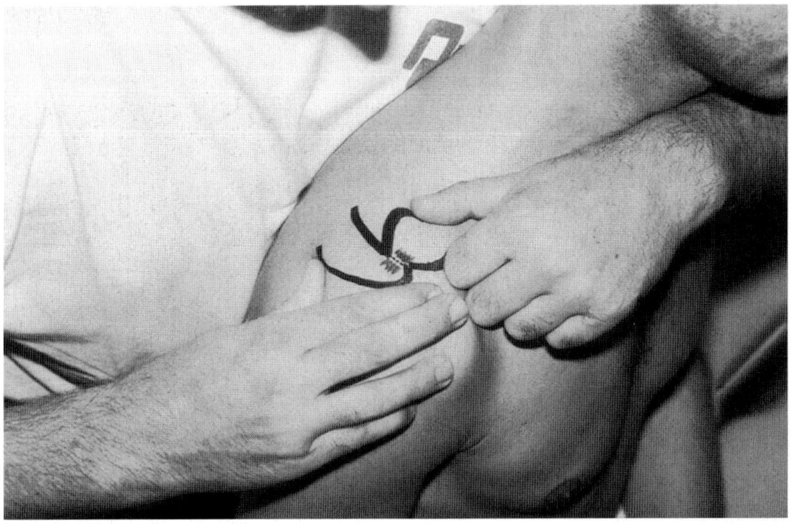

Befund
Schmerzprovokation/-entlastung
hypo-/normo-/hypermobil im Joint Play
Endgefühl physiologisch/pathologisch

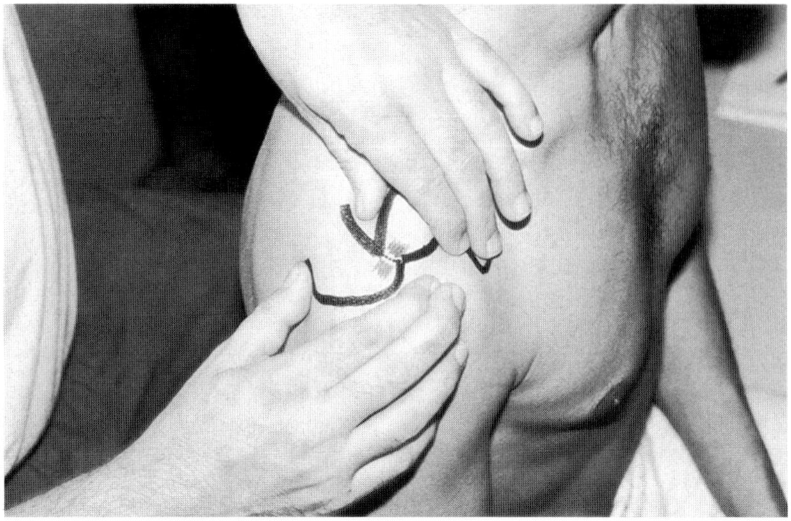

Technik I II III

TG
ACG-Untersuchung
Clavicula nach ventral
„sitzend"

Ausführung
fixierende Hand: Umfassen des Akromions, evtl. Zeigefinger palpierend am vorderen Gelenkspalt
bewegende Hand: Umfassen der Clavicula
Bewegungsrichtung: im Gelenkverlauf Clavicula nach ventral

Befund
Retr-Einschränkung

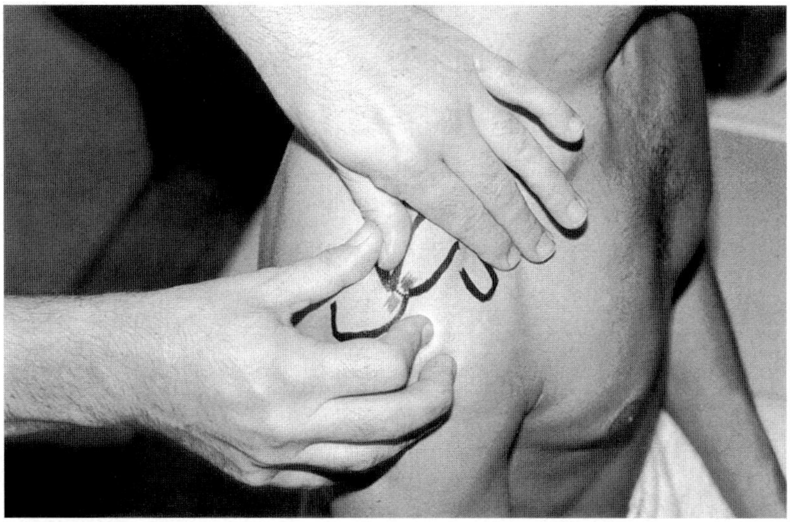

Technik I II III I II III

TG
ACG-Untersuchung
Clavicula nach ventral
„sitzend"
alternative Handhaltung

Ausführung
fixierend: 2.–5. Finger
bewegend: Daumen übereinander
Bewegungsrichtung: im Gelenkverlauf Clavicula nach ventral

Befund
Retr-Einschränkung
Flexionselevationseinschränkung

Technik I–II–III
TG
ACG-Untersuchung
Clavicula nach dorsal „sitzend“

Ausführung
fixierende Hand: Umfassen des Akromions
bewegende Hand: Umfassen der Clavicula
Bewegungsrichtung: im Gelenkverlauf nach dorsal

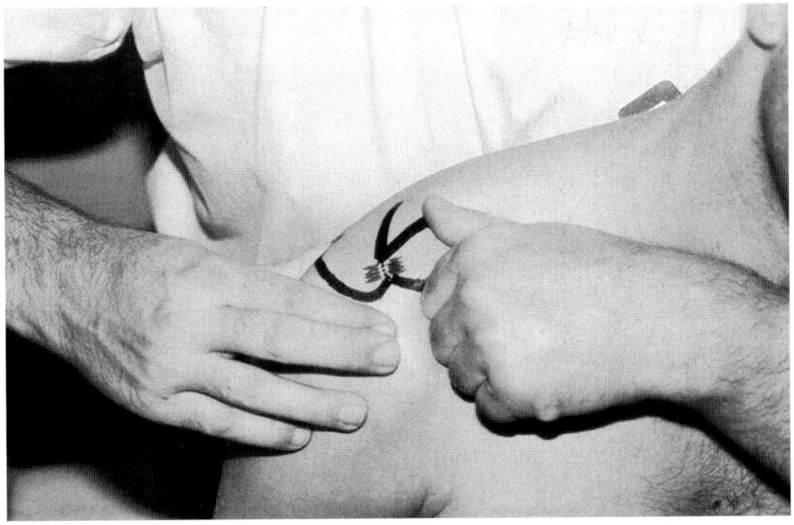

Befund
Prot-Einschränkung

Technik I–II–III I–II–III
TG
ACG-Untersuchung
Clavicula nach dorsal „sitzend“
alternative Handhaltung

Ausführung
fixierend: 2.–5. Finger der lateralen Hand
bewegende Hand: Daumen übereinander
Bewegungsrichtung: in Gelenkverlaufsrichtung nach dorsal

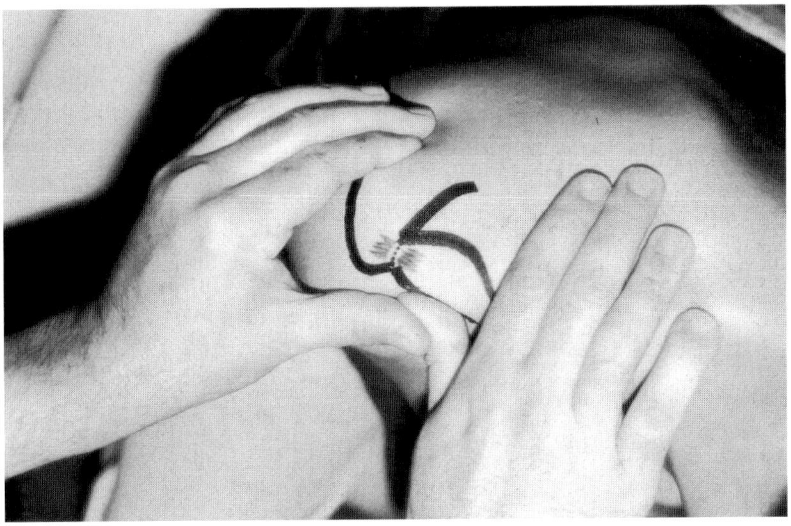

Befund
Prot-Einschränkung

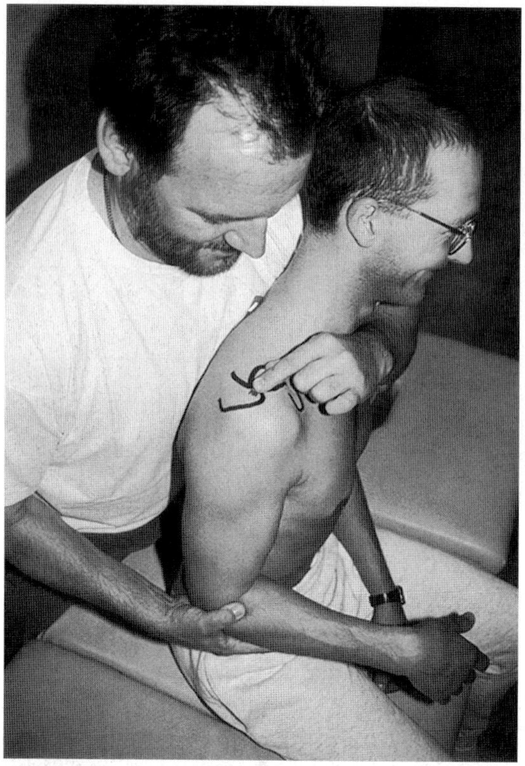

Technik I II III

TG

ACG-Untersuchung

Clavicula nach kranial/kaudal „sitzend“

Ausführung

palpierend: ein Finger

bewegende Hand: Umfassen des Pat.-Ellbogens mit der 2. Hand

Bewegungsrichtung: Pat.-Ellbogen/-Oberarm wird kranial/kaudal bewegt

Befund

Abd-/Flex-/Elev-Einschränkung

Technik
TG
ACG-Untersuchung
Clavicula nach kranial/kaudal
„sitzend“

Ausführung
palpierend: ein Finger, hier der Zeigefinger
bewegend: Daumen oder Thenar der 2. Hand
Bewegungsrichtung: kaudal.
Anm.: Die kraniale Bewegung wird beurteilt durch die spontane Rückstellung, hervorgerufen durch die Elastizität der Gewebe. Die Aussage ist für diese Bewegung nicht so sicher wie bei der vorherigen Technik.

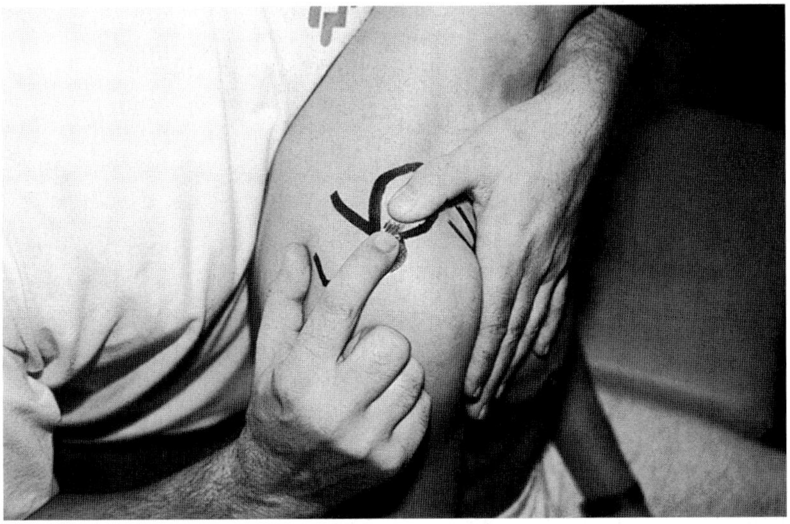

Befund
Abd-/Flex-/Elev-Einschränkung

Technik
TG
ACG-Untersuchung
Clavicula nach ventral
„Rückenlage“

Ausführung
fixierende Hand: Widerlagern mit beiden Daumen am Akromion
bewegende Hand: an der Clavicula von hinten einhaken
Bewegungsrichtung: im Gelenkflächenverlauf nach ventral

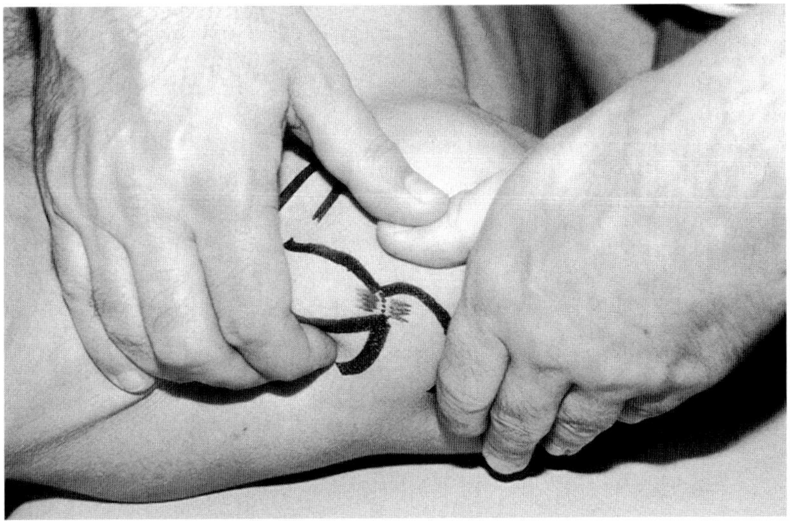

Befund
Retr-Einschränkung
+ Flex-Elev. Einschränkung

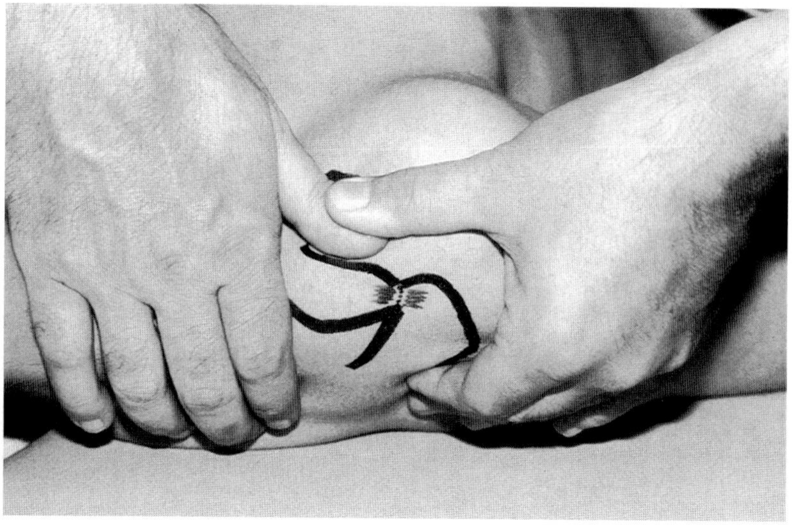

Technik
TG
ACG-Untersuchung
Clavicula nach dorsal „Rückenlage“

Ausführung
fixierende Hand: 2.–5. Finger der lateralen Hand von dorsal auf Akromion
bewegend: beide Daumen übereinander
Bewegungsrichtung: nach dorsal im Gelenkverlaufsrichtung

Befund
Prot-Einschränkung

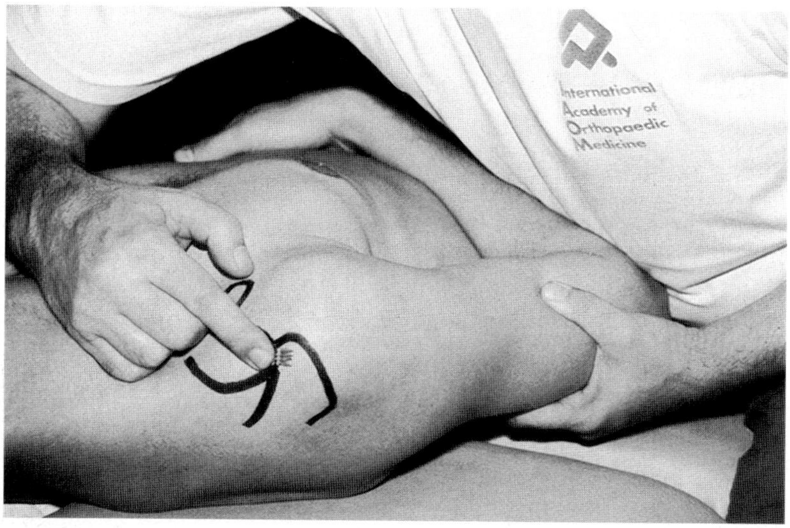

Technik
TG
ACG-Untersuchung
Clavicula nach kranial/kaudal „Rückenlage“

Ausführung
palpierend: palpierender Finger im Gelenkspalt
bewegende Hand: Umfassen des Ellbogens/Oberarmes
Bewegungsrichtung: Pat.-Oberarm/-Ellbogen wird in kranial/kaudaler Richtung bewegt

Befund
Abd-/Flex-/Elev-Einschränkung

Technik I II III

TG
ACG-Untersuchung
Clavicula nach kranial/kaudal
„Rückenlage"

Ausführung
palpierend: ein Finger, hier der Zeigefinger
bewegend: Daumen oder Thenar der 2. Hand
Bewegungsrichtung: kaudal.
Anm.: Die kraniale Bewegung wird beurteilt durch die spontane Rückstellung, hervorgerufen durch die Elastizität der Gewebe. Die Aussage ist für diese Bewegung nicht so sicher wie bei der vorherigen Technik.

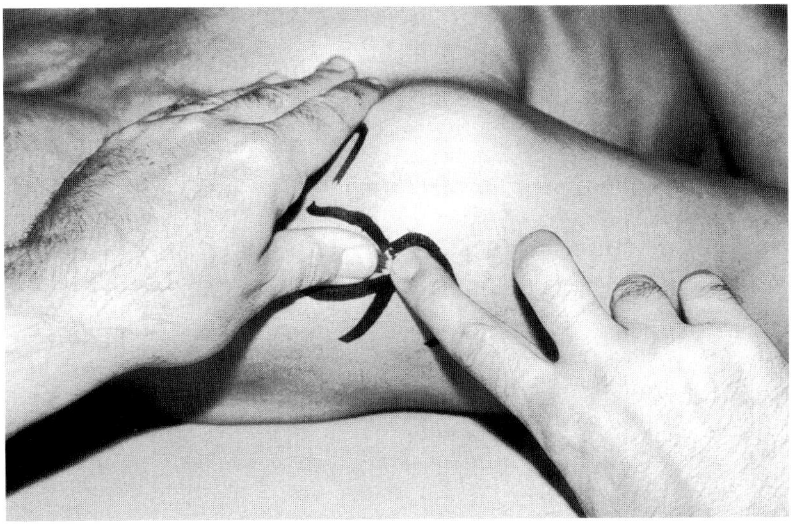

Befund
Abd-/Flex-/Elev-Einschränkung

Oberflächenanatomie SCG

Fossa jugularis
Clavicula
Sternum
1. Rippe
Gelenkflächenverlauf
Kapselbänder
Lig. interclaviculare
Lig. costoclaviculare
M. sternocleidomastoideus
Pars clavicularis
Pars sternalis
M. pectoralis
Pars clavicularis
Pars sternocostalis

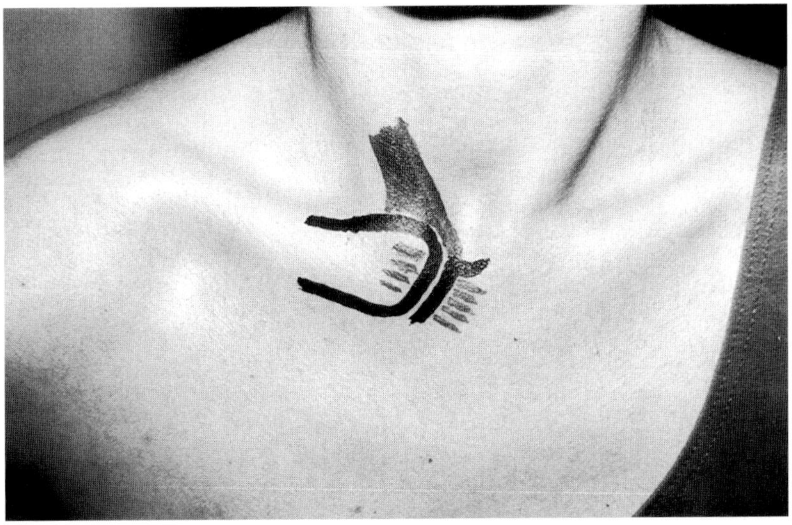

Gelenkmechanik SCG

Gelenkphysiologie

Das SCG ist anatomisch ein Sattelgelenk, das einen Diskus enthält.
Es verhält sich
für Prot/Retr: Clavicula konkav, Sternum konvex,
für Elev/Depr: Clavicula konvex, Sternum konkav
Funktionell ist es ein Kugelgelenk.

Ruhestellung („maximally loose packed position")

Physiologische Stellung des Schultergürtels

Verriegelte Stellung („maximally close packed position")

Maximale Elev

Kapselmuster

Endgradiger Bewegungsschmerz des Schultergürtels

Biomechanik SCG – beschrieben wird Clavikulabewegung –

Elev	Depr	Prot	Retr	Flex/Elev	Abd/Elev	Ext	IR	AR
kaudal	kranial	ventral	dorsal	kaudal/dorsal	kaudal	dorsal	0–90° ventral ab 90° ventral kaudal am Ende kranial	0–90° dorsal ab 90° dorsal kaudal

Untersuchungen SCG

Technik I–II–III
Kompression
SCG-Untersuchung „sitzend"

Ausführung
aktiv/passiv *(hier: passiv)*
fixierende Hand: nicht zwingend
bewegende Hand: am Pat.-Ellbogen
Bewegungsrichtung: Pat.-Arm wird in Add geführt

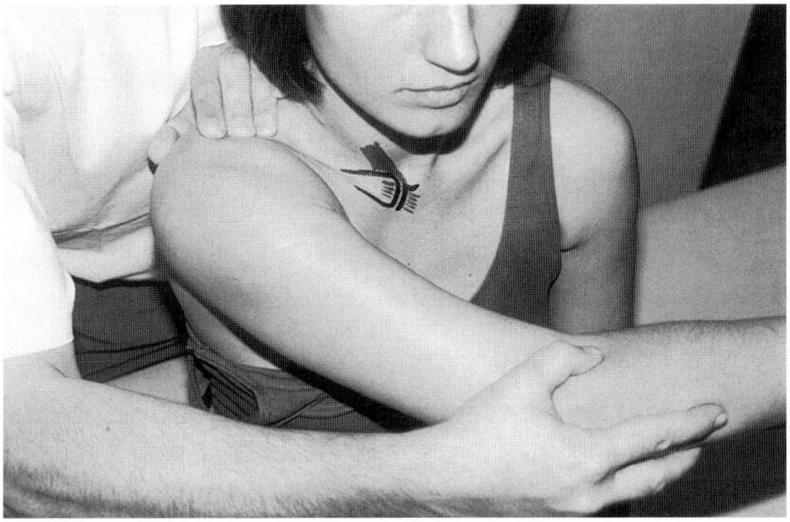

Befund
siehe ACG

Technik I–II–III
Kompression/Traktion
SCG-Untersuchung „sitzend"

Ausführung
bewegend: Umfassen der Clavicula
Bewegungsrichtung: medial/kaudal – lateral/dorsal

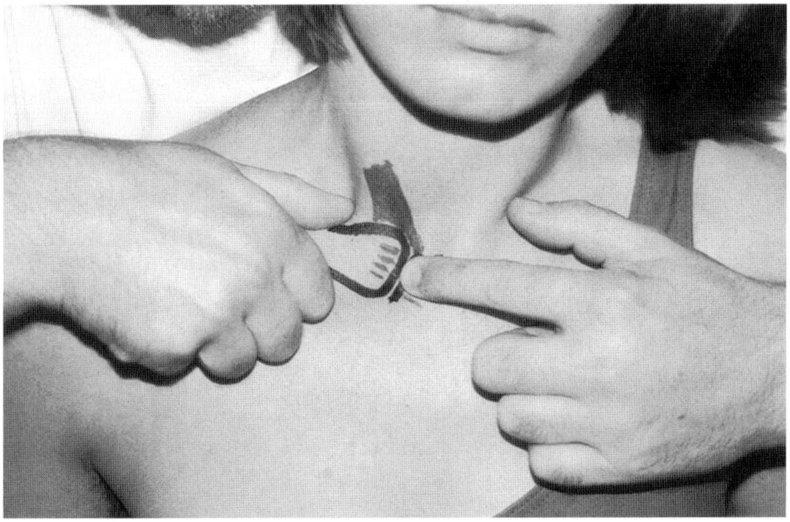

Befund
nur positiv, wenn die Einschränkung nicht im Sinne eines KM ist

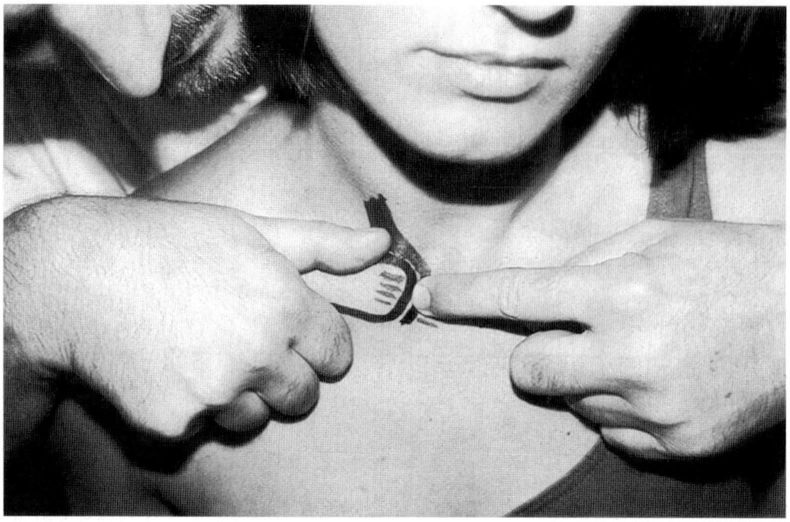

Technik
TG
SCG-Untersuchung
Clavicula nach kaudal „sitzend“

Ausführung
fixierende/palpierende Hand: z. B. Zeigefinger palpiert den Gelenkspalt
bewegende Hand: Umfassen der Clavicula, Daumen liegt flächig von kranial auf
Bewegungsrichtung: nach kaudolateral

Befund
Abd-/Flex-/Elev-Einschränkung

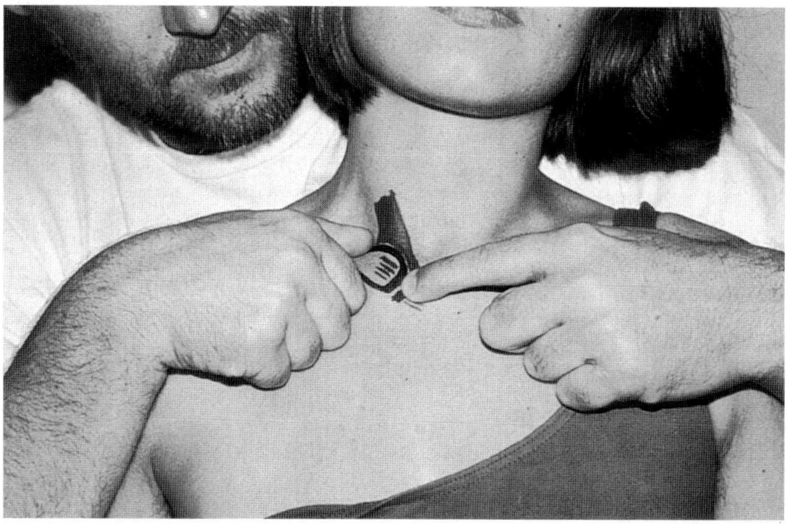

Technik
TG
SCG-Untersuchung
Clavicula nach kranial „sitzend“

Ausführung
fixierend: z. B. Zeigefinger palpiert den Gelenkspalt
bewegende Hand: Umfassen der Clavicula, 2.–5. Finger haken sich von kaudal flächig an die Clavicula
Bewegungsrichtung: kranial/medial

Befund
Depr- und Ext-Einschränkung (GHG)

Technik I—II—III I—II—III
Prot
ventral Kompression
dorsal Traktion
SCG-Untersuchung „sitzend“

Ausführung
fixierende/palpierende Hand: bei Palpation des Gelenkspaltes ist die Handfläche Hypomochlion
bewegende Hand: liegt von dorsal auf der Schulter
Bewegungsrichtung: Schultergürtel nach ventral im Bogen

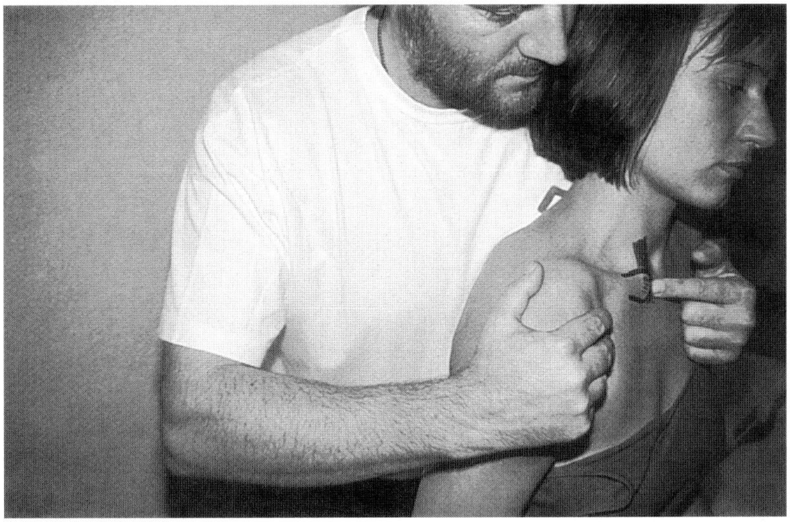

Befund
Prot-Hypomobilität

Technik I—II—III I—II—III
Retr
ventral Traktion
dorsal Kompression
SCG-Untersuchung „sitzend“

Ausführung
fixierend: die Brust des Ther.
bewegende Hand: Umfassen der Schulter
Bewegungsrichtung: über das Hypomochlion der Ther.-Brust Schultergürtel nach dorsal im Bogen

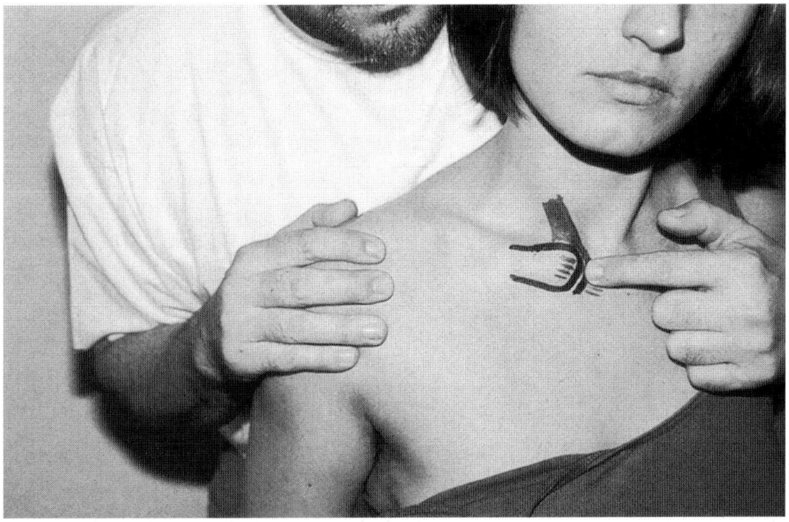

Befund
Retr-Hypomobilität

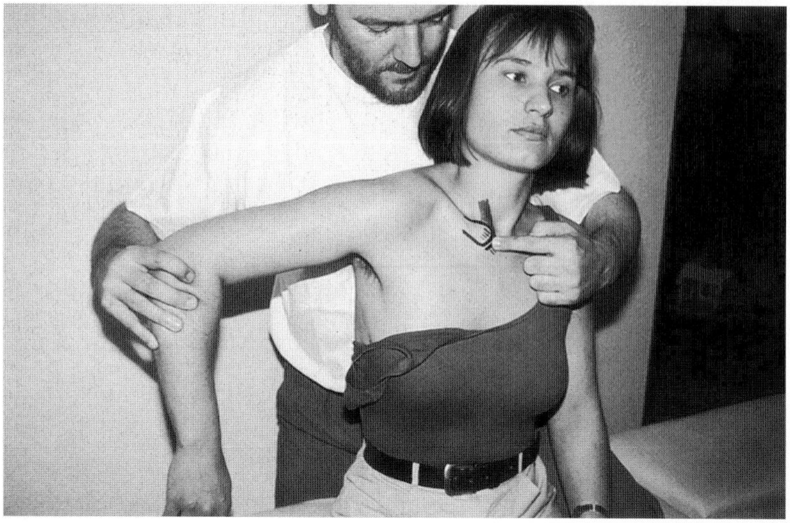

Technik I II III
Rotation
SCG-Untersuchung „sitzend“

Ausführung
palpierend: palpierender Finger liegt auf Gelenkspalt
bewegende Hand: Umfassen des Pat.-Ellbogens
Bewegungsrichtung: in 90° Abd IR des Pat.-Armes

Befund
Mobilitätstest der Clavicula nach anterokaudal

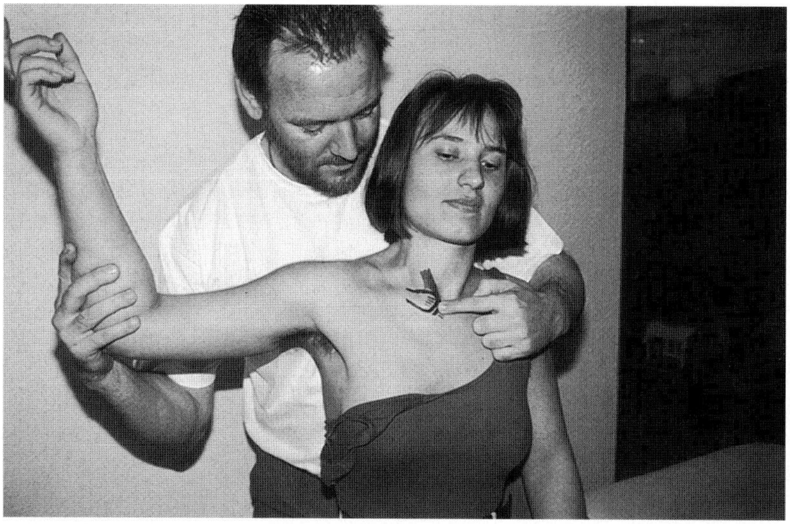

Technik I II III
Rotation
SCG-Untersuchung „sitzend“

Ausführung
palpierend: palpierender Finger auf dem Gelenkspalt
bewegende Hand: Umfassen des Pat.-Ellbogens
Bewegungsrichtung: in 90° Abd AR des Pat.-Armes

Befund
Mobilitätstest der Clavicula nach dorsokranial

Technik I II III I II III

TG
SCG-Untersuchung
Clavicula nach kaudal
„Rückenlage“

Ausführung
bewegend: beide Daumen übereinander von kranial gelenknah an Clavicula
Bewegungsrichtung: kaudolateral

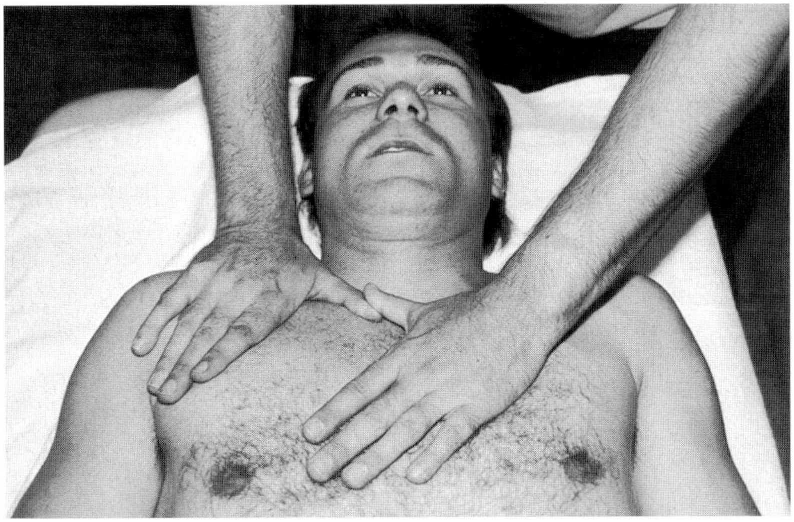

Befund
Abd-/Flex-/Elev-Einschränkung

Technik I II III I II III

TG
SCG-Untersuchung
Clavicula nach kranial
„Rückenlage“

Ausführung
bewegend: beide Daumen übereinander gelenknah von kaudal an Clavicula
Bewegungsrichtung: kraniomedial

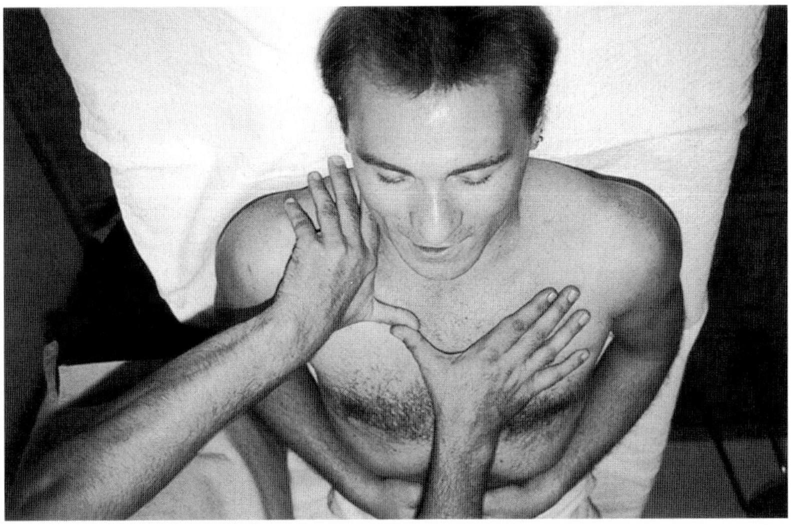

Befund
Add/Ext-Einschränkung

Oberflächenanatomie GHG

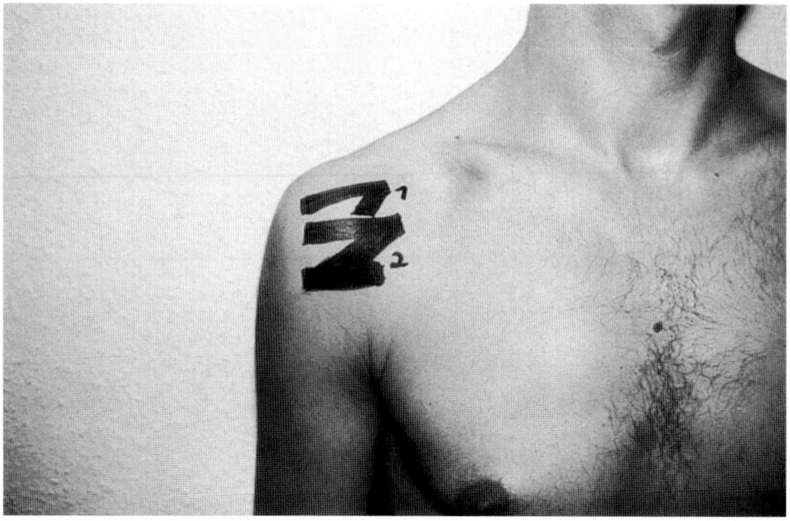

Humeruskopf
Proc. coracoideus
Ligg. glenohumeralia (2)
- superior
- intermedius
- inferior
Lig. coracohumerale (1)

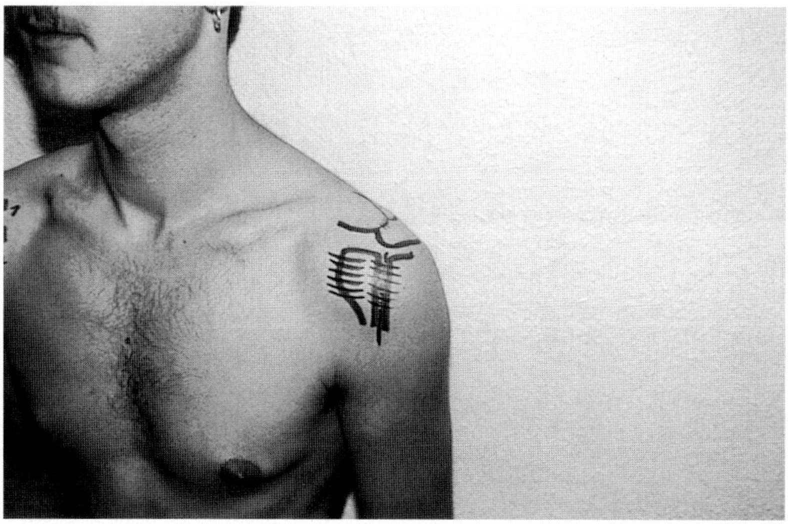

Proc. coracoideus
M. pectoralis minor
M. coracobrachialis
M. biceps brachii
Tuberculum minus
M. subscapularis
Sulcus intertubercularis
Lange Bizepssehne mit
Lig. transversum humeri
Tuberculum majus
M. supraspinatus
M. infraspinatus
M. teres minor
Akromion
Subakromialraum
M. pectoralis major
M. serratus anterior

Scapula
Spina scapulae
Margo medialis/lateralis
Angulus inferior/superior
M. rhomboideus major/minor
M. levator scapulae
M. latissimum dorsi
M. subscapularis
M. supraspinatus
M. infraspinatus
M. teres minor major
M. serratus anterior

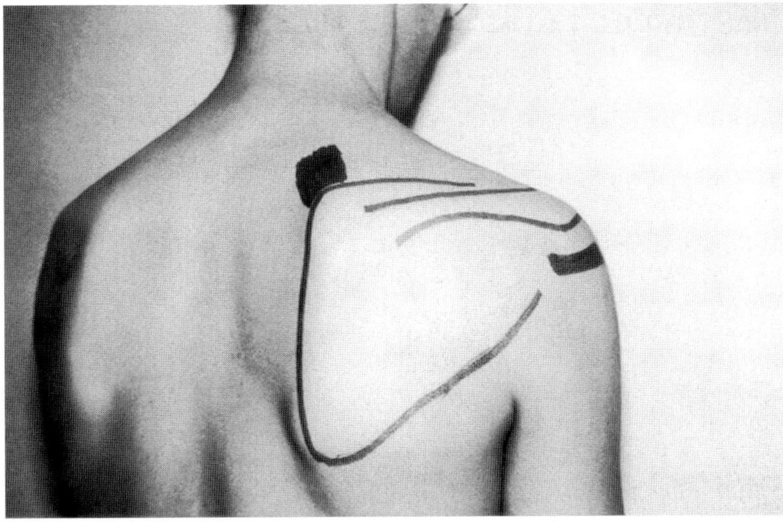

Gelenkmechanik GHG

Gelenkphysiologie

Die Cavitas glenoidalis ist der konkave, der Humeruskopf der konvexe Anteil des GHG, das zusammen mit dem subakromialen Nebengelenk ein Kugelgelenk bildet. Die Cavitas glenoidalis ist 30° nach ventrolateral und 15° nach kranial geneigt. Die synoviale Adhäsion spielt für die Stabilität eine sehr wichtige Rolle. Die primär stabilisierenden Ligamente sind ventral und kranial:
ventral: Ligg. glenohumerialia superior, inferior und intermedius,
kranial: Lig. coracohumerale.

Ruhestellung („maximally loose packed position")

55° Abd, 30° Flex und 15° IR

Verriegelte Stellung („maximally close packed position")

90° Abd und maximale AR

Kapselmuster

AR : Abd : IR ≙ 3 : 2 : 1

Biomechanik GHG – beschrieben wird Humerusbewegung –

Elev	Depr	Prot	Retr	Flex/Elev	Abd/Elev	Ext	IR	AR
= Add cranial ventro-medial	= Abd kaudal ventro-medial	= AR ohne GHG ventro-medial = IR mit GHG dorso-lateral	= IR ohne GHG dorso-lateral = AR mit GHG ventro-medial	dorsal kaudal lateral	ventral kaudal medial	ventral kaudal medial	dorsal lateral	ventral medial

Mobilitätstechniken
1. Rippe

Technik I II III I II III
TG
Untersuchung 1. Rippe
„Rückenlage“

Ausführung
VP der HWS: in homolateraler Flex und kontralateraler Rotation. Position wird von einer Hand gehalten.
Andere Hand liegt mit Phalanx intermedius (2) von dorsokranial auf 1. Rippe
Bewegungsrichtung: nach medial, kaudal und ventral

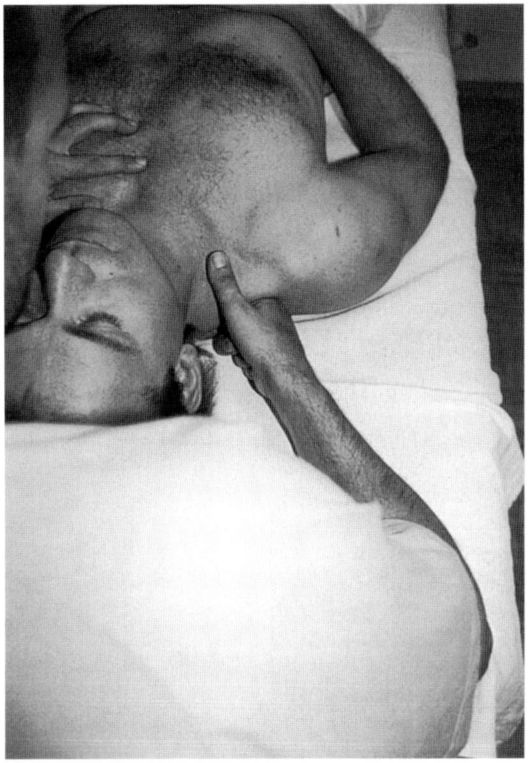

Befund
Normo-, Hyper-, Hypomobilität im Kostovertebralgelenk, eingeschränkte horizontale Add, wenn 1. Rippe hypomobil

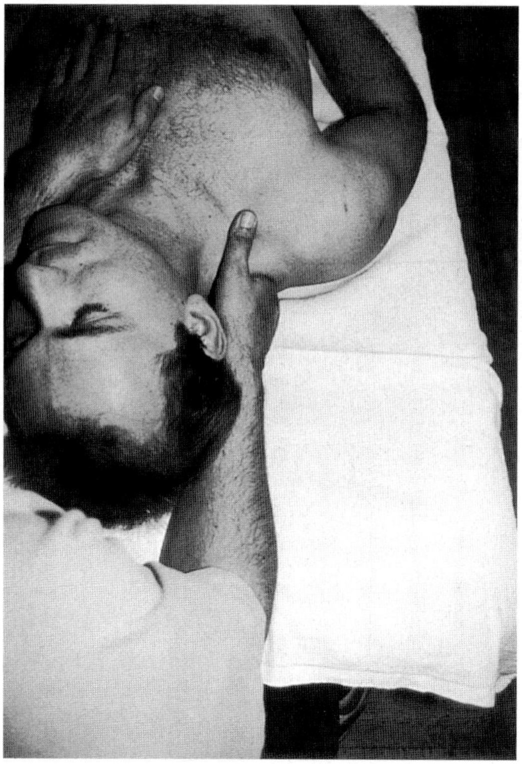

Technik
TG
Untersuchung 1. Rippe
„Rückenlage“

Ausführung
VP der HWS: in homolateraler Flex und kontralateraler Rotation. Position wird von einer Hand gehalten
Andere Hand liegt mit Phalanx intermedius (2) von dorsokranial auf 1. Rippe
Bewegungsrichtung: nach lateral, kaudal und ventral
Anm.: Die Vorposition der HWS dient der Entspannung der Mm. scaleni

Befund
Normo-, Hyper-, Hypomobilität im Kostotransversalgelenk, eingeschränkte horizontale Add, wenn 1. Rippe hypomobil

Mobilitätstests GHG

Technik
GHG-Schultergürtel-Untersuchung
Flex „stehend/sitzend"
aktiv/passiv *(hier: passiv)*

Ausführung
fixierende Hand: kraniales Umfassen von M. trapezius/ Clavicula
bewegende Hand: Umfassen des Ellbogens
Bewegungsrichtung: Flex im GHG-Schultergürtel

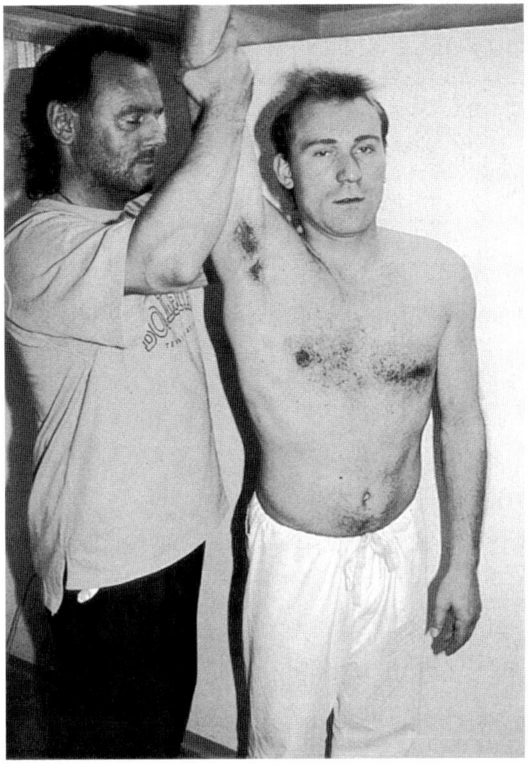

Befund
Schmerz, Bewegungsausmaß, Bereitwilligkeit, Endgefühl bei passiver Bewegung
wenn Schmerz ventral:
- distale Insertion M. subscapularis (Painful arc 160°–180°),
- proximale Insertion M. subscapularis (Painful arc 60°–120°),
- Caput longum M. biceps brachii (endgradiger Kompressionsschmerz),
- ACG (endgradiger Schmerz),
- Bursa subacromialis deltoidea (Schmerz auf gesamter Bewegungsbahn möglich)

wenn Schmerz dorsal:
- pikkolo KM (Rest vom KM im GHG),
- neurogener Dehnschmerz N. axillaris

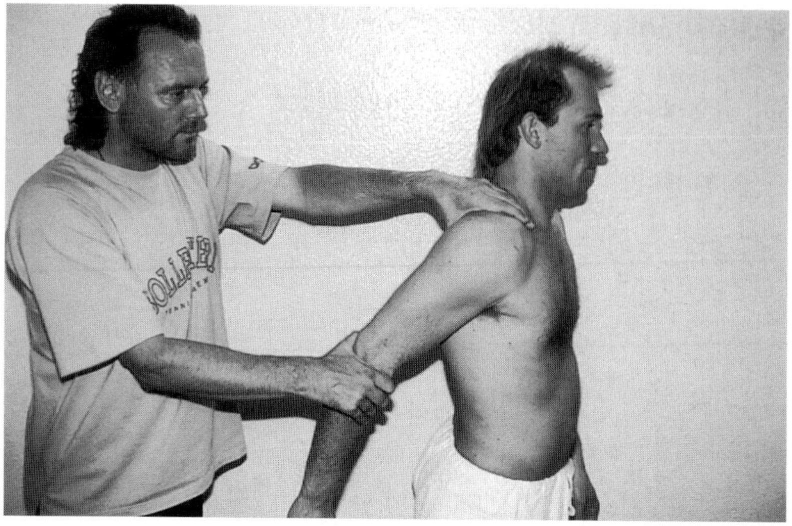

Technik
GHG-Untersuchung
Ext „stehend/sitzend“
aktiv/passiv *(hier: passiv)*

Ausführung
fixierende Hand: kraniales Umfassen von M. trapezius/Clavicula
bewegende Hand: Umfassen des Oberarmes
Bewegungsrichtung: Ext im GHG

Befund
wenn Schmerz ventral:
- anteriore Instabilität (auch Rowe-Test positiv),
- Sehnenscheide Caput longum M. biceps brachii (Dehnschmerz),
- ACG (endgradiger Schmerz)

wenn Schmerz dorsal:
- Insertion M. Infraspinatus und M. teres minor (Kompressionsschmerz),
- Bursa subacromialis deltoidea (Schmerz auf gesamter Bewegungsbahn möglich),
- ACG (endgradiger Schmerz)

Technik I II III

GHG-Schultergürtel-Untersuchung
Abd in Nullstellung „stehend/sitzend“
aktiv/passiv *(hier: passiv)*

Ausführung
fixierende Hand: kraniales Umfassen von M. trapezius/Clavicula
bewegende Hand: Umfassen des Ellbogens
Bewegungsrichtung: aus Nullstellung wird Arm abduziert

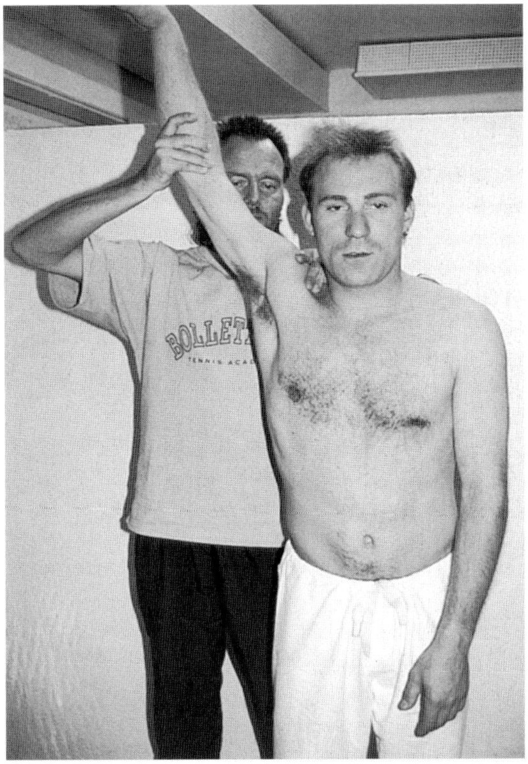

Befund
wenn Schmerz kraniolateral:
- bei Insertionstendopathie M. supraspinatus wird Schmerz verstärkt,
- bei KM im GHG wird durch die zweite Komponente des KM der Schmerz und die Bewegungseinschränkung verstärkt,
- Schmerz bei ACG und Bursitis bleibt gleich

wenn Schmerz ventral:
- neurogener Dehnschmerz N. subscapularis

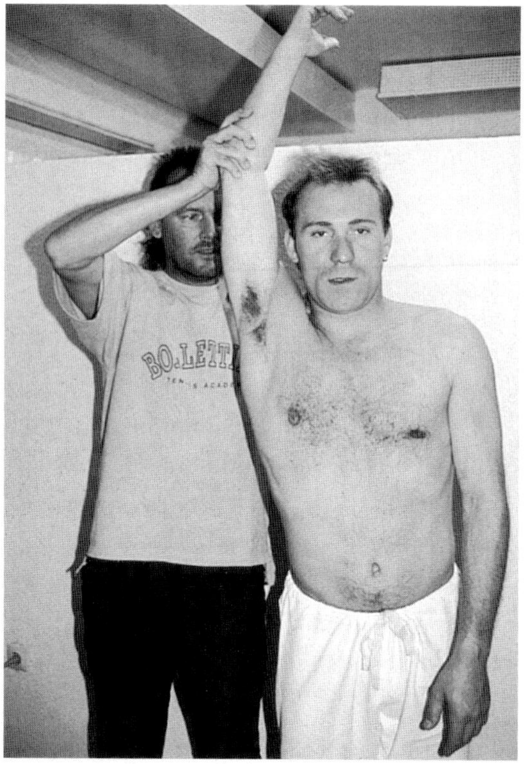

Technik I II III

GHG-Schultergürtel-Untersuchung
Abd in AR-Stellung „stehend/sitzend"
aktiv/passiv *(hier: passiv)*

Ausführung
fixierende Hand: kraniales Umfassen von M. trapezius/Clavicula
bewegende Hand: Umfassen des Ellbogens
Bewegungsrichtung: aus AR-Stellung wird Arm abduziert

Befund
wenn Schmerz kraniolateral:
- Insertionsendopathie M. supraspinatus
- oberflächlich tendoossal (Painful arc 60°–120°),
- tief tendoossal (Painful arc 160°–180°),
- oberflächlich und tief tendoossal (Painful arc 60°–120° und 160°–180°),
- Bursitis subacromialis deltoidea (Schmerz auf gesamter Bewegungsbahn möglich),
- KM im GHG (Bewegungseinschränkung mit endgradigem Schmerz oder vor Bewegungsende bei Stadium III),
- ACG (endgradiger Schmerz)

wenn Schmerz dorsokaudal:
- neurogene Dehnung N. axillaris

Technik I–II–III

GHG-Untersuchung
Abd in IR-Stellung „stehend/sitzend"
aktiv/passiv *(hier: passiv)*

Ausführung
fixierende Hand: kraniales Umfassen von M. trapezius/Clavicula
bewegende Hand: Umfassen des Ellbogens
Bewegungsrichtung: aus IR-Stellung wird Arm abduziert

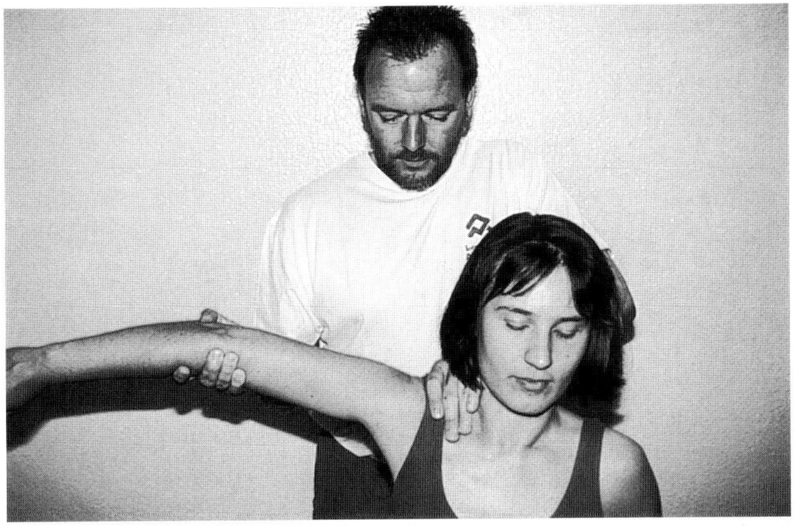

Befund
wenn Schmerz kraniolateral:
- Insertionstendopathie M. infraspinatus und M. teres minor (endgradiger Kompressionsschmerz),
- Bursitis subacromialis deltoidea (Schmerz auf gesamter Bewegungsbahn möglich),
- KM im GHG (durch 3. Komponente des KM Schmerzverstärkung gegenüber Schmerz bei Abd aus Nullstellung),
- ACG (endgradiger Schmerz)

wenn Schmerz dorsal:
- neurogener Dehnschmerz. N. suprascapularis

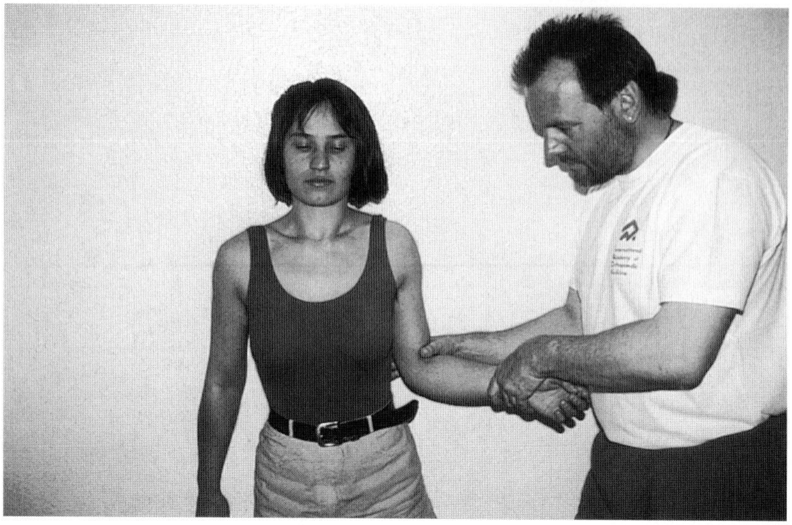

Technik I II III

GHG-Untersuchung
AR „stehend/sitzend“
aktiv/passiv *(hier: passiv)*

Ausführung
fixierende Hand: Umfassen des distalen Oberarmes
bewegende Hand: Umfassen des Handgelenkes
Bewegungsrichtung: Arm wird in AR geführt

Befund
wenn Schmerz ventral:
- anteriore Instabilität (auch Rowe positiv),
- Läsion der Ligg. glenohumeralia (Rowe negativ),
- Bursitis subtendinea M. subscapularis (Fluktuation auf Tuberculum minus und lokale Druckdolenz),
- Insertionstendopathie M. subscapularis (Dehnschmerz),
- KM im GHG (Bewegungseinschränkung und je nach Stadium Schmerz schon vor Bewegungsende),
- neurogener Dehnschmerz N. subscapularis,
- Läsion des anterioren Labrum glenoidale

wenn Schmerz kranioventral oder kraniodorsal:
- Bursitis subacromialis (Schmerz auf gesamter Bewegungsbahn möglich),
- ACG (endgradiger Schmerz)

wenn Schmerz dorsal:
- Insertionstendopathie M. infraspinatus und M. teres minor (Kompressionsschmerz)

Technik I II III

GHG-Untersuchung
IR „stehend/sitzend"

aktiv/passiv *(hier: passiv)*

Ausführung
fixierende Hand: Umfassen des Ellbogens
bewegende Hand: Umfassen des Handgelenkes
Bewegungsrichtung: Arm wird in IR geführt

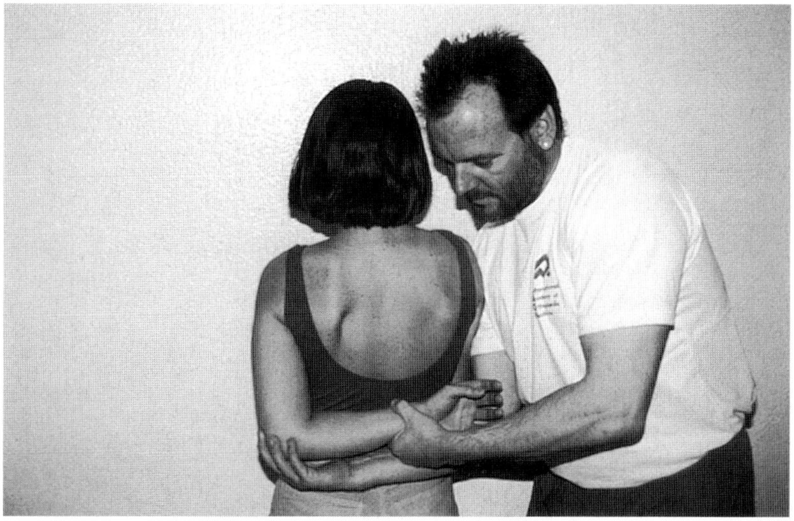

Befund
wenn Schmerz ventral:
- anteriore Instabilität (auch Rowe positiv),
- KM im GHG (ist die 3. Komponente des KM, daher entweder endgradiger Schmerz oder Bewegungseinschränkung mit Schmerz),
- Insertionstendopathie M. supraspinatus (Dehnschmerz)

wenn Schmerz dorsal:
- Insertionstendopathie M. infraspinatus und M. teres minor (Dehnschmerz),
- neurogener Dehnschmerz N. suprascapularis

wenn Schmerz kranioventral oder kraniolateral:
- ACG (endgradiger Schmerz),
- Bursitis subacromialis (Schmerz auf gesamter Bewegungsbahn möglich)

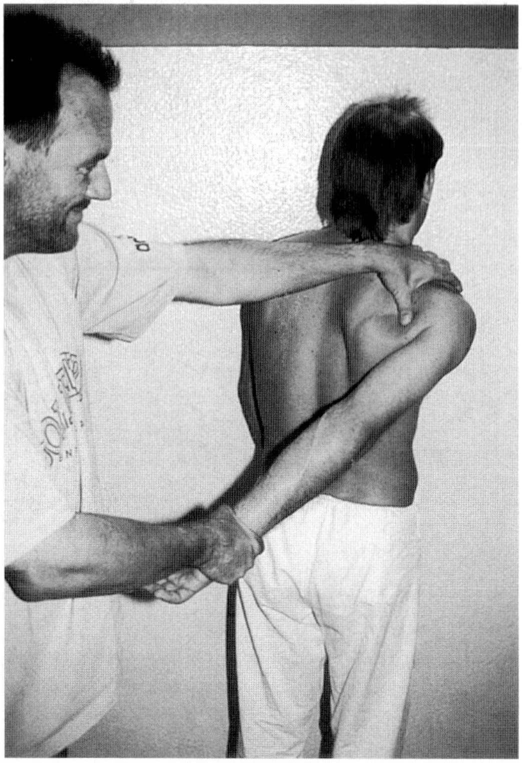

Technik I II III

M. biceps (brachii caput longum) in Dehnstellung „stehend/sitzend“
passiv

Ausführung
fixierende Hand: auf der Schulter
bewegende Hand: Umfassen des distalen Unterarmes
Bewegungsrichtung:
in der Schulter: Add und Ext
im Ellbogen: Pron und Ext

Befund
Tendovaginitis/Tendosynovitis
wenn Schmerz ventral:
- Sehnenscheide M. biceps brachii caput longum (Dehnschmerz),
- anteriore Instabilität (auch Rowe positiv),
- Läsion Labrum glenoidale,
- KM im GHG (Schmerz durch Position des Caput humeri im anterioren Kapselbereich, entspricht der Position bei AR)

wenn Schmerz kranioventral oder kraniodorsal:
- ACG (endgradiger Schmerz),
- Bursitis subacromialis (Schmerz auf gesamter Bewegungsbahn möglich),
- Insertionstendopathie M. supraspinatus (Dehnschmerz durch starke Add)

wenn Schmerz dorsal:
- Insertionstendopathie M. infraspinatus und M. teres minor (Kompressionsschmerz bei Sehnenaffektion)

Technik I II III

Dehntest
Recessus axillaris „stehend/sitzend“

Ausführung
fixierend: Daumen hält am unteren Margo lateralis scapulae gegen
bewegende Hand: Umfassen des Ellbogens
Bewegungsrichtung: Arm wird nur soweit abduziert, wie Daumen am Margo lateralis gegenhalten kann

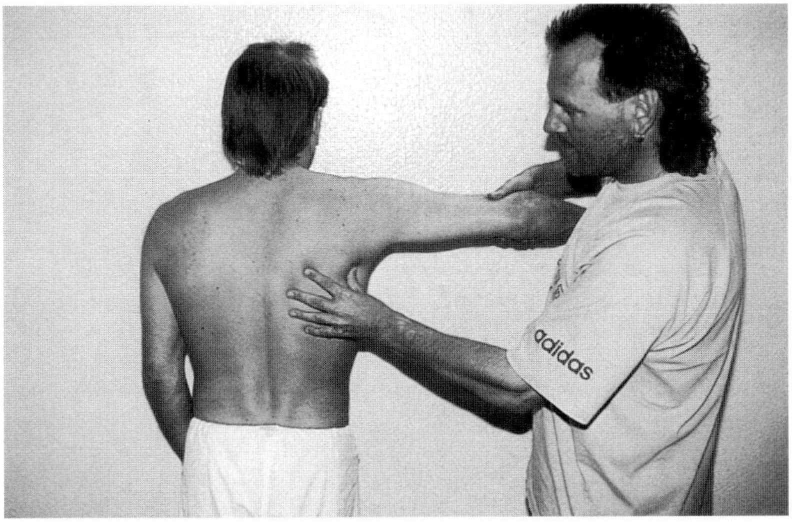

Befund
KM im GHG (je nach Stadium nur Bewegungseinschränkung oder Bewegungseinschränkung mit Schmerz)

Zusatztests GHG

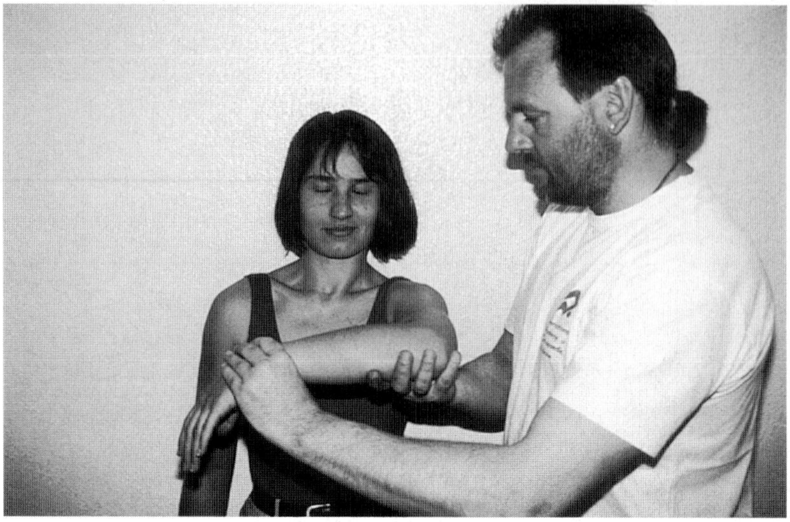

Technik I–II–III

Impingement
Test nach Jacobsen
GHG-Untersuchung „stehend/sitzend“

Ausführung

fixierende Hand: Umfassen des Ellbogens bei 90°-Flex in Schulter und Ellbogen
bewegende Hand: auf Pat.-Handgelenk
Bewegungsrichtung: kurze Impulse bodenwärts

Befund

wenn Schmerz kranial:
Test positiv

- Insertionstendopathie M. supraspinatus (Kompression auf Grund des zu hoch stehenden Caput humeri, zwischen oberer Facette des Tuberculum majus und Akromion. Meist in Verbindung mit sekundär chronischer Bursitis subacromialis)

wenn Schmerz dorsal:

- Insertionstendopathie M. infraspinatus und M. teres minor (Dehnschmerz)

Technik I–II–III I–II–III
longitudinale Separation
Traktion im Subakromialraum
Lig. coracohumerale/kraniale Instabilität „sitzend“
auch: TG im GHG
Caput nach kaudal

Ausführung
palpierende Hand: unmittelbar unter Akromion und Lig. acromioclaviculare
bewegende Hand: Umfassen z. B. des Ellbogens
Bewegungsrichtung: kaudal in Oberarmverlaufsrichtung

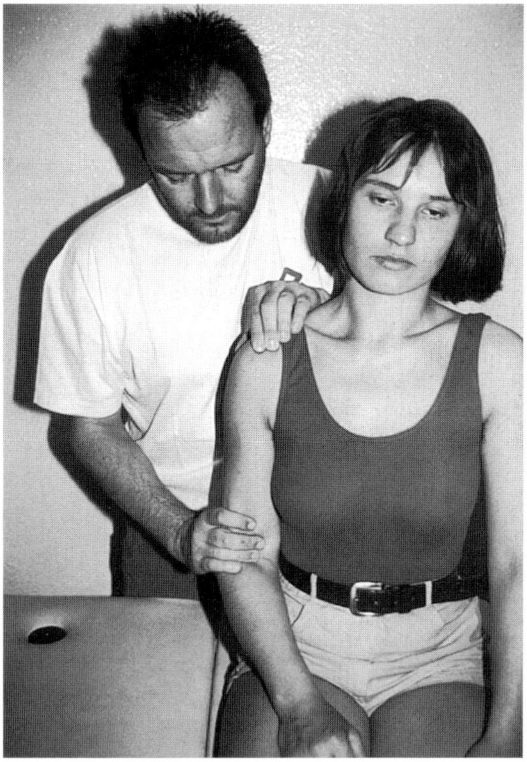

Befund
erhöhte Mobilität nach kaudal bei Läsion Lig. coracohumerale (kraniale Instabilität)

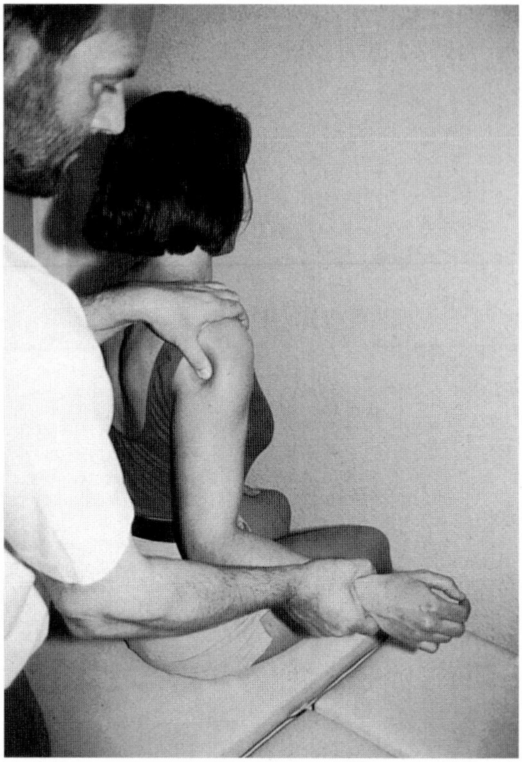

Technik I—II—III
anteriore Instabilität
nach Rowe
GHG-Untersuchung „stehend/sitzend"
Ausgangsstellung

Ausführung
fixierend/widerlagernd: Mittelfinger auf Proc. coracoideus
bewegend: Arm wird in AR gehalten. Daumen der 1. Hand auf Humeruskopf von dorsal, mit der 2. Hand z.B. Umfassen des Handgelenkes

Befund
anteriore Instabilität
Mobilitätserhöhung nach ventral beim Impuls
1. 0°– ca. 30° Abd = Lig. glenohumerale superior,
2. ca. 30°–60° Abd = Lig. glenohumerale medius,
3. ca. 60°–90° Abd = Lig. glenohumerale inferior

wenn Schmerz ventral:
- in den verschiedenen Abd-Stellungen ohne Mobilitätserhöhung → Läsion der dementsprechenden Ligg. glenohumeralia,
- Läsion Labrum glenoidale,
- Schmerz schon bei AR → Insertionstendopathie M. subscapularis (Dehnschmerz, Painful arc beachten),
- Bursitis subtendinea M. subscapularis

Technik (Fortsetzung) I II III
anteriore Instabilität
nach Rowe
GHG-Untersuchung „stehend/sitzend“
Endstellung

Ausführung
Bewegungsrichtung: während Pat.-Arm in die Verriegelungsstellung im GHG geführt wird, drückt der auf dem dorsalen Humeruskopf liegende Daumen nach ventrokaudal (Druck als Impuls)
Cave: Luxationsgefahr!

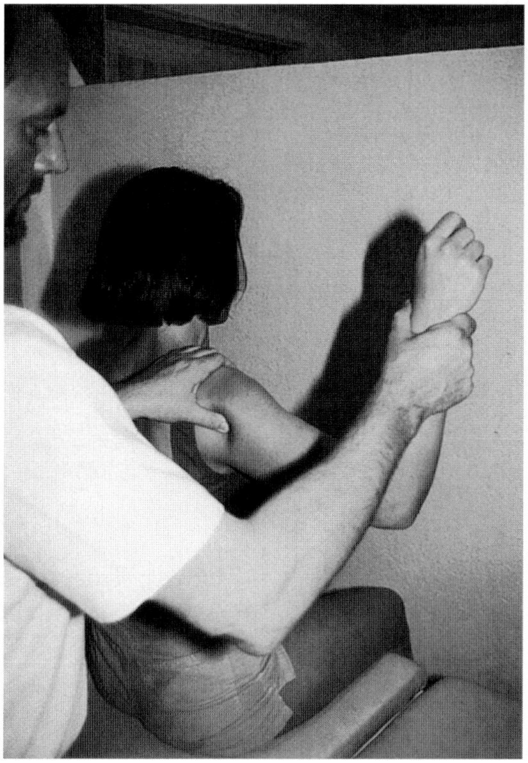

Befund
anteriore Instabilität
Mobilitätserhöhung nach ventral beim Impuls
1. 0°–ca. 30° Abd = Lig. glenohumerale superior,
2. ca. 30°–60° Abd = Lig. glenohumerale medius,
3. ca. 60°–90° Abd = Lig. glenohumerale inferior

wenn Schmerz ventral:
- in den verschiedenen Abd-Stellungen ohne Mobilitätserhöhung → Läsion der dementsprechenden Ligg. glenohumeralia,
- Läsion Labrum glenoidale,
- Schmerz schon bei AR → Insertionstendopathie M. subscapularis (Dehnschmerz, Painful arc beachten),
- Bursitis subtendinea M. subscapularis

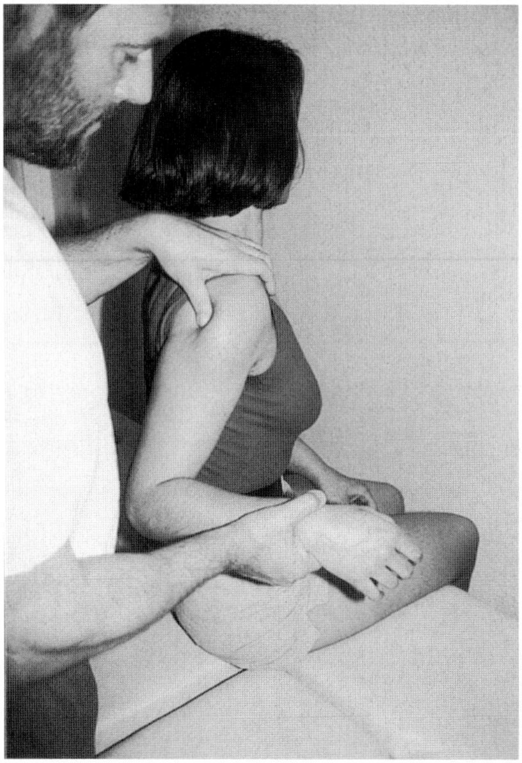

Technik
Mobilitätstest (Gleiten)
GHG-Untersuchung „stehend/sitzend“

Ausführung
fixierend/widerlagernd: Daumen auf Kapsel von dorsal
bewegende Hand: Umfassen z. B. des Handgelenkes
Bewegungsrichtung: bei Druck nach ventral mit dem widerlagernden Daumen
Führen des Pat.-Armes in AR, Abd und Ext.
Beurteilt wird der zunehmende Druck am palpierenden Daumen

Befund
Synovialbedingte Gleitproblematik

Technik I—II—III

Mobilitätstest (Gleiten)
GHG-Untersuchung „stehend/sitzend“

Ausführung

fixierend/widerlagernd: Daumen auf Akromion, 2.–5. Finger von ventral auf Kapsel
bewegende Hand: Umfassen z. B. des Handgelenkes
Bewegungsrichtung: IR bei leichter Add und Flex
Beurteilt wird das posteriore Gleiten (Druckabnahme unter Fingern) des Humerus

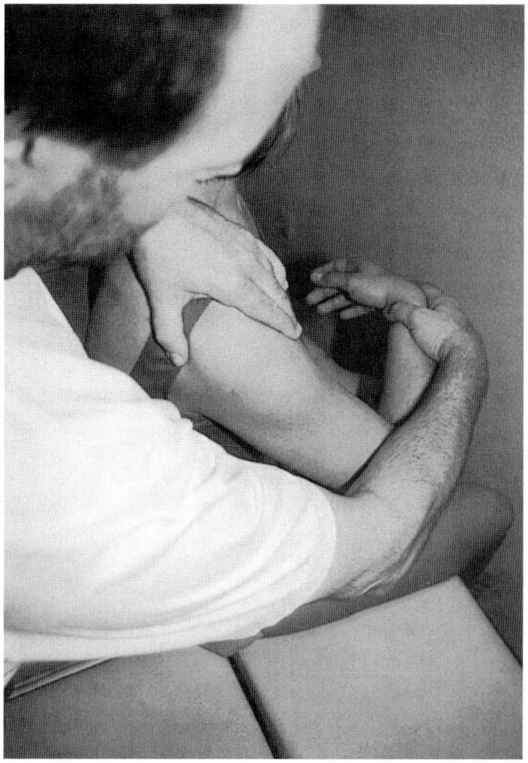

Befund

Synovialbedingte Gleitproblematik

Widerstandstests GHG

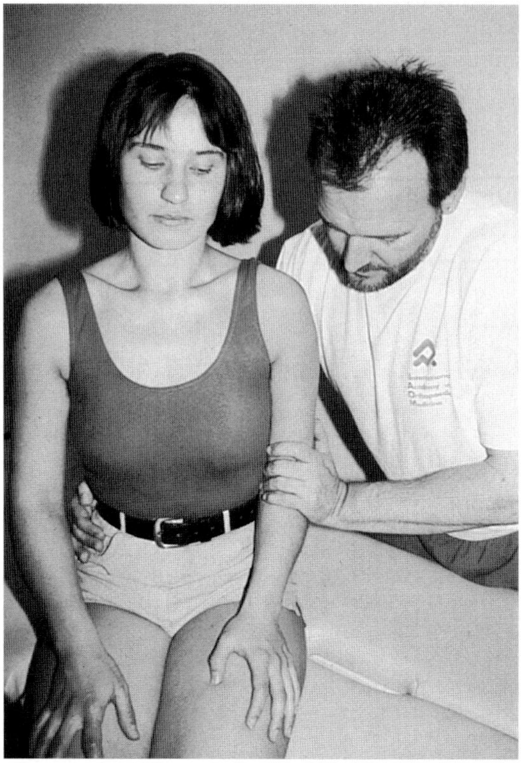

Technik I II III

Widerstandstest
GHG
Abd „stehend/sitzend“

Ausführung
widerstandgebende Hand: z.B. am Ellbogen
Bewegungsrichtung: Pat. abduziert

Befund
Schmerz, Kraft, Bereitwilligkeit
bei Schmerz:
1. *M. supraspinatus;* Differentialdiagnose:
   - oberflächlich tendoossal Painful arc 60°–120°,
   - tief tendoossal Painful arc 160°–180°,
   - tendomuskulärer Übergang kein Painful arc,
   - bei Mitbeteiligung der Bursa subacromialis deltoidea (meist sekundär chronische Bursitis) wird bei Abd mit gleichzeitiger Traktion der Schmerz geringer,
   - ohne Bursabeteiligung wird bei Abd mit Traktion der Schmerz stärker (Vordehnung der gereizten Struktur)
2. *M. deltoideus:*
   - maximaler Schmerz bei ca. 50° vorpositionierter Abd gegen Widerstand, im Gegensatz zum M. supraspinatus, der Abd-Einleiter ist
3. *M. infraspinatus:*
   - wenn die kranialen Fasern betroffen sind, aber maximaler Schmerz bei AR gegen Widerstand

4. *lokal-segmentale Instabilität der HWS:*
   - durch weiterlaufende Muskelspannung kommt es zu einer unphysiologischen Translation/Translation mit Rotation, die eine Kompression auf einen Spinalnerv verursacht (pseudoradikuläres Syndrom)
5. *Bursitis subacromialis deltoidea:*
   - Schmerz wird unter Traktion deutlich besser,
   - bei akuter Bursitis entsteht ein leeres Endgefühl,
   - bei partieller Bursitis (primär und sekundär) entsteht ein subakromialer Painful arc bei 60°–120°

bei Schwäche:

1. *N. suprascapularis*
2. *N. axillaris:*
   - wenn einer oder beide Nerven betroffen sind, kommt es zur Kraftminderung bei AR und Abd,
   - wenn nur der N. axillaris betroffen ist, kann auch die Add abgeschwächt sein
3. *N. accessorius:*
   - widerlagernde Muskelspannung an der Scapula kann nur ungenügend erreicht werden, dadurch – obwohl ausführende Muskeln nicht abgeschwächt – kann keine volle Abd-Kraft aufgebaut werden
4. *Anteriore und/oder kraniale Instabilität:*
   - durch nicht zentral in der Gelenkpfanne befindliches Caput humeri ändern sich die Zugverhältnisse der Muskulatur, und das Ergebnis ist: keine volle Kraftentfaltung

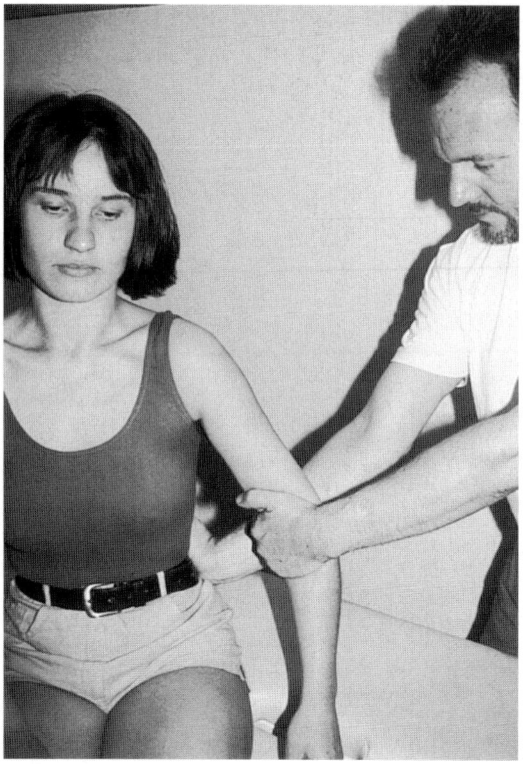

Technik I II III

Widerstandstest
GHG
Add „stehend/sitzend"

Ausführung

fixierende Hand: am Beckenkamm des Pat.
widerstandgebende Hand: Umfassen des distalen Pat.-Oberarmes
Bewegungsrichtung: Pat. adduziert.
Anm.: Bei der Prüfung der Add wird die Bursa subacromialis nicht komprimiert und damit auch nicht provoziert, da bis auf die Mm. supraspinatus und deltoideus alle Schulteradduktoren nach kaudal ziehen; die nach kranial ziehende Komponente des M. supraspinatus wird reziprok inhibiert, die des M. deltoideus ist zu schwach, um gegenhalten zu können.

Befund

Schmerz, Kraft, Bereitwilligkeit
wenn Schmerz:
- M. subscapularis (wenn auch IR gegen Widerstand positiv ist),
- M. teres minor (wenn auch AR gegen Widerstand positiv ist)

selten betroffene Muskeln:
- M. pectoralis major, M. latissimus dorsi, M. teres major (wenn auch IR gegen Widerstand positiv ist),
- M. coracobrachialis, M. deltoideus pars spinalis und pars clavicularis, M. biceps brachii caput breve (entweder zusätzlicher Schmerz bei IR oder AR)

wenn Schwäche (wahrscheinliche Kompressionsneuropathie):
- N. axillaris,
- N. suprascapularis,
- N. subscapularis

Technik I II III

Widerstandstest
GHG
AR „stehend/sitzend“

Ausführung
fixierend: Ther.-Hand
widerstandgebende Hand: z. B. am Handgelenk
Bewegungsrichtung: Pat.-Oberarm rotiert nach außen

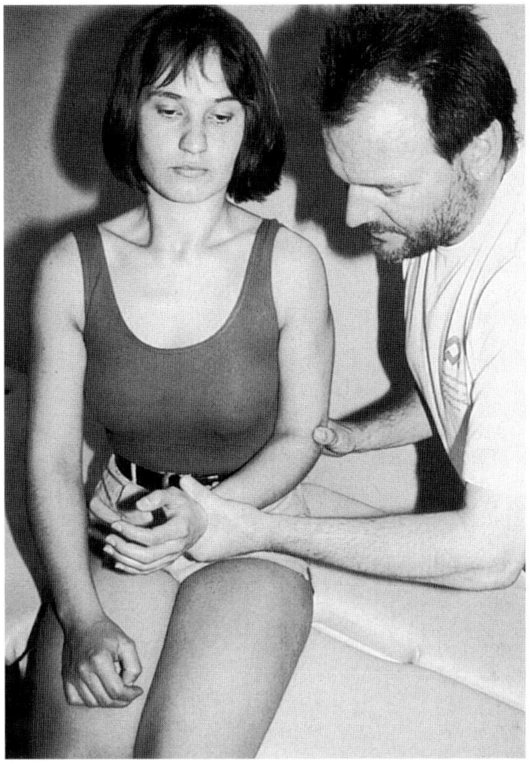

Befund
Schmerz, Kraft, Bereitwilligkeit
wenn Schmerz:
- M. infraspinatus (primär bei AR schmerzhaft),
- M. teres minor (bei AR und Add schmerzhaft),
- M. supraspinatus (primär bei Abd schmerzhaft, Painful arc beachten),
- Bursitis subacromialis Beteiligung (Differenzierung über Traktion)

seltene betroffene Muskeln:
- M. deltoideus pars spinalis,
- M. coracobrachialis

wenn Schwäche:
- N. suprascapularis und N. axillaris (innervieren die primären Außenrotatoren)

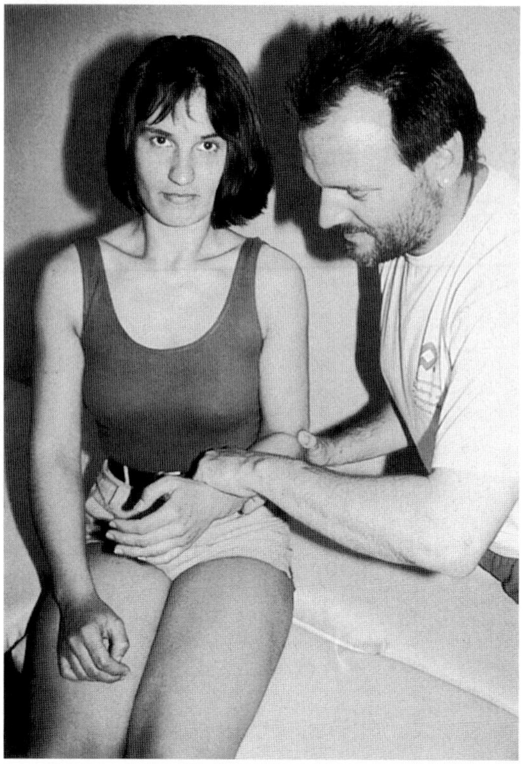

Technik I II III

Widerstandstest
GHG
IR „stehend/sitzend“

Ausführung
fixierende Hand: Umfassen des Ellbogens
widerstandgebende Hand: z. B. am Handgelenk
Bewegungsrichtung: Pat. rotiert Oberarm nach innen

Befund
Schmerz, Kraft, Bereitwilligkeit
wenn Schmerz:
- Bursa subtendinea M. subscapularis,
- M. subscapularis (primär bei IR schmerzhaft),
- Bursitis subacromialis (Differenzierung über Traktion)

selten betroffene Muskeln:
- M. latissimus dorsi, M. teres major, M. pectoralis major (auch bei Add schmerzhaft),
- M. deltoideus Pars clavicularis, M. biceps brachii caput breve (auch bei Flex schmerzhaft)

bei Schwäche:
- N. subscapularis

Technik I II III

Widerstandstest
Ellbogen
Flex „stehend/sitzend“

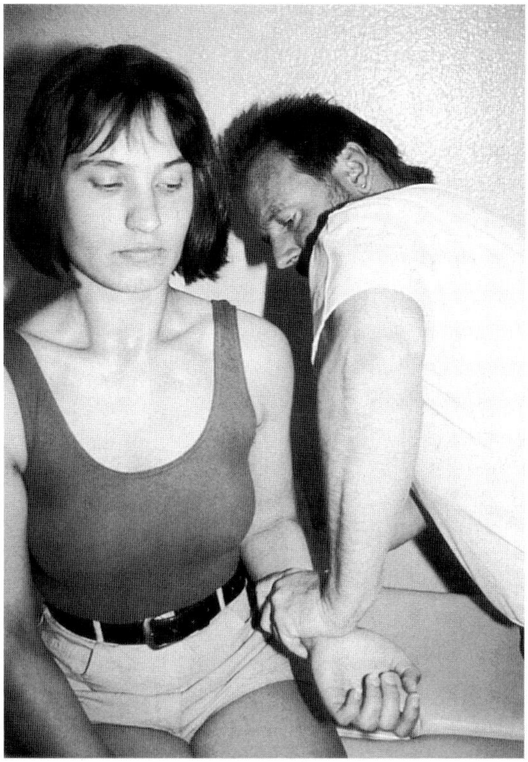

Ausführung

fixierende Hand: Umfassen des Ellbogens
widerstandgebende Hand: Umfassen z. B. des Handgelenkes
Bewegungsrichtung: Pat. flektiert im Ellbogen

Befund

Schmerz, Kraft, Bereitwilligkeit
wenn Schmerz:
- Insertionstendopathie M. biceps brachii Caput longum (am Tuberculum supraglenoidale),
- anteriore Instabilität (weil Caput humeri nach ventral gezogen wird, auch Rowe positiv

wenn Schwäche:
- N. musculocutaneus

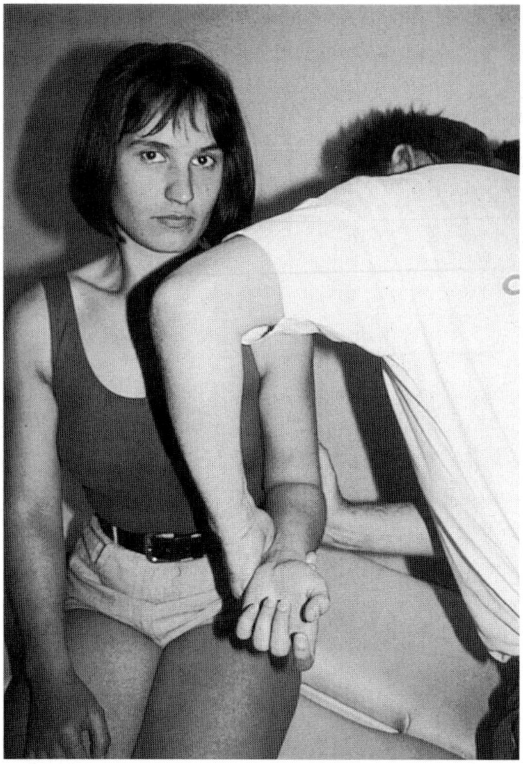

Technik I II III

Widerstandstest
Ellbogen
Ext „stehend/sitzend“

Ausführung
fixierende Hand: Umfassen des Ellbogens
widerstandgebende Hand: Umfassen z.B. des Handgelenkes
Bewegungsrichtung: Pat. extendiert im Ellbogen

Befund
Schmerz, Kraft, Bereitwilligkeit
wenn Schmerz:
- Bursitis subacromialis (Kompressionsschmerz durch Druck des Humerus gegen Bursa und Akromion),
- Insertionstendopathie M. supraspinatus (Kompression des Subakromialraumes),
- Insertionstendopathie M. triceps brachii (Insertion des Caput longum am Tuberculum infraglenoidale)

bei Schwäche:
- N. radialis

gelenkspezifische Untersuchung

Technik I II III
Traktion/TG
GHG
Caput nach lateral/ventral/dorsal „sitzend“

Ausführung
fixierende Hand: Umfassen der Schulter von kranial
bewegende Hand: Umfassen des Humerus in der Achsel möglichst proximal
Bewegungsrichtung: lateral/ventral/dorsal

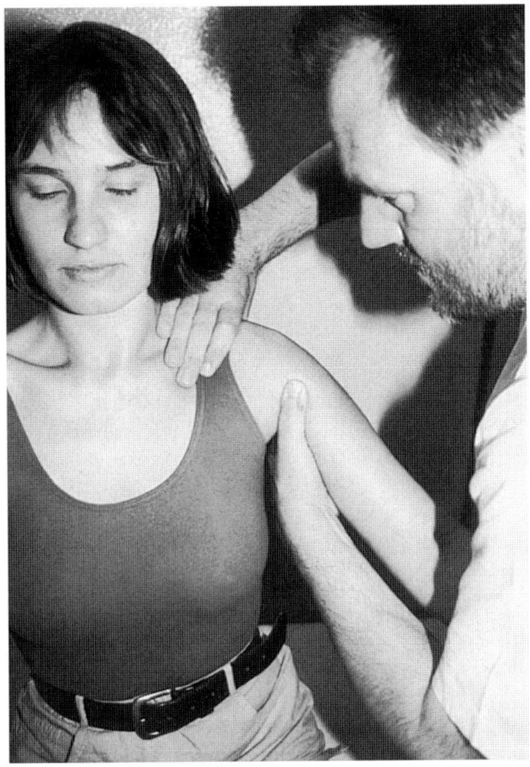

Befund
als Test: Traktion → geändertes Joint play (härter oder weicher),
als Test: TG ventral → verändert bei eingeschränkter AR,
als Test: TG dorsal → verändert bei eingeschränkter IR
Behandlung:
- mit Traktion → alle Mobilitätseinschränkungen im GHG,
- mit TG → eingeschränkte Bewegung (siehe Test)

Übersicht: Therapieschema Schulter

Es werden nur manualtherapeutische Techniken eingesetzt, wenn das Traktions-Joint-play verändert ist.

Einschränkung: horizontale Flexion
- Mobilisation scapulothorakales Gleitlager
- Mobilisation 1. Rippe
- Gleiten nach dorsolateral im GHG
- Gleiten nach dorsal im ACG
- Gleiten nach ventromedial im SCG

Einschränkung: horizontale Extension
- Gleiten nach anteromedial im GHG
- Gleiten nach ventral im ACG
- Gleiten nach dorsolateral im SCG
- evtl. Dehnung M. pectoralis major

Einschränkung: Flexion
- Traktion aus Ruheposition
- Traktion aus VP (mehr Flex, mehr Flex und Abd, mehr Flex und Abd und AR)
- Gleiten nach dorsal GHG
- Gleiten nach dorsal ACG
- Gleiten nach ventral SCG

Einschränkung: Flexionelevation
- Gleiten nach dorsokaudal GHG
- Gleiten nach kaudal/kaudoventral ACG
- Gleiten nach kaudal/kaudodorsal SCG
- evtl. Mobilisation skapulothorakales Gleitlager
- evtl. Dehnung von M. teres minor und M. teres major

Einschränkung: Extension
- Gleiten nach ventral GHG
- Gleiten nach ventral/ventrokranial ACG
- Gleiten nach dorsolateral SCG

Einschränkung: Abduktion/Abduktionselevation
- Traktion aus RP
- Traktion aus VP nur bis 90° möglich (VP = mehr Abd, mehr Abd und mehr AR)
- Gleiten nach kaudolateral GHG
- Gleiten nach kaudolateral SCG
- Gleiten nach kaudal ACG
- evtl. Dehnung M. teres minor und M. teres major

Einschränkung: Außenrotation
- Traktion aus RP
- Traktion aus VP (mehr Abd, mehr Abd und mehr AR)
- Gleiten nach ventromedial GHG
- Gleiten nach ventral ACG
- Gleiten nach dorsolateral SCG
- evtl. Dehnung M. subscapularis

Einschränkung: Innenrotation
- Traktion aus RP
- Traktion aus VP (mehr Add, mehr Add und mehr IR)
- Gleiten nach dorsolateral GHG
- Gleiten nach dorsal ACG
- Gleiten nach anteromedial SCG
- evtl. Dehnung M. teres minor und M. infraspinatus

Mobilisationstechniken ACG

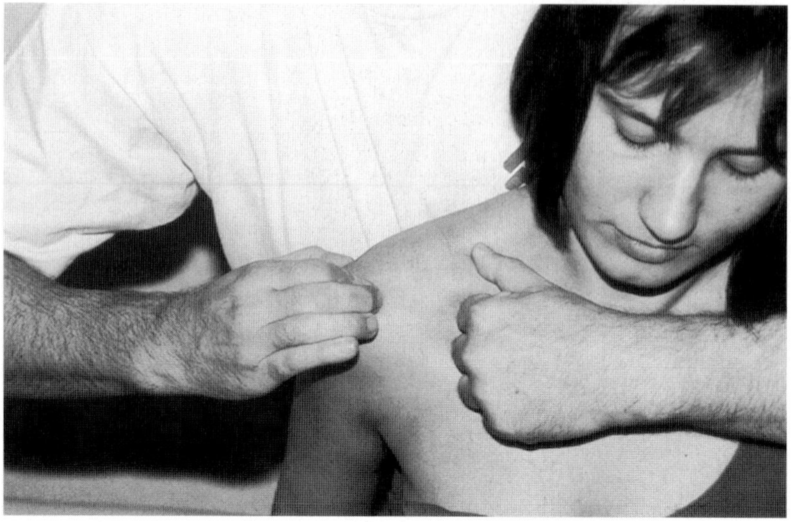

Technik I II III

Traktionsmobilisation ACG „sitzend"

Ausführung

fixierende Hand: flächiges Umgreifen der Clavicula

bewegende Hand: Umfassen des Akromions

Bewegungsrichtung: Separation des Akromions von der Clavicula durch Lateralzug

Befund

Abd-/Add-/Prot-/Retr-Einschränkung

Technik I II III

Traktionsmobilisation
ACG „sitzend“

Ausführung
fixierende Hand: flächiges Umgreifen der Clavicula
bewegend: Ther.-Unterarm nimmt von ventral Kontakt mit Akromion und Oberarm auf
Bewegungsrichtung: nach dorsolateral, wobei die Ther. Brust quasi als Hypomochlion fungiert

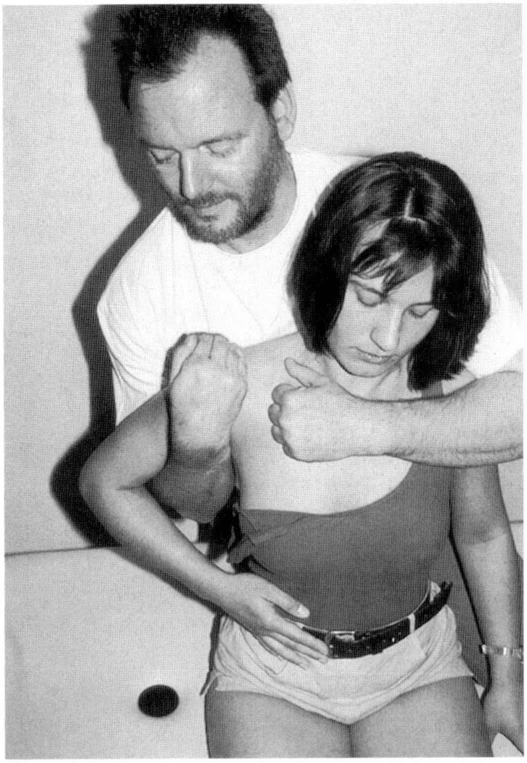

Befund
Abd-/Add-/Prot-/Retr-Einschränkung

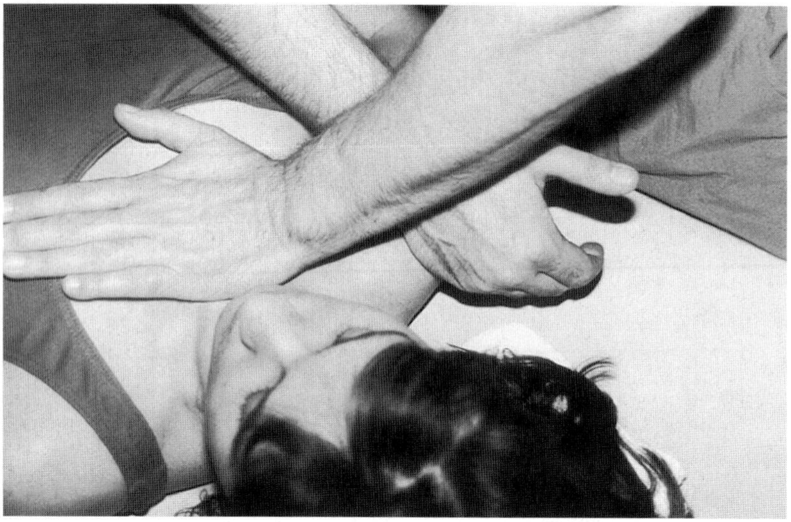

Technik I II III
Traktionsmobilisation
ACG „Rückenlage"
alternative Handhaltung

Ausführung
fixierende Hand: auf Clavicula; neben die Scapula der zu behandelnden Seite wird ein z. B. Handtuch als Hypomochlion gelegt
bewegende Hand: auf Akromion
Bewegungsrichtung: laterodorsal

Befund
alle Mobilitätseinschränkungen im ACG

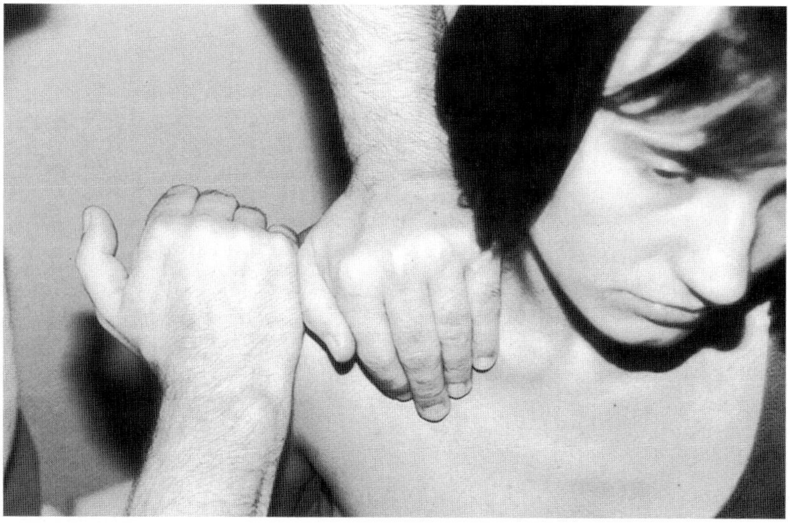

Technik I II III
TG
ACG-Mobilisation
Clavicula nach ventral
„sitzend"

Ausführung
fixierend: von ventral auf das Akromion
bewegende Hand: von dorsal Thenar gelenknah auf Clavicula
Bewegungsrichtung: Clavicula nach ventral in Gelenkflächenverlaufsrichtung

Befund
Retr-/Flex-/Elev-Einschränkung

Technik I II III I II III

TG
ACG-Mobilisation
Clavicula nach dorsal „sitzend“
alternative Handhaltung

Ausführung
fixierende Hand: von dorsal auf die Spina scapulae (Akromion)
bewegende Hand: von ventral Thenar gelenknah auf Clavicula
Bewegungsrichtung: Clavicula nach dorsal in Gelenkflächenverlaufsrichtung

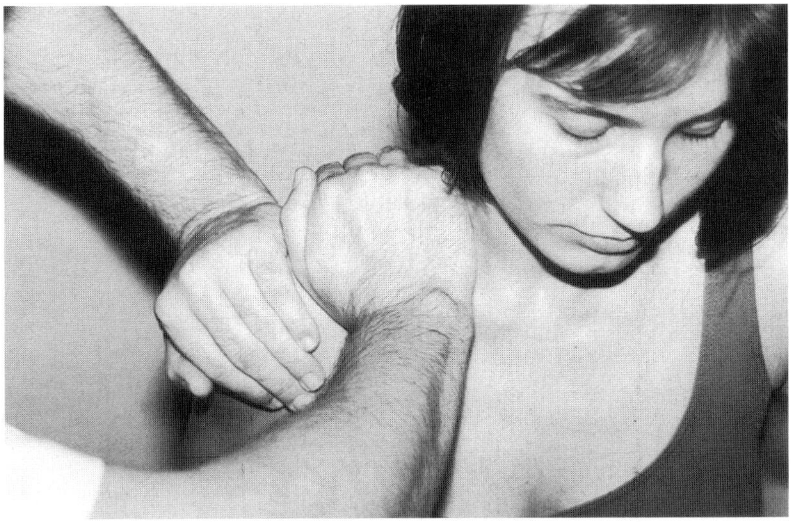

Befund
Prot-Einschränkung

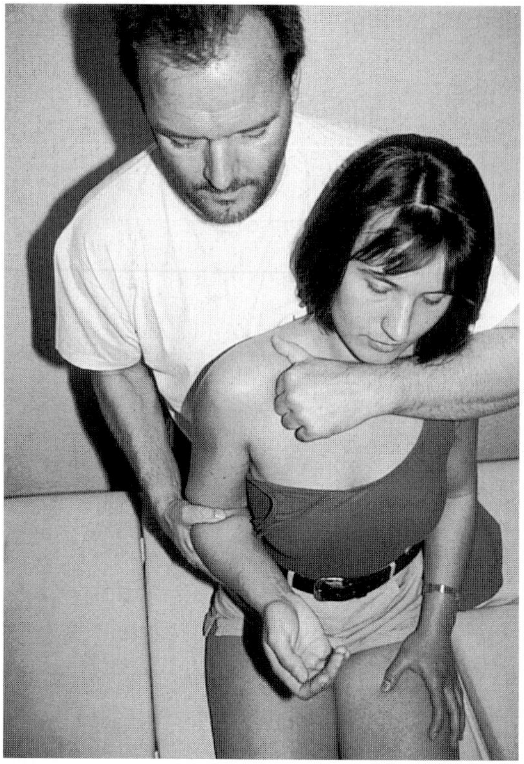

Technik I—II—III I—II—III
TG
ACG-Mobilisation
Clavicula nach kaudal „sitzend“

Ausführung
fixierende Hand: flächiges Umfassen der Clavicula
bewegende Hand: Umfassen des Pat.-Ellbogens
Bewegungsrichtung: kranial

Befund
Abd-/Flex-/Elev-Einschränkung
Ext im GHG kann möglicherweise eingeschränkt sein

Technik
TG
ACG-Mobilisation
Clavicula nach kaudal
„Rückenlage“

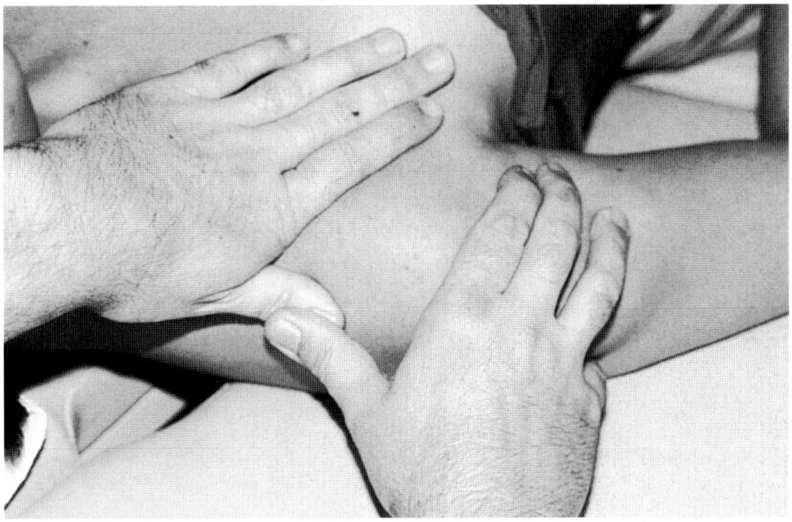

Ausführung
fixierende Hand: Scapula auf der Unterlage
bewegend: beide Daumen übereinander gelenknah
Bewegungsrichtung: kaudal in Gelenkflächenverlaufsrichtung

Befund
Abd-/Flex-/Elev-Einschränkung
Ext im GHG kann möglicherweise eingeschränkt sein

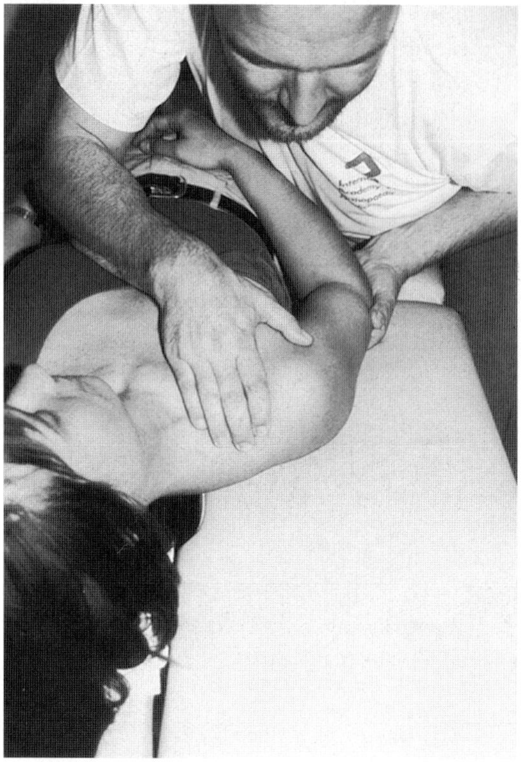

Technik I—II—III

TG
ACG-Mobilisation
Clavicula nach kaudal
„Rückenlage"

Ausführung
fixierend: 2.–5. Finger auf Clavicula
bewegende Hand: Umfassen z. B. des Pat.-Ellbogens
Bewegungsrichtung: kranial

Befund
Abd-/Flex-/Elev-Einschränkung
Ext im GHG kann möglicherweise eingeschränkt sein

Technik
TG
Clavicula nach kaudal
„sitzend“

Ausführung
laterale Hand: umfaßt Akromion und gibt Pikkolotraktion
mediale Hand: Fixierung möglichst gelenknah der Clavicula – das Gleiten erfolgt über Druck des Daumens
Bewegungsrichtung: kaudal

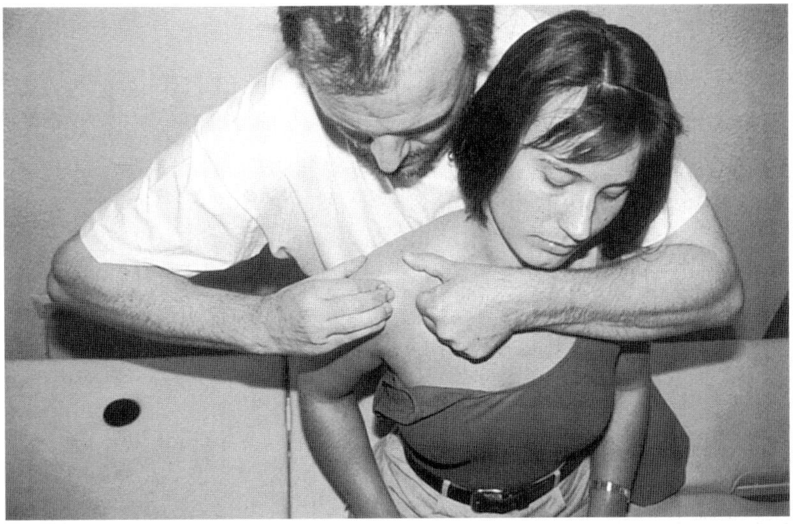

Befund
Abd-/Flex-/Elev-Einschränkung
Ext im GHG kann möglicherweise eingeschränkt sein
Technik eignet sich besonders bei erheblicher Hypermobilität im ACG

Technikdarstellung

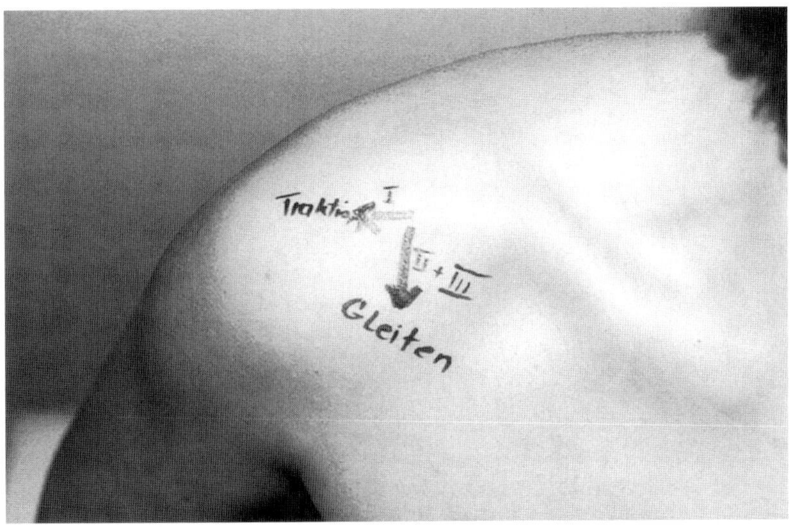

Mobilisationstechniken SCG

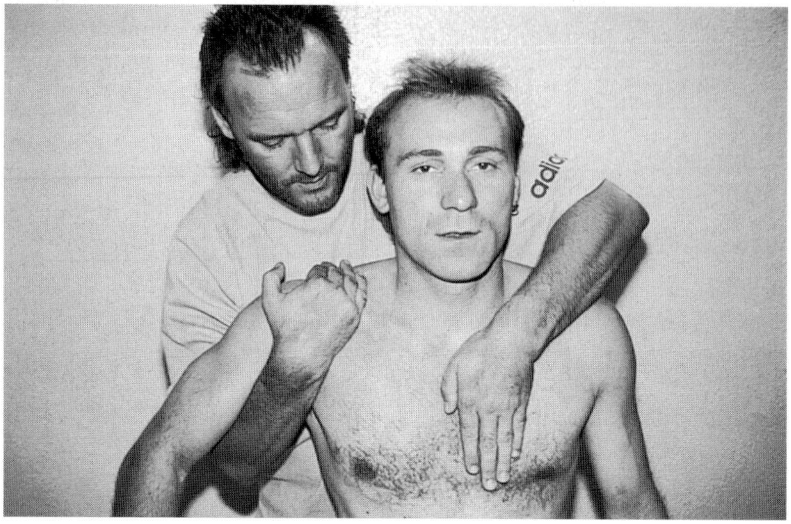

Technik I II III

Traktionsmobilisation
SCG „sitzend“

Ausführung
fixierende Hand: auf Manubrium sterni
bewegend: Durchgreifen unter der Achsel auf die Schulter; Ther.-Brust nimmt Kontakt von dorsal auf
Bewegungsrichtung: latero-dorsal in Claviculaverlaufsrichtung; die Ther.-Brust wirkt quasi als Hypomochlion

Befund
alle Mobilitätseinschränkungen im SCG

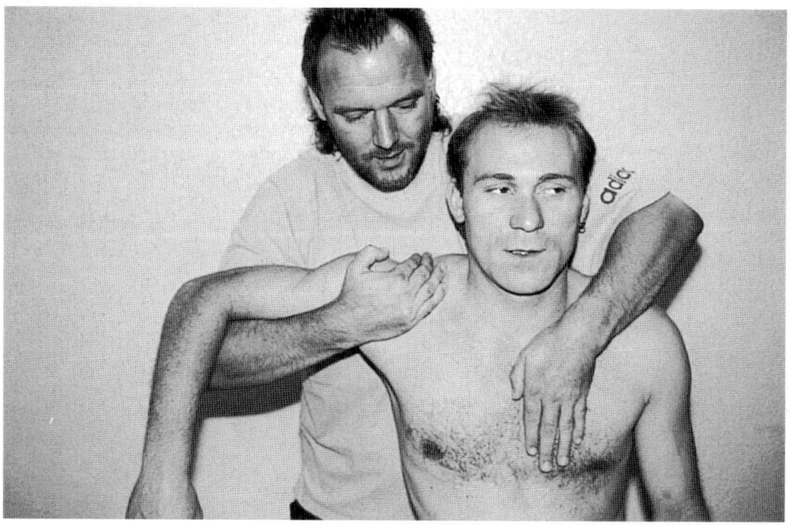

Technik I II III

Traktionsmobilisation
SCG in VP
IR „sitzend“

Ausführung
fixierende Hand: auf Manubrium sterni
bewegend: Durchgreifen unter der Achsel auf die Schulter, Hypothenar liegt an Extremitas acromialis claviculae; Ther.-Brust nimmt Kontakt von dorsal auf
Bewegungsrichtung: latero-dorsal in Claviculaverlaufsrichtung, wobei Pat.-Arm und -Schulter mit Ther.-Oberkörper eine Bewegungseinheit bilden

Befund
IR-Einschränkung mit Ursache im SCG

Technik I–II–III
Traktionsmobilisation
SCG in VP
AR „sitzend“

Ausführung
fixierende Hand: auf Manubrium sterni
bewegend: Aufladen/Einklemmen des Pat.-Armes bei Kontaktaufnahme an Schulter ventral, Hypothenar liegt an Extremitas acromialis claviculae; Ther.-Brust nimmt Kontakt von dorsal auf
Bewegungsrichtung: laterodorsal in Claviculaverlaufsrichtung, wobei Pat.-Arm und -Schulter mit Ther.-Oberkörper eine Bewegungseinheit bilden

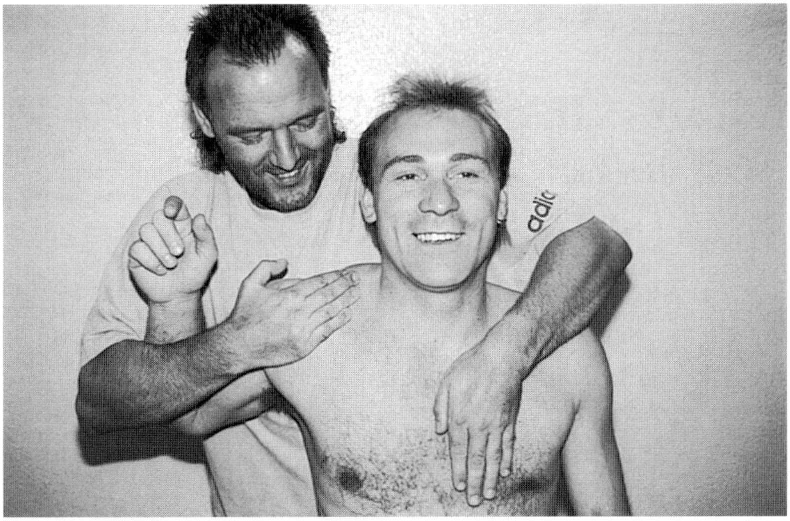

Befund
AR-Einschränkung mit Ursache im SCG

Technik I–II–III
Traktionsmobilisation
SCG „Rückenlage“

Ausführung
fixierende Hand: auf Sternum
bewegende Hand: auf Schulter und Extremitas acromialis claviculae
Bewegungsrichtung: laterodorsal in Claviculaverlaufsrichtung

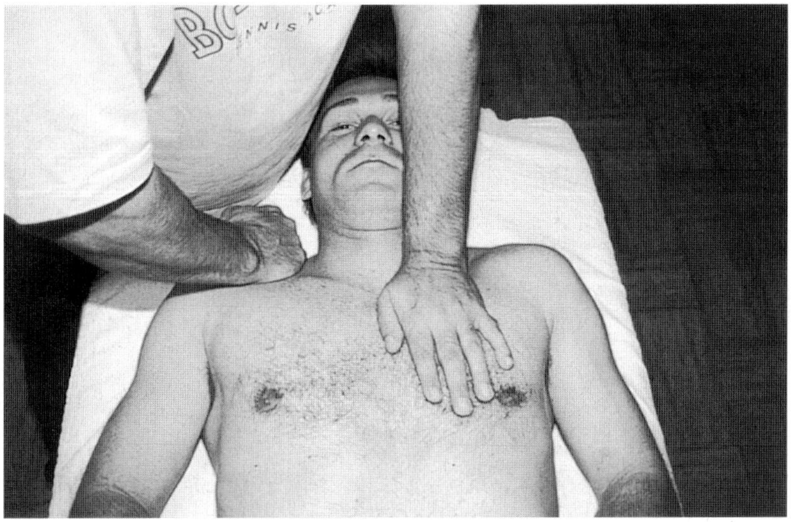

Befund
alle Mobilitätseinschränkungen im SCG

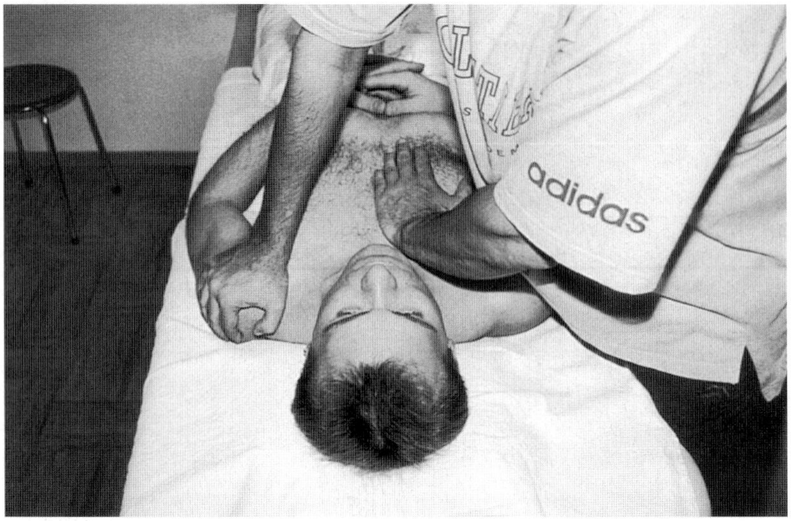

Befund
alle Mobilitätseinschränkungen im SCG

Technik I II III
Traktionsmobilisation
SCG „Rückenlage"
alternative Handhaltung

Ausführung
fixierende Hand: auf Manubrium sterni; neben die Scapula der zu behandelnden Seite wird z. B. ein Handtuch als Hypomochlion gelegt
bewegende Hand: auf Schulter und Extremitas acromialis claviculae
Bewegungsrichtung: laterodorsal in Claviculaverlaufsrichtung
Anm.: Bei der Behandlung der eingeschränkten Retr ist besonders auf die muskuläre Komponente zu achten.

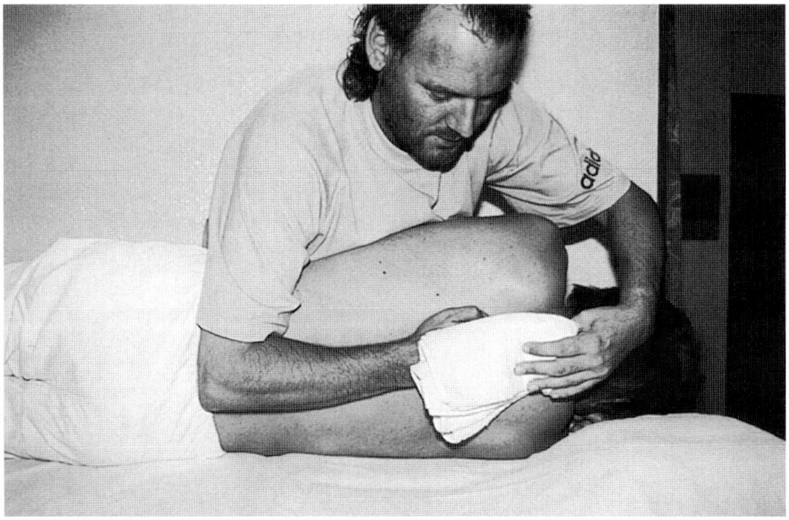

Befund
alle Mobilitätseinschränkungen im SCG

Technik I II III
Traktionsmobilisation
SCG
1. Teil
„Rückenlage"

Ausführung
fixierende Hand: Positionierung neben der Scapula von dorsal, erhöht z. B. durch ein Handtuch

Technik: (Fortsetzung) I II III
Traktionsmobilisation
SCG
2. Teil
„Rückenlage"

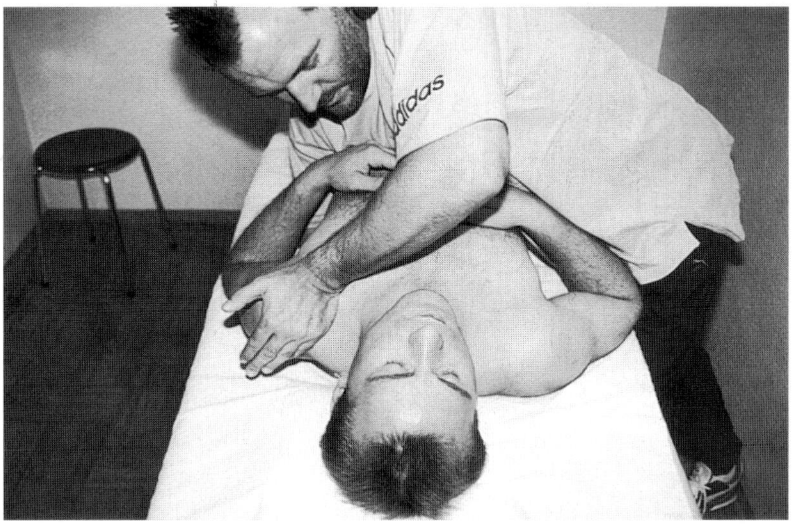

Ausführung
fixierende Hand: nach der Positionierung wird der Pat. auf den Rücken auf die Ther.-Hand gedreht
bewegende Hand: auf Extremitas acromialis claviculae
Bewegungsrichtung: nach laterodorsal

Befund
alle Mobilitätseinschränkungen im SCG

Mobilisationstechniken GHG

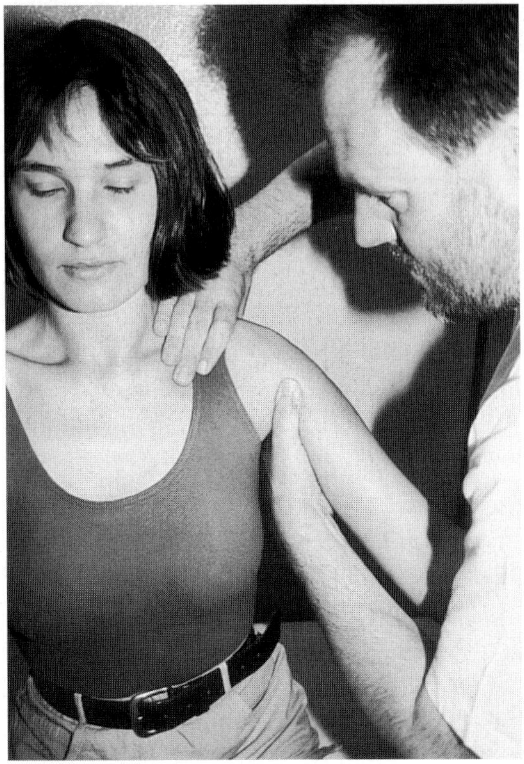

Technik I II III I II III
Traktion/TG
GHG
Caput nach lateral/ventral/dorsal „sitzend“

Ausführung
fixierende Hand: Umfassen der Schulter von kranial
bewegende Hand: Umfassen des Humerus in der Achsel möglichst proximal
Bewegungsrichtung: lateral/ventral/dorsal

Befund
wenn Hypomobilität bei Traktion: alle Bewegungseinschränkungen im Ghg
wenn Hypomobilität bei TG nach ventral: eingeschränkte AR
wenn Hypomobilität bei TG nach dorsal: eingeschränkte JR

Technik I II III I II III
Traktion (aus RP)
GHG „Rückenlage“
auch: TG im Subakromialraum, Caput nach lateral

Ausführung
fixierend: Unterlage
bewegend: Humerus möglichst proximal, zusätzliche Fixation des Pat.-Oberarmes zwischen Ther.-Arm und -Oberkörper in 15° IR, 55° Abd und 30° Flex (auch aus anderen Ausgangsstellungen)
Bewegungsrichtung: Separation senkrecht zur Cavitas, wobei der Pat.-Oberarm mit dem Ther.-Oberkörper eine Bewegungseinheit bildet

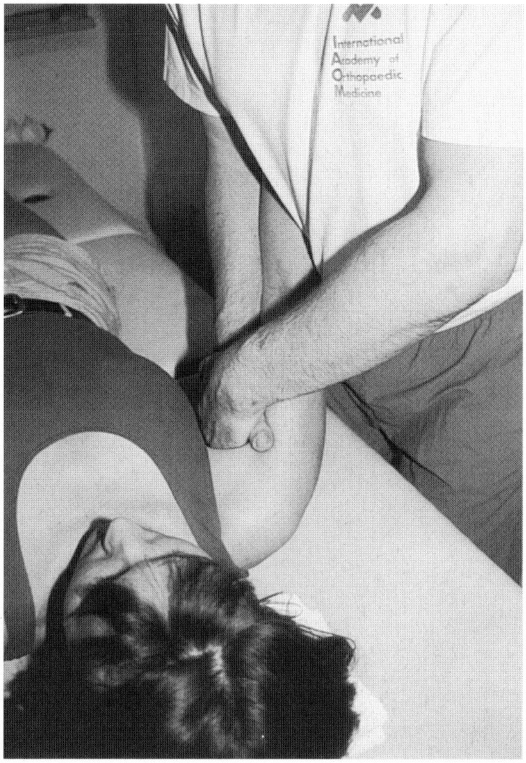

Befund
alle Mobilitätseinschränkungen im GHG

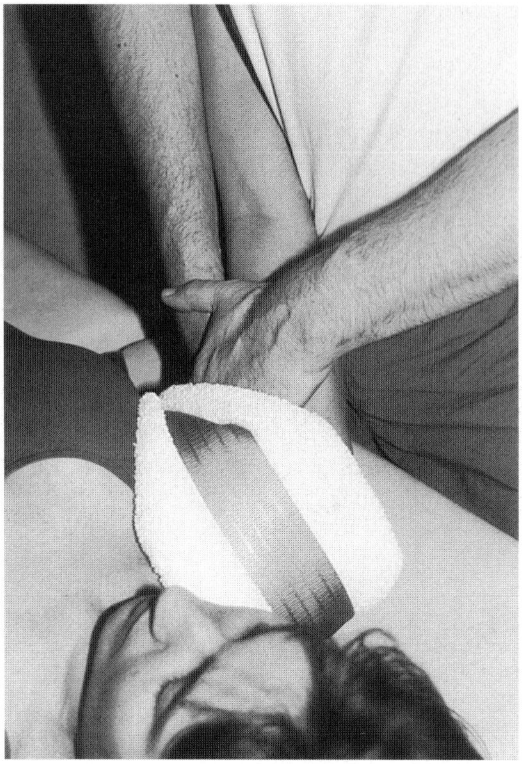

Befund
alle Mobilitätseinschränkungen im GHG

Technik I—II—III

Traktion (aus RP)
GHG „Rückenlage"
Alternative mit zusätzlicher Fixation
auch: TG im Subakromialraum, Caput nach lateral

Ausführung
fixierend: Unterlage und Gurt
bewegend: Humerus möglichst proximal, zusätzliche Fixation des Pat.-Oberarmes zwischen Ther.-Arm und -Oberkörper in 15° IR, 55° Abd und 30° Flex (auch aus anderen Ausgangsstellungen)
Bewegungsrichtung: Separation senkrecht zur Cavitas, wobei der Pat.-Oberarm mit dem Ther.-Oberkörper eine Bewegungseinheit bildet

Technik I II III I II III
TG
GHG
Caput nach ventral „Bauchlage“

Ausführung
fixierend: Unterlage
bewegend: Humerus möglichst proximal, zusätzliche Fixation des Pat.-Oberarmes zwischen Ther.-Arm und -Oberkörper
Bewegungsrichtung: Humerus nach ventral/medial, wobei der Pat.-Oberarm mit dem Ther.-Oberarm eine Bewegungseinheit bildet

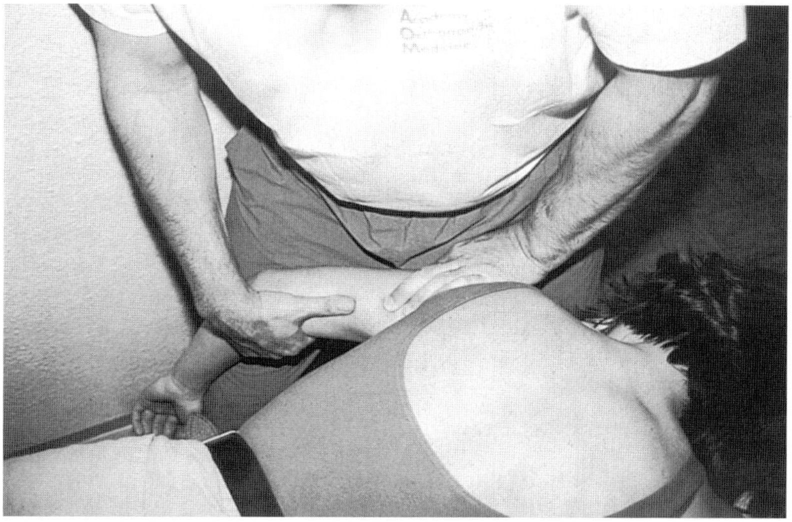

Befund
AR-Einschränkung
TG nach ventral verändert bei eingeschränkter AR

Technik I II III I II III
TG
GHG
Caput nach dorsal „Rückenlage“

Ausführung
fixierend: Unterlage
bewegend: Humerus möglichst proximal, zusätzliche Fixation des Pat.-Oberarmes zwischen Ther.-Arm und -Oberkörper
Bewegungsrichtung: Humerus nach dorsal/lateral, wobei der Pat.-Oberarm mit dem Ther.-Oberkörper eine Bewegungseinheit bildet

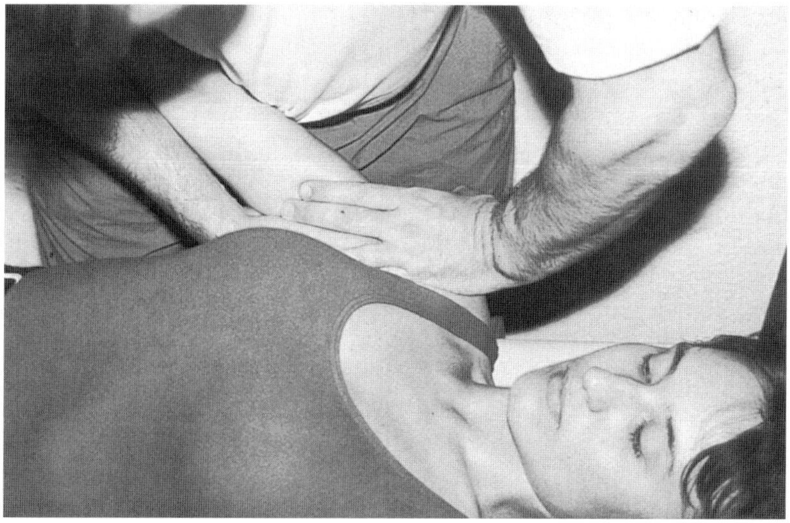

Befund
IR-Einschränkung
TG nach dorsal verändert bei eingeschränkter IR

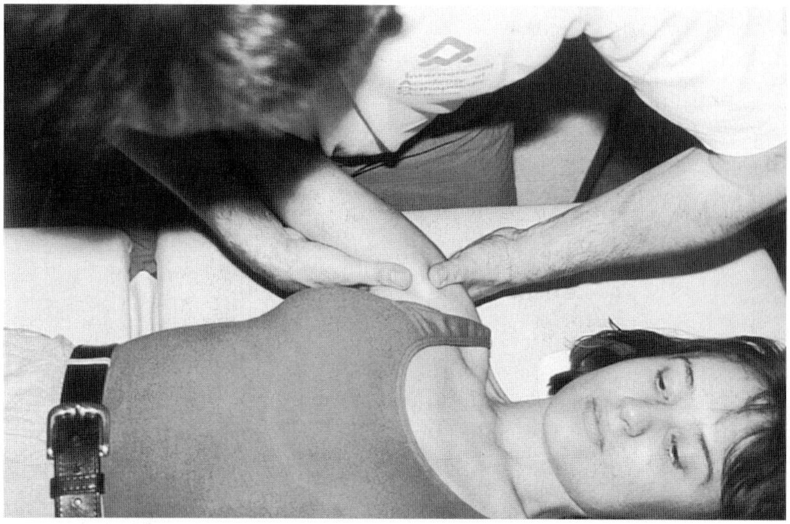

Befund
TG nach kaudal verändert bei eingeschränkter Abd und Flex-/Elev

Technik I–II–III
TG
GHG
Caput nach kaudal
„Rückenlage“
auch: Traktion im Subakromialraum

Ausführung
fixerend: Unterlage
bewegend: Humerus möglichst proximal, kaudale Hand gibt Traktion Stufe 1 (Lösen), zusätzliche Fixation des Pat.-Oberarmes zwischen Ther.-Arm und -Oberkörper
Bewegungsrichtung: Humerus nach kaudal unter Beachtung der Gelenkstellung, wobei der Pat.-Oberarm mit dem Ther.-Oberkörper eine Bewegungseinheit bildet

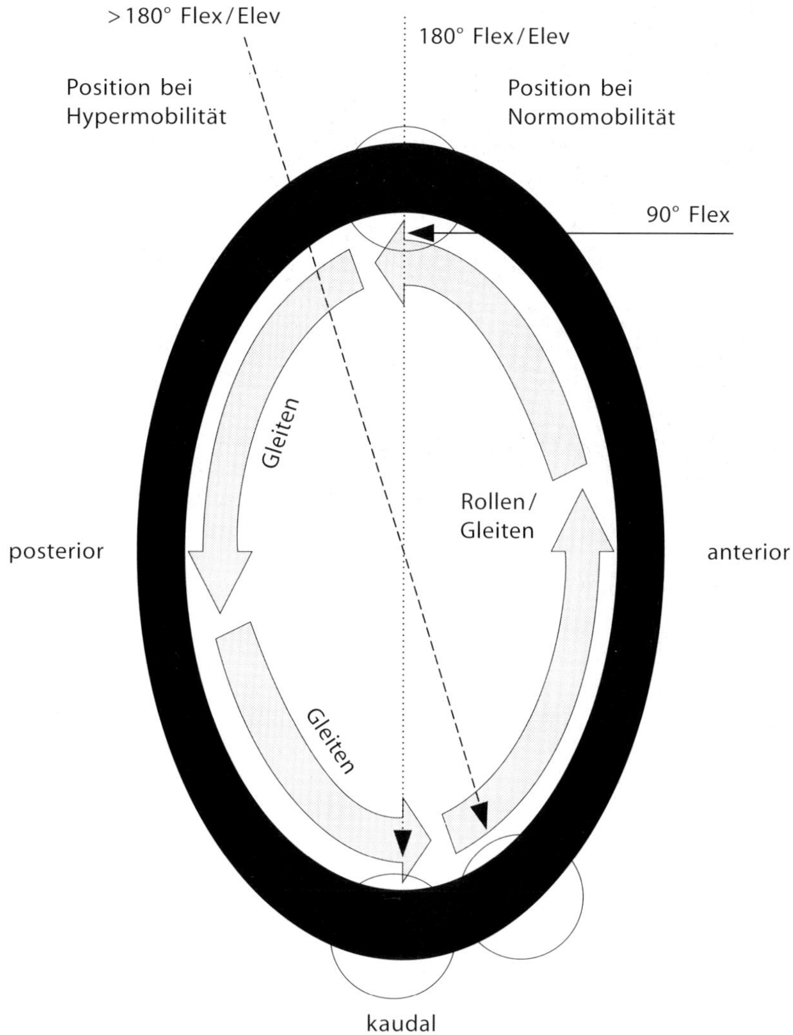

Rollen und Gleiten im GHG

Roll-Gleit-Schema im GHG

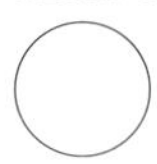
Kapselanteile, die in bestimmten Armstellungen besonders unter Dehnung sind

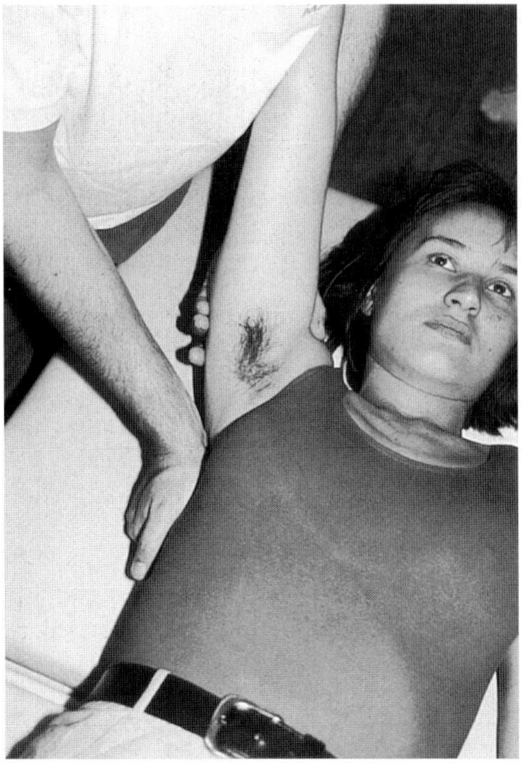

Technik I II III

Recessus axillaris
GHG-Mobilisation
„Rückenlage“

Ausführung

fixierende Hand: möglichst proximal auf Humerus von kranial, Pat.-Ellbogen liegt am Ther. an (Arm wird an Bewegungsbarriere eingestellt)
bewegende Hand: Margo lateralis scapulae
Bewegungsrichtung: Scapula im Bogen nach kraniomedial

Befund

KM bei kapsulären Einschränkungen ab 90°- ca. 160° (Mobilisation über den konkaven Gelenkpartner, meist schmerzlosere Mobilisation)

Technik I II III

Recessus axillaris
GHG-Mobilisation „Bauchlage"
alternative Technik

Ausführung
fixierende Hand: möglichst proximal auf Humerus von kranial, Pat.-Ellbogen liegt am Ther. an
bewegende Hand: Margo lateralis scapulae
Bewegungsrichtung: Scapula nach mediokranial

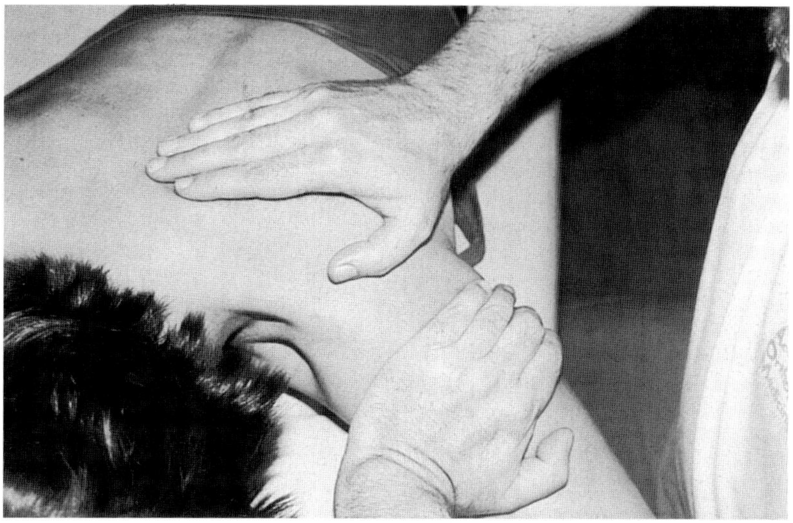

Befund
KM bei kapsulären Einschränkungen ab 90°- ca. 160° (Mobilisation über den konkaven Gelenkpartner, meist schmerzlosere Mobilisation)

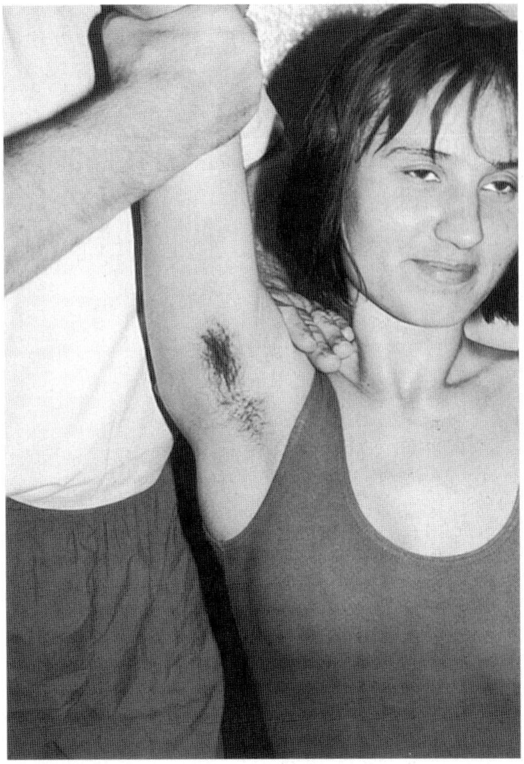

Technik I II III

TG
GHG-Mobilisation
Caput nach ventral „sitzend“

Ausführung
distale Hand: Umfassen des Oberarmes, Traktion Stufe 1 (Lösen) in Pat.-Oberarmverlaufsrichtung
proximale Hand: unmittelbar distal des Akromions, Daumen liegt dorsal am Humeruskopf
Bewegungsrichtung: Schieben mit der proximalen Hand nach ventral
Cave: Luxationsgefahr!

Befund
endgradige Bewegungseinschränkung der Flex/Elev

Technik I–II–III

TG
GHG-Mobilisation
Caput nach ventral/lateral
„Rückenlage“

Ausführung
bewegend: Umfassen des Humerus möglichst proximal
Bewegungsrichtung: ventral/lateral
Cave: Luxationsgefahr!

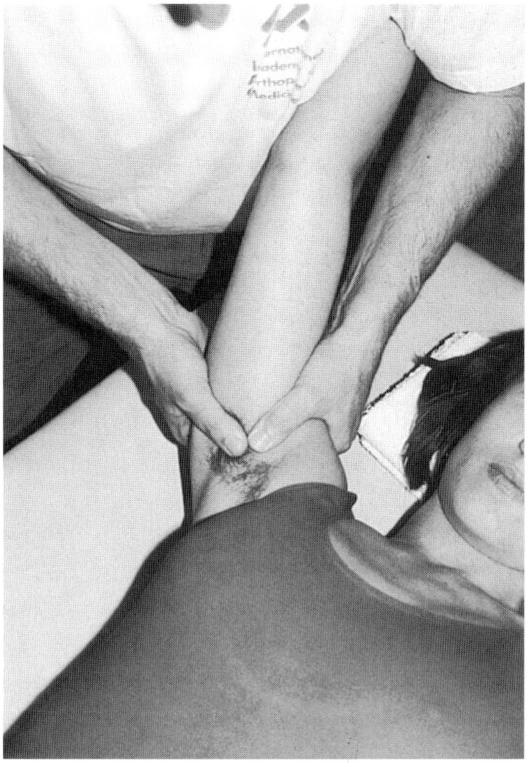

Befund
endgradige Bewegungseinschränkung der Flex/Abd/Elev

Weichteiltechniken GHG

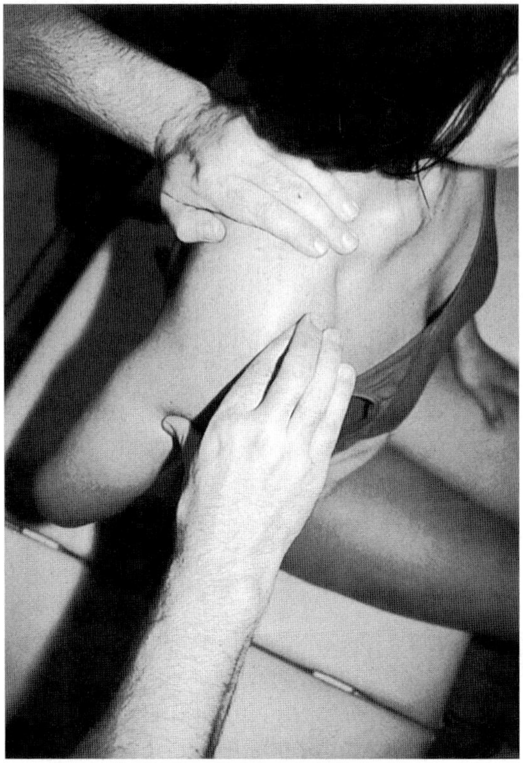

Technik
Querfriktionen an der Insertion des M. supraspinatus „sitzend“

Ausführung
Vorposition: Pat.-Arm in IR und leichter Add
bewegende Hand: Druck von kranial (kranial/ventral) auf obere Facette des Tuberculum majus, Daumen in Höhe Insertion des M. deltoideus
Bewegungsrichtung: Auf Plateau nach lateral (Insertion ca. 1 cm^2 groß)

Befund
Insertionstendopathie
- oberflächliche tenoossale Insertionstendopathie (Widerstandstest Abd gegen Widerstand positiv und Painful arc 60°–120° schmerzhaft)

Technik
Querfriktionen am tendomuskulären Übergang des M. supraspinatus „sitzend“

Ausführung
Vorposition: Pat.-Arm in IR und Abd
bewegende Hand: Druck von kranial in das laterale Ende der Fossa supraspinata
Bewegungsrichtung: Im Halbkreis durch Fossa supraspinata

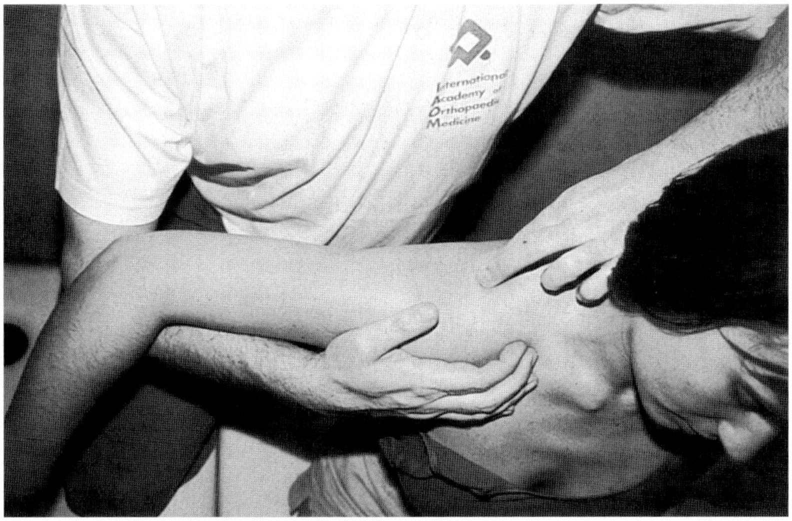

Befund
Affektion am tendomuskulären Übergang
Ergänzung: Widerstand gegen Abd positiv, aber kein Painful arc

Technik
Querfriktionen an der Sehne der Mm. infraspinatus und teres minor „sitzend“

Ausführung
Vorposition: Pat.-Arm in IR, Flex und Add (Hand ist ventral an gegenüberliegender Schulter)
bewegende Hände: Daumen übereinander ca. 2–3 cm unter Angulus posterior des Akromions
Bewegungsrichtung: Druck nach ventral-medial über die Sehne hinweg

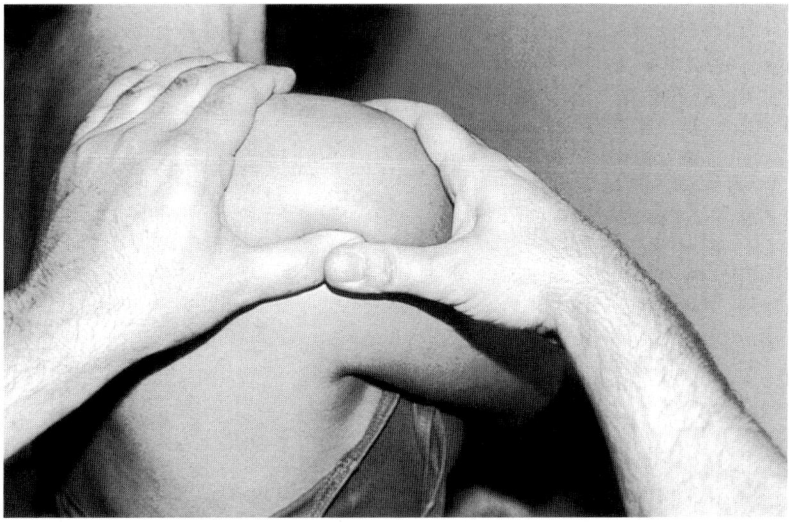

Befund
Tendopathie von M. infraspinatus und teres minor
Ergänzung: Widerstandstest AR gegen Widerstand positiv

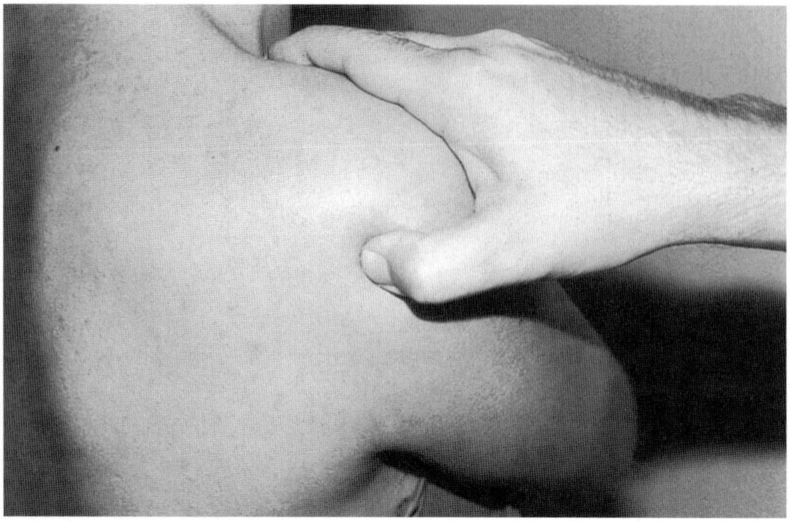

Technik
Querfriktionen an der Insertion der Mm. infraspinatus und teres minor „sitzend“

Ausführung
Vorposition: Pat.-Arm in IR, Flex und Add (Hand ist ventral an gegenüberliegender Schulter)
bewegende Hand: Daumen von posterior an hintere Facette des Tuberculum majus
Bewegungsrichtung: Druck auf hintere Facette, mit Druck nach kranial bewegen

Befund
Insertionstendopathie von M. infraspinatus und teres minor
Ergänzung: Widerstandstest AR gegen Widerstand positiv

Dehnung für M. supraspinatus, M. infraspinatus und M. teres minor

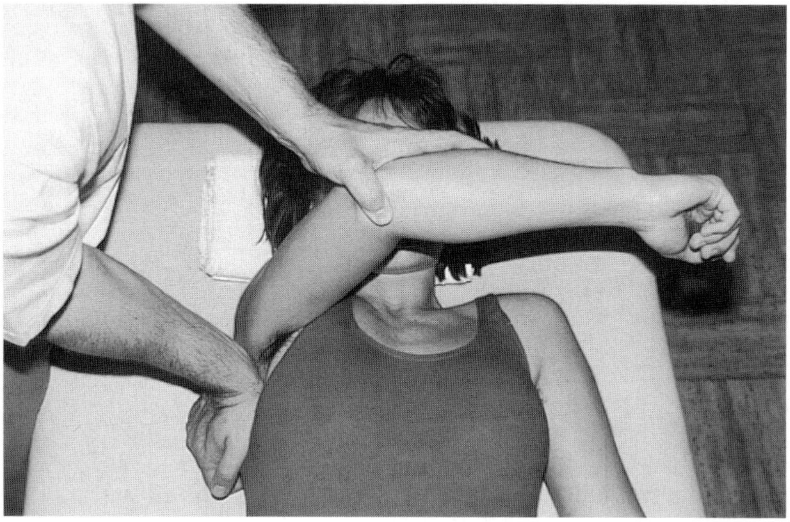

Ausführung
Ausgangsstellung: Rückenlage
distale Hand: widerlagert die Scapula am Margo lateralis
proximale Hand: faßt Pat.-Ellbogen
Bewegungsrichtung: Pat.-Arm wird in Add und leichte IR geführt

Technik
Querfriktionen auf der Sehnenscheide des Caput longum M. biceps brachii „Rückenlage“ Ausgangsstellung

Ausführung
proximale Hand: Druck mit dem Daumen in Sulcus intertubercularis
distale Hand: führt Arm von IR in AR

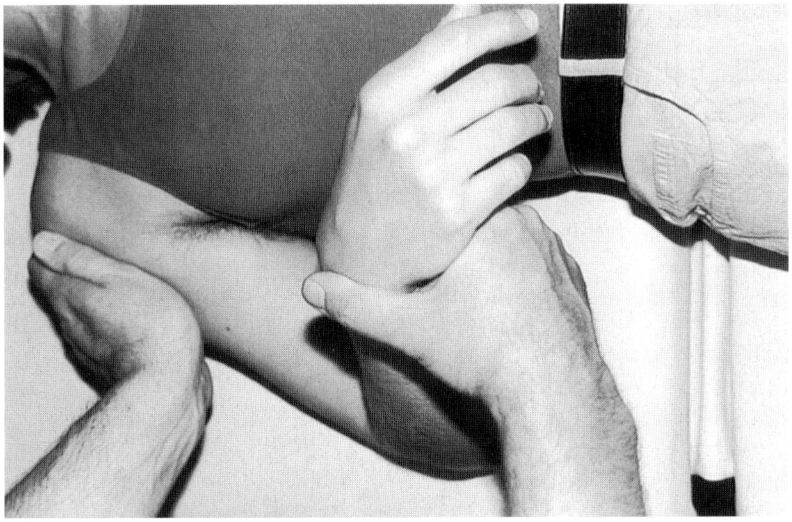

Befund
Tendosynovitis Caput longum M. biceps brachii. Dehntest für Sehnenscheide und Kompression bei passiver Flex/Elev positiv

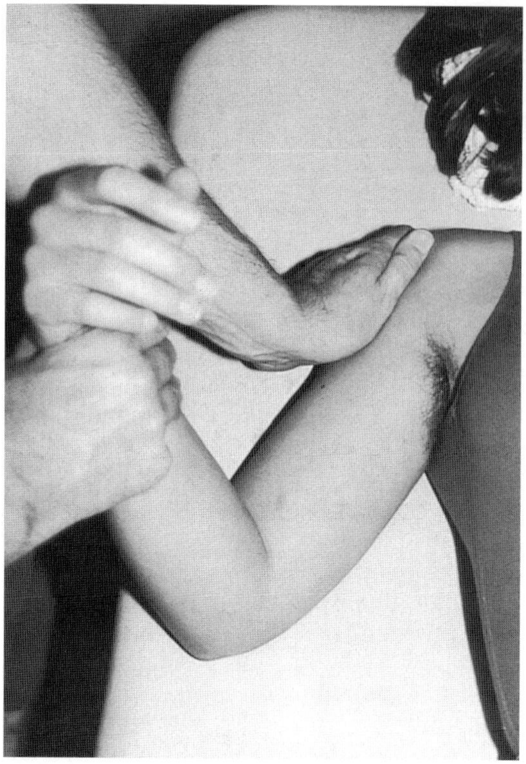

Technik
Querfriktionen auf der Sehnenscheide des Caput longum M. biceps brachii „Rückenlage" Endstellung

Ausführung
Der Druck in den Sulcus intertubercularis wird nur während der Bewegung von IR in AR gehalten (der Rückweg erfolgt ohne Druck).
Die Querfriktionen erfolgen, indem die Sehnenscheide unter dem druckgebenden Daumen hindurchrollt.

Befund
Tendosynovitis Caput longum M. biceps brachii. Dehntest für Sehnenscheide und Kompression bei passiver Flex/Elev positiv

Technik
Querfriktionen auf der proximalen Insertion des M. subscapularis „sitzend“

Ausführung
distale Hand: hält Pat.-Arm in leichter Flex und leichter Abd
proximale Hand: Daumen von ventral auf proximalen Bereich des Tuberculum minoris humeri
Bewegungsrichtung: Druck auf Tuberculum minoris humeri. Bewegung nach kranial

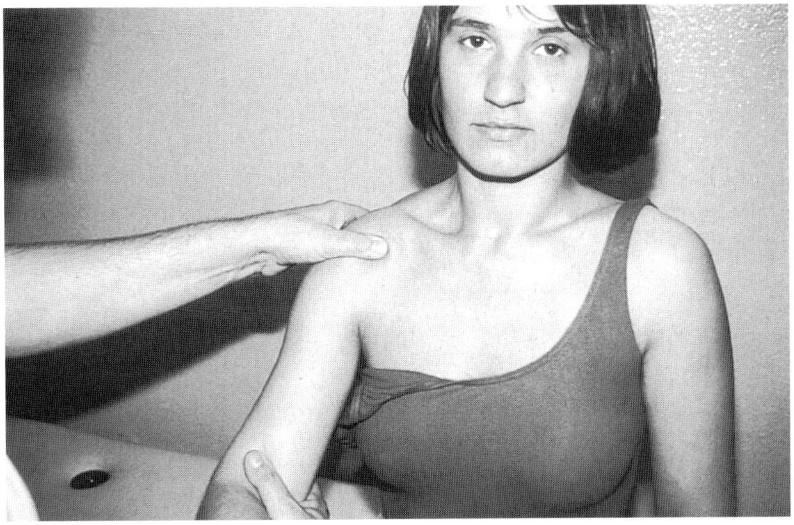

Befund
Insertionstendopathie M. subscapularis. IR gegen Widerstand schmerzhaft und Painful arc 60°–120°

Technik
Querfriktionen auf der distalen Insertion des M. subscapularis „sitzend“

Ausführung
distale Hand: hält Pat.-Arm in leichter Flex und leichter Abd
proximale Hand: Daumen von ventral auf distalen Bereich des Tuberculum minoris humeri
Bewegungsrichtung: Druck auf Tuberculum minoris humeri. Bewegung nach kranial

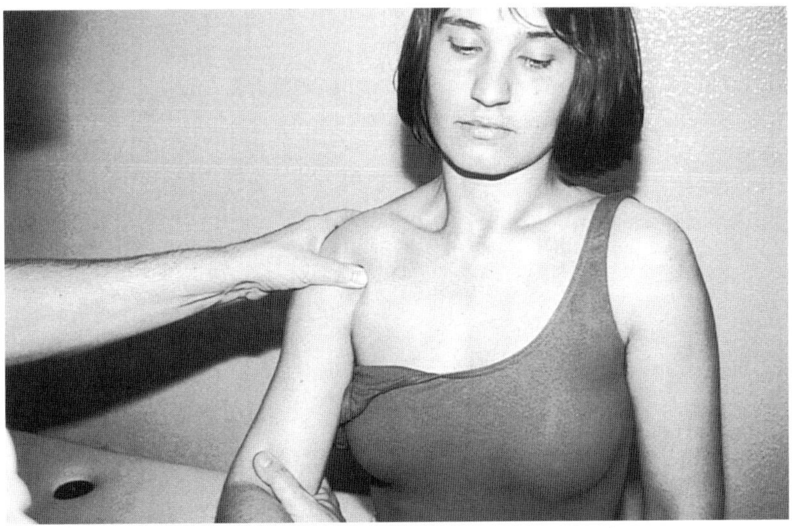

Befund
Insertionstendopathie M. subscapularis. IR gegen Widerstand schmerzhaft und Painful arc 160°–180°

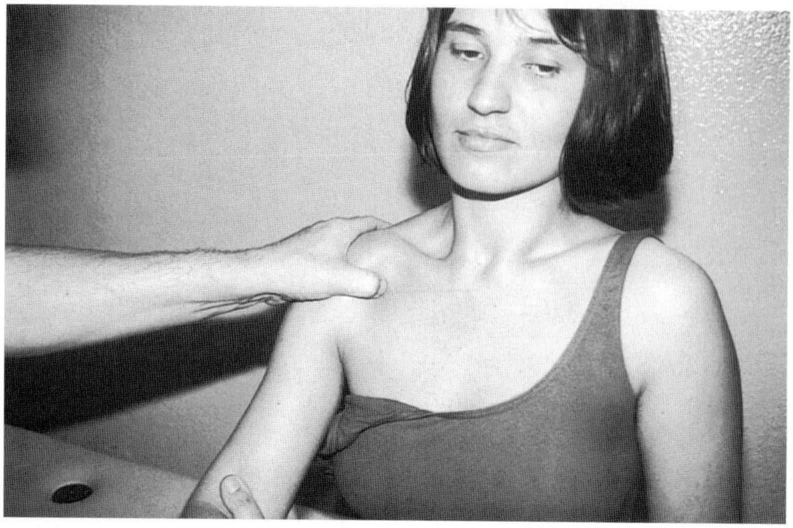

Technik
Querfriktionen auf der medialen Insertion des M. subscapularis „sitzend“

Ausführung
distale Hand: hält Pat.-Arm in leichter Flex und leichter Abd
proximale Hand: Daumen von medial auf medialen Bereich des Tuberculum minoris humeri
Bewegungsrichtung: Durck von medial auf Tuberculum minoris humeri. Bewegung nach kranial

Befund
Insertionstendopathie M. subscapularis. IR gegen Widerstand und passive horizontale Add schmerzhaft (endgradiger Kompressionsschmerz am Proc. coracoideus)

Dehnstellung des M. subscapularis

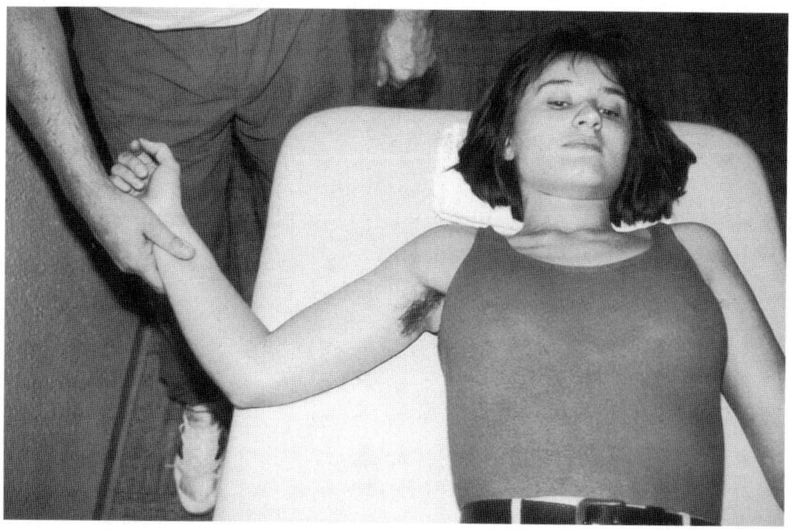

Ausführung
Vorposition ca. 60° Abd, dann Arm in AR führen

Gelenkmechanik skapulothorakales Gleitlager

Gelenkphysiologie

Im skapulothorakalen Gleitlager gleiten die Faszien der Mm. rhomboidei und serratus anterior auf der Thoraxwand, aber auch die Faszien zwischen den Mm. subscapularis und serratus anterior frei aufeinander.

Ruhestellung („maximally loose packed position")

Physiologische Stellung des Schultergürtels

Verriegelte Stellung („maximally close packed position")

Maximale Retr und Depr

Topographie der Muskulatur zwischen Rippen und Scapula sowie Humerus

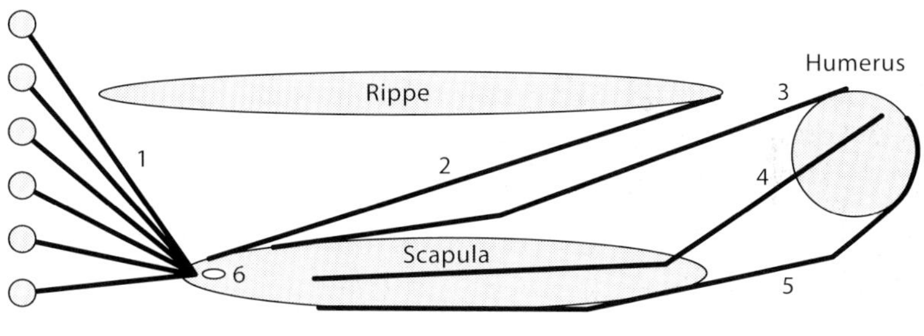

1 M. rhomboideus
2 M. serratus
3 M. subscapularis
4 M. supraspinatus
5 M. infraspinatus, M. teres minor
6 M. levator scapulae

Skapulothorakales Gleitlager

Befundschema Schulter

(für wahrscheinliche Diagnosen)
Subacromialer Painful arc: 60°–120° Abd
Acromioklaviculärer Painful arc: 160°–180° Abd

Kapselmuster

GHG: AR : Abd : IR 3 : 2 : 1
ACG/SCG: endgradiger Bewegungsschmerz

Tabelle 1.1

Test	Affektion aktiver Strukturen					Affektion passiver Strukturen					
	Supr	Sup	Inf	Tm	Clb	GHG	ACG	SCG	Bur	antInstab	krInstab
pElevAbdAR	x					x	x	x	x		
VerStell		x								x	
pElevAbdIR			x	x		x	x	x	x		
pElevFlex		x			x		x	x	x		
pAR		x				x	x	x	x	x	
pIR	x		x	x		x	x	x	x		
Dbb					x				x		
phoAdd		x	x	x			x	x	x	auch: Dehnschmerz N. suprascapularis	
long Trak											x
Rowe	1	2	3	4	5	6	7	8	9	x	
WAbd 0°	x								x		
WAbd 50°									x		
WAbdTrak	x										
WAbKompr	x	x	x	x			x	x			bessert
WAdd				x							
WAR	x		x	x					x	x	
WIR		x							x		
WElbFlex									x	x	
WElbExt							x		x		

Erläuterungen zu Tabelle 1.1

GHG Glenohumeralgelenk, *ACG* Akromioklaviculargelenk, *SCG* Sternoklaviculargelenk, *AR* Außenrotation, *IR* Innenrotation, *Abd* Abduktion; *Supr* M. supraspinatus, *Sub* M. subscapularis, *Inf* M. infraspinatus, *Tm* M. teres minor, *Clb* Sehne des Caput longum biceps, *Bur* Bursa subacromialis/deltoidea, *antInstab* Anteriore Instabilität, *krInstab* Kraniale Instabilität; *pElevAbdAR* Passive Elevation, Abduktion und Außenrotation, *VerStell* Verriegelungsstellung des GHG

(90° Abd und maximale AR), *pElevAbdIR* Passive Elevation, Abduktion und Innenrotation, *pElevFlex* Passive Elevation und Flexion, *pAR* Passive Außenrotation, *pIR* Passive Innenrotation, *Dbb* Dehnstellung M. biceps brachii caput longum, *phoAdd* Passive horizontale Adduktion, *longTrak* Longitudinale Traktion/Seperation, *Rowe* Instabilitätstest nach Rowe; *WAbd 0°* Widerstandstest Abduktion in Nullstellung, *WAbd 50°* Widerstandstest Abduktion in 50° Abduktion, *WAbdTrak* Widerstandstest Abduktion in Nullstellung unter Traktion, *WAbKompr* Widerstandstest Abduktion in Nullstellung unter Kompression nach kranial, *WAdd* Widerstandstest Adduktion, *WAR* Widerstandstest Außenrotation, *WIR* Widerstandstest Innenrotation, *WElbFlex* Widerstandstest Ellbogenflexion, *WElbExt* Widerstandstest Ellbogenextension

Cave: Bei Beschwerden im Schulter-Arm-Bereich immer an Affektionen der HWS, oberen BWS und Plexus brachialis, aber auch der inneren Organe denken!

Kapitel 2: Ellbogen/Hand

Oberflächenanatomie Ellbogen

1) Crista supracondylaris
2) Epicondylus lateralis
3) Collum radii
4) M. brachioradialis
5) M. extensor carpi radialis longus
6) M. extensor carpi radialis brevis
7) M. extensor digitorum/ humeroradialer Gelenkspalt
8) Caput radii/Sehne M. extensor carpi radialis brevis
9) Sehnen-Muskelbauch-Übergang M. extensor carpi radialis brevis
10) Lig. collaterale radiale posteriorer Schenkel

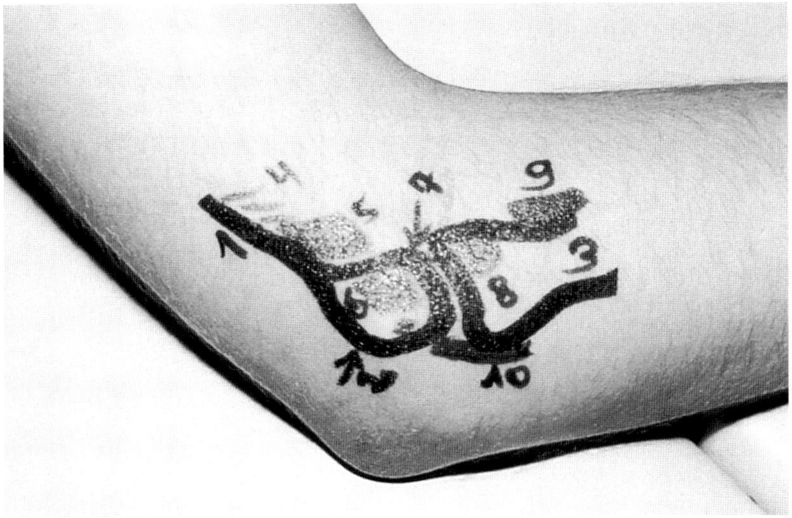

11) Epicondylus medialis
12) Sulcus nervi ulnaris/Lig. collaterale ulnare pars intermedius N. ulnaris
13) M. pronator teres
13) M. flexor carpi radialis
13) M. flexor carpi ulnaris

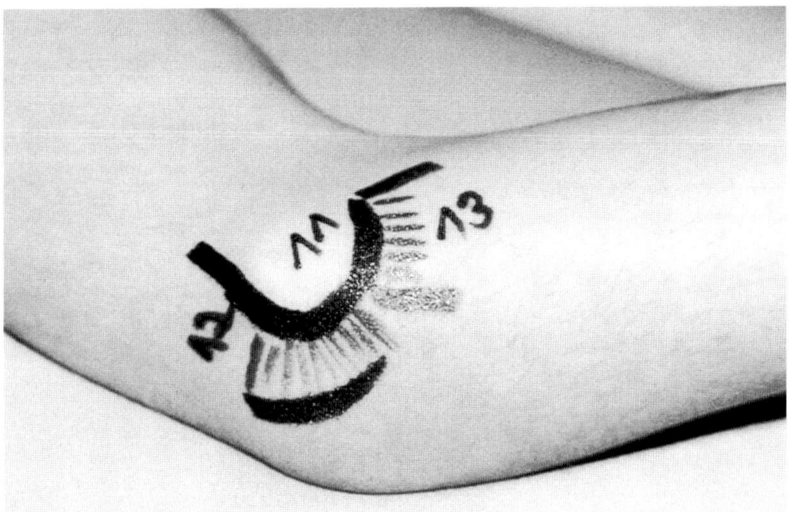

Gelenkmechanik Ellbogen

Gelenkphysiologie

Der Ellbogen ist funktionell ein zusammengesetztes Gelenk aus 4 Gelenken:

a) *Art. humeroulnaris*	
für Flex/Ext	Humerus konvex, Ulna konkav,
für varus/valgus	Humerus konkav, Ulna konvex
b) *Art. humeroradialis*	Humerus konvex, Radius konkav
c) *Art. radioulnaris proximalis*	Radius konvex, Ulna konkav
d) *Art. radioulnaris distalis*	Radius konkav, Ulna konvex

Das Zusammenspiel dieser Gelenke erlaubt die Flex/Ext und die Pron/Sup. Abd/Add sind nur passiv möglich im *Joint play.* Bei der Flex findet als Kombinationsbewegung eine Varisierung, bei der Ext eine Valgisierung statt.

Ruhestellung („maximally loose packed position")

a) *Art. humeroulnaris*	70° Ellbogenflex, 10° Sup
b) *Art. humeroradialis*	0° Ellbogenflex, 35° Sup
c) *Art. radioulnaris proximalis*	70° Ellbogenflex, 35° Sup
d) *Art. radioulnaris distalis*	10° Sup

Verriegelte Stellung („maximally close packed position")

a) *Art. humeroulnaris*	Maximale Ellbogenext und maximale Sup
b) *Art. humeroradialis*	90° Flex und 0°–5° Sup
c) *Art. radioulnaris proximalis*	0°–5° Sup
d) *Art. radioulnaris distalis*	0°–5° Sup

Kapselmuster

a) *Art. humeroulnaris*	Flex : Ext ≙ 4 : 1
b) *Art. humeroradialis*	Kein KM
c) *Art. radioulnaris proximalis*	Kein KM (Sup endgradig schmerzhaft)
d) *Art. radioulnaris distalis*	Kein KM (Sup und Pron endgradig schmerzhaft)

Übersicht: Testreihenfolge Ellbogen

Aktive Tests
- Flex/Ext/Pron/Sup/DE der Hand/PF der Hand

Passive Tests
- Flex/Ext/Pron/Sup/Mobilitätstest des HRG/Valgus-Test/Varus-Test

Widerstandstests
- Flex/Ext/Pron/Sup/DE der Hand/PF der Hand

gelenkspezifische Tests
HUG
- Traktion/Gleiten nach medial/Gleiten nach lateral

HRG
- Traktion/Gleiten nach palmar/Gleiten nach dorsal

PRUG
- Gleiten nach palmar/Gleiten nach dorsal

Bandtests Ellbogen

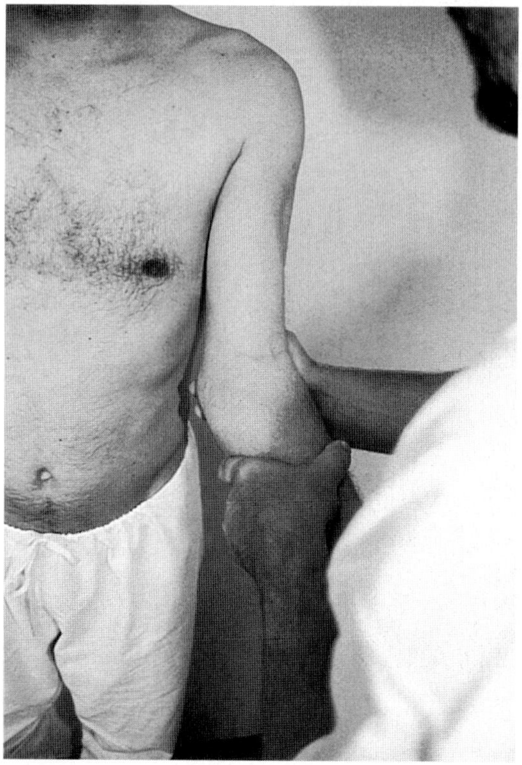

Technik
mediales *Gapping* Ellbogen
Valgusstress „stehend"

Ausführung
fixierende Hand: Ther. steht lateral des Pat.-Armes und umfaßt den Pat.-Unterarm bei zusätzlicher Fiaxation zwischen Ther.-Unterarm und -Oberkörper
bewegende Hand: Umfassen des Ellbogens von lateral mit Kontakt zum Epicondylus lateralis
Bewegungsrichtung: bei Pat.-Ellbogen-Flex von ca. 20° von lateral nach medial

Befund
Stabilitätstest für Lig. collaterale ulnare
bei Schmerz:
- Läsion Lig. collaterale ulnare
- Osteochondrosis dissecans
- subchondrale Fraktur
- Affektion des Ramus articularis im Bereich des Lig. collaterale ulnare

bei Mobilitätserhöhung:
- Teilruptur des Lig. collaterale ulnare
- Ruptur des Lig. collaterale ulnare
- Instabilität des Lig. collaterale ulnare

Technik
laterales *Gapping* Ellbogen
Varusstress „stehend“

Ausführung
fixierende Hand: Ther. steht medial des Pat.-Armes und umfaßt den Pat.-Unterarm bei zusätzlicher Fixation zwischen Ther.-Unterarm und -Oberkörper
bewegende Hand: Umfassen des Ellbogens von medial mit Kontakt zum Epicondylus lateralis
Bewegungsrichtung: bei Pat.-Ellbogen-Flex von ca. 20° von medial nach lateral

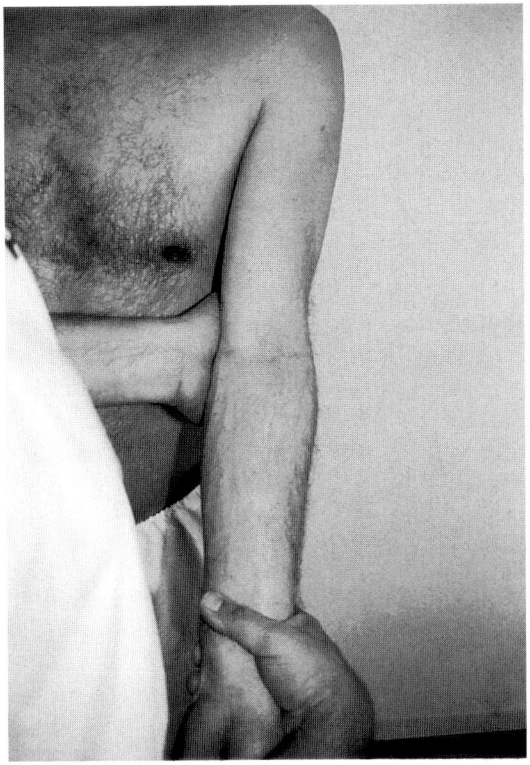

Befund
Stabilitätstest für Lig. collaterale radiale
bei Schmerz:
- Läsion Lig. collaterale radiale
- Osteochondrosis dissecans
- Subchondrale Fraktur
- Affektion des Ramus articularis im Bereich des Lig. collaterale radiale

bei Mobilitätserhöhung:
- Teilruptur des Lig. collaterale radiale
- Ruptur des Lig. collaterale radiale
- Instabilität des Lig. collaterale radiale

Mobilitätstest Ellbogen

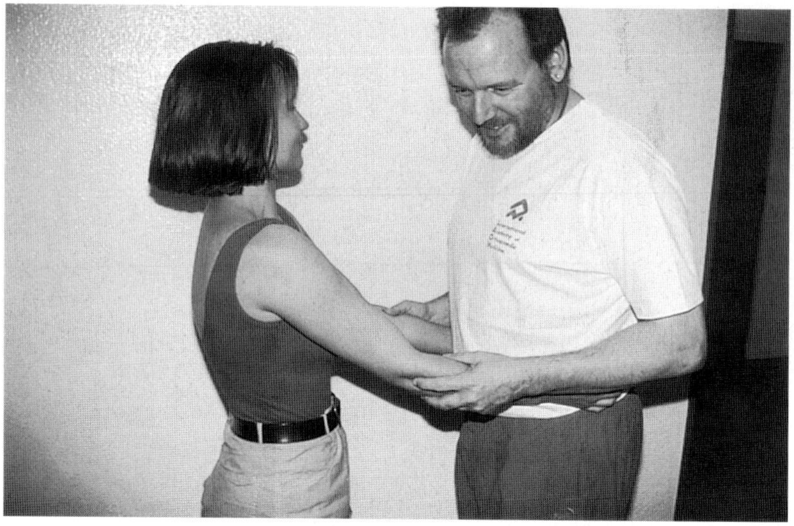

Technik
Mobilitätstest
HRG „stehend“
passiv

Ausführung
bewegende Hand: Umfassen des Pat.-Unterarmes bei Palpation des Gelenkspaltes
Bewegungsrichtung: Ausführung der Ellbogen-Flex und -Ext durch Vor- und Rückschieben der Pat.-Arme

Befund
wenn humeroradialer Gelenkspalt nicht vollständig öffnet:
evtl. Pron-Einschränkung oder/und PF-Einschränkung der Hand
wenn humeroradialer Gelenkspalt nicht vollständig schließt:
evtl. Sup-Einschränkung oder/und DE-Einschränkung der Hand

gelenkspezifische Tests HRG'

Technik
Traktion
HUG „sitzend“

Ausführung
fixierende Hand: liegt auf der Unterlage und umfaßt den Pat.-Oberarm
bewegende Hand: möglichst gelenknahes Umfassen des Pat.-Unterarmes
Bewegungsrichtung: in 45° weniger Flex als Unterarmverlaufsrichtung

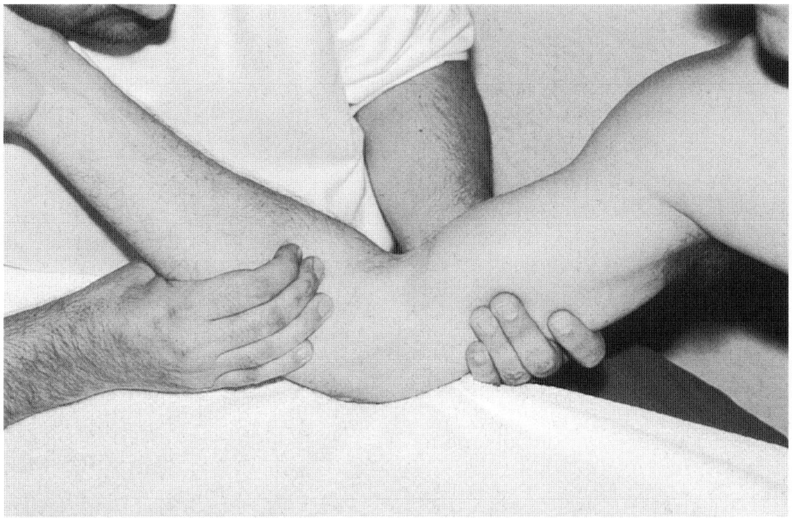

Befund
Hyper-/Hypo-/Normomobilitätstest (Joint play)

gelenkspezifische Tests HRG'

Technik
Traktion
HRG „sitzend“
gleichzeitig TG distales DRUG und PRUG

Ausführung
fixierende Hand: gelenknahes Umfassen des Humerus
bewegende Hand: Umfassen des Radius
Bewegungsrichtung: in Radiusverlaufsrichtung

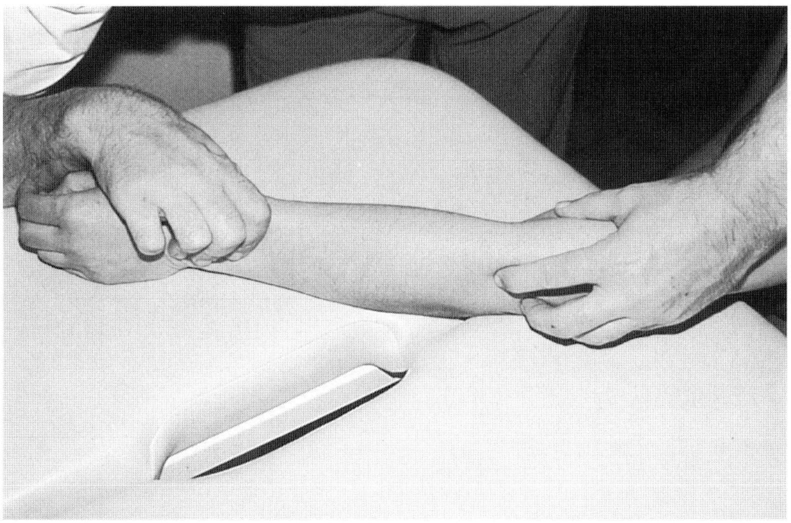

Befund
bei Hypomobilität: Sup-Einschränkung, DE-Einschränkung
bei Hyper- und Normomobilität: keine Einschränkungen

gelenkspezifische Tests/Beh. PRUG

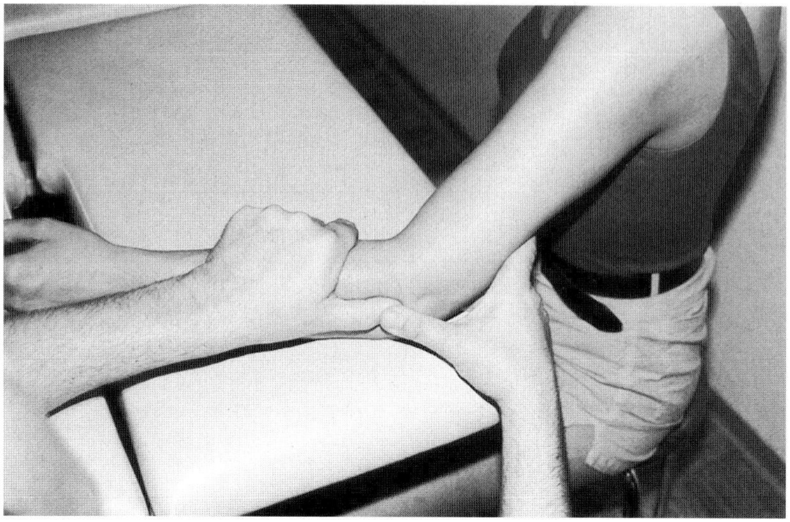

Befund
Sup-Einschränkung

Technik I II III **od.** I II III
TG als Joint play oder Behandlung
PRUG
Radius nach ventral/medial
„sitzend“
auch: TG im HUG

Ausführung: *AgSt zwischen 45° und 60° Abd im GHG*
fixierend: Umfassen des Humerus mit dem 2.–5. Finger der proximal liegenden Hand, die Pat.-Ulna liegt auf der Unterlage
bewegend: Daumen liegen übereinander auf dem Radiusköpfchen
Bewegungsrichtung: Radius nach ventral in Gelenkflächenverlaufsrichtung horizontal zur Bank

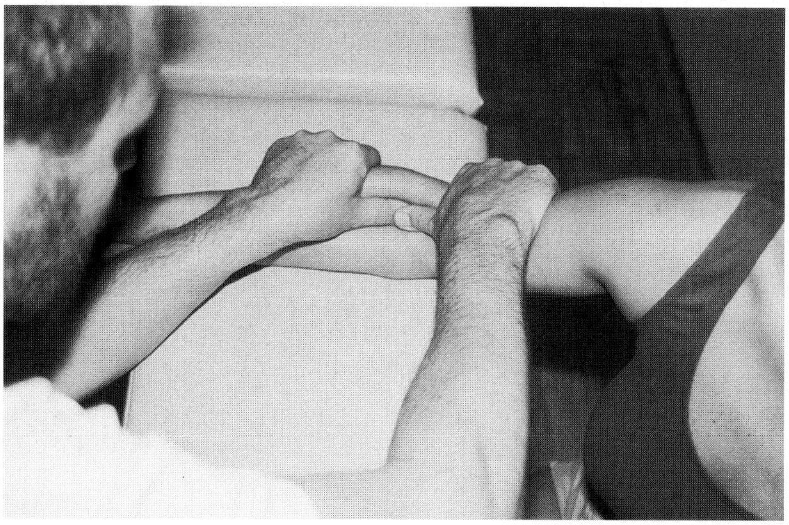

Befund
Pron-Einschränkung

Technik I II III oder I II III
TG als Joint play oder Behandlung
PRUG
Radius nach dorsal/lateral
„sitzend“
auch: TG im HRG

Ausführung: *AgSt zwischen 45° und 60 ° Abd im GHG*
fixierend: Umfassen des Humerus und des Olecranon mit dem 2.–5. Finger der proximal liegenden Hand
bewegend: Daumen liegen übereinander auf dem Radiusköpfchen
Bewegungsrichtung: Radius nach dorsal in Gelenkflächenverlaufsrichtung horizontral zur Bank

Gelenkspezifische Tests DRUG

Technik
TG als Joint play
DRUG
Radius nach ventral „sitzend"

Ausführung
fixierende Hand: flächiges Umfassen der Pat.-Ulna, Ther.-Hand liegt auf der Unterlage
bewegende Hand: flächiges Umfassen des distalen Radius von dorsal kommend
Bewegungsrichtung: Radius nach palmar in Gelenkflächenverlaufsrichtung horizontal zur Bank

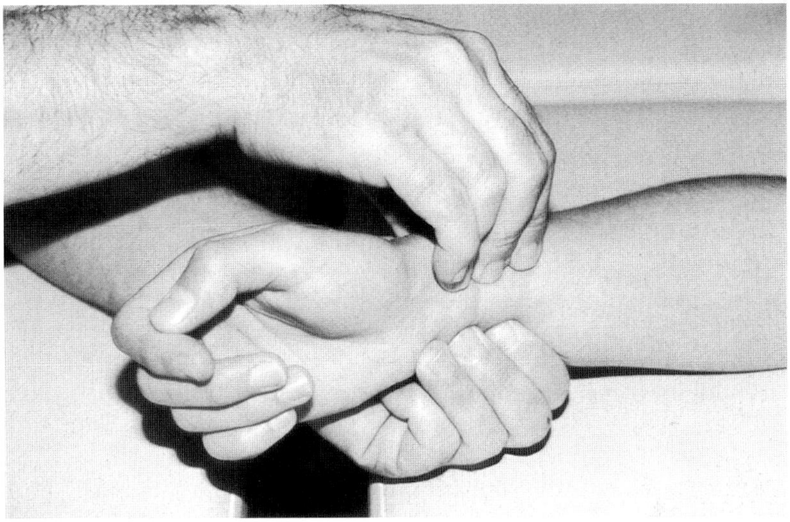

Befund
Pron-Einschränkung

Technik
TG als Joint play
DRUG
Radius nach dorsal „sitzend"

Ausführung
fixierende Hand: flächiges Umfassen der Pat.-Ulna, Ther.-Hand liegt auf der Unterlage
bewegende Hand: flächiges Umfassen des distalen Radius von palmar kommend
Bewegungsrichtung: Radius nach dorsal in Gelenkflächenverlaufsrichtung horizontal zur Bank

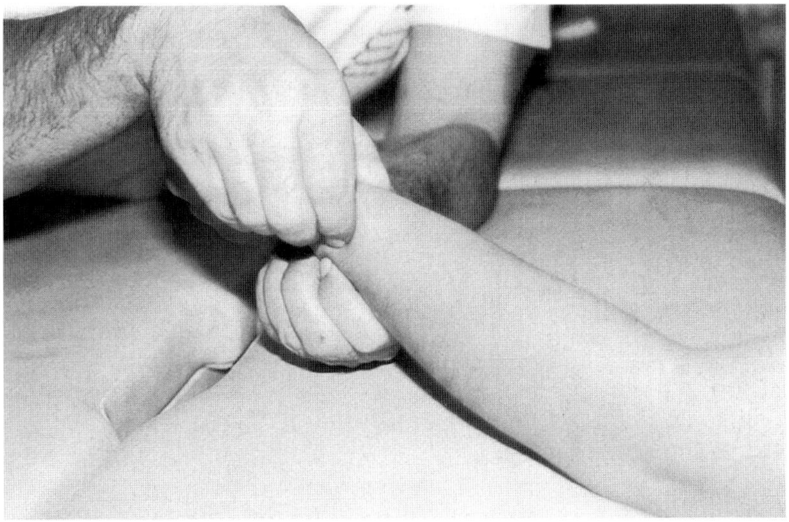

Befund
Sup-Einschränkung

Übersicht: Therapieschema Ellbogen

Einschränkung: Extension
- Traktion aus RP HUG
- Traktion aus VP (mehr Ext) HUG
- gebogenes Gleiten („offene Kette“) HUG
- gebogenes Gleiten („geschlossene Kette“) HUG
- Gleiten nach medial HUG
- evtl. Valgus-Gapping

Einschränkung: Flexion
- Traktion aus Ruheposition HUG
- Traktion aus Vorposition (mehr Flexion) HUG
- gebogenes Gleiten (geschlossene Kette) HUG
- Gleiten nach lateral HUG
- evtl. Valgus-Gapping in 20° Flex-Stellung

Einschränkung: Supination
- Traktion am Radius (Radius distalisieren)
- Traktion am Radius aus VP (mehr Sup)
- Gleiten nach dorsal DRUG
- Gleiten nach palmar PRUG
- Gleiten nach medial HUG

Einschränkung: Pronation
- Radius proximalisieren durch Kompression
- Gleiten nach palmar DRUG
- Gleiten nach dorsal DRUG

Mobilisationstechniken Ellbogen

Technik
Traktion in RP
HUG „sitzend“

Ausführung
fixierend: Fixation des Pat.-Oberarmes mit Gurt auf der Bank, distale Ther.-Hand hält den Unterarm in 70° Flex und 10° Sup (auch aus anderer AgSt)
bewegende Hand: gelenknahes Umfassen der Ulna
Bewegungsrichtung: Schub in 45° weniger Flex als Unterarmverlaufsrichtung

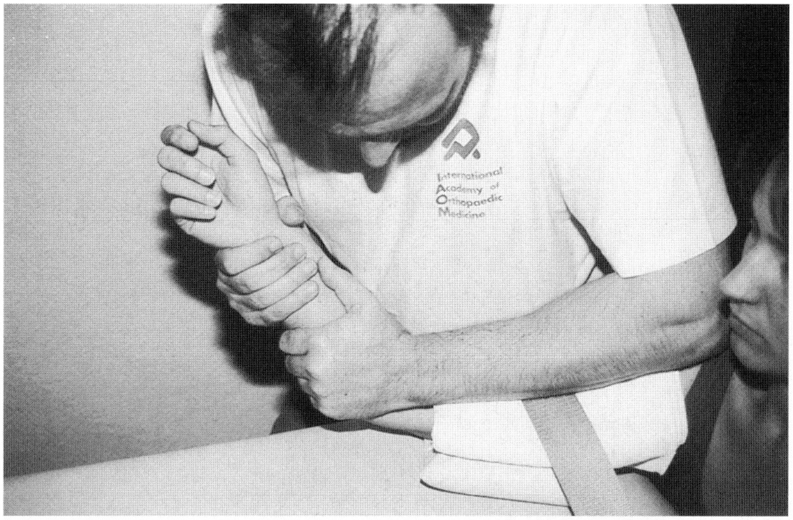

Befund
Flex-/Ext-Einschränkung

Technik „Gebogenes Gleiten" im HUG

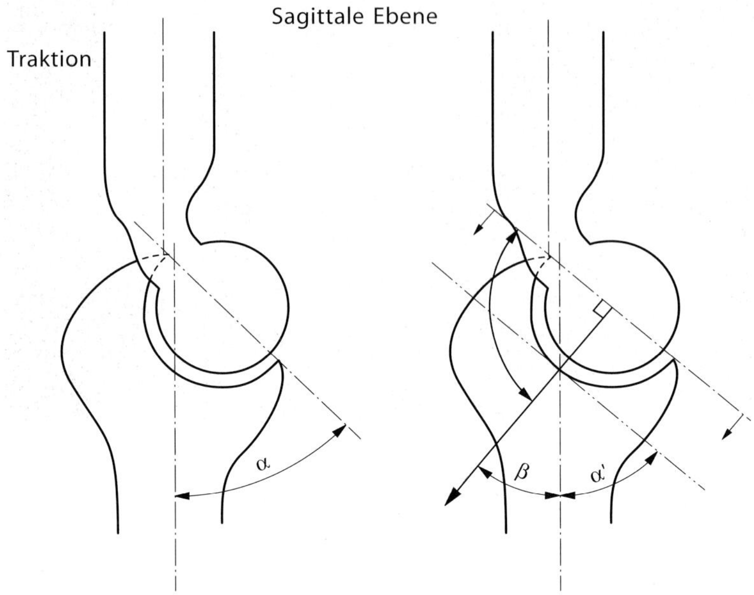

$\alpha = \pm 45°$
$\alpha' = \pm 45°$
$\beta = \pm 45°$

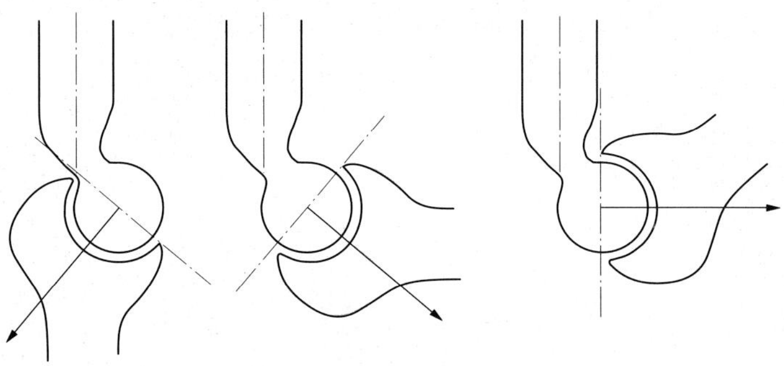

Technik
Ext (Rollgleiten)
HUG „sitzend"

Ausführung
Fixation des Pat.-Oberarmes mit Gurt auf der Bank bewegende Hand:
proximale Hand: gelenknahes Umfassen der Ulna
distale Hand: Umfassen der Ulna mit Daumen und Zeigefinger
Bewegungsrichtung:
proximale Hand: in 45° weniger Flex als Unterarmverlaufsrichtung Traktionsstufe II
distale Hand: in Unterarmverlaufsrichtung zum Ellbogen bei Ext-Zunahme mit Pron (auch statisch möglich)

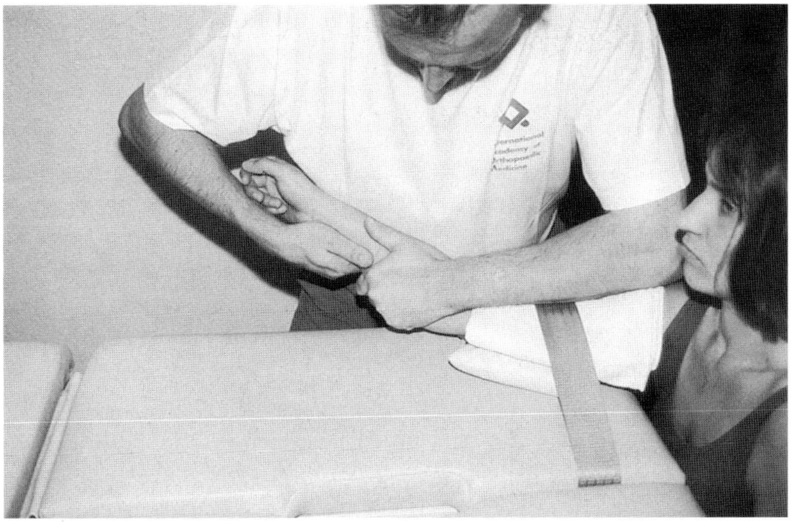

Befund
endgradige Ext-Einschränkung

Technik
Ext (Rollgleiten)
HUG
„geschlossene Kette"
„sitzend"

Ausführung
fixierend: Pat.-Unterarm liegt bei zusätzlicher Fixation mit Gurt auf der Unterlage
bewegende Hand: distales und proximales gegenläufiges Umfassen des Pat.-Oberarmes
Bewegungsrichtung: proximale Hand nach dorsal, distale Hand gleichzeitig nach ventral

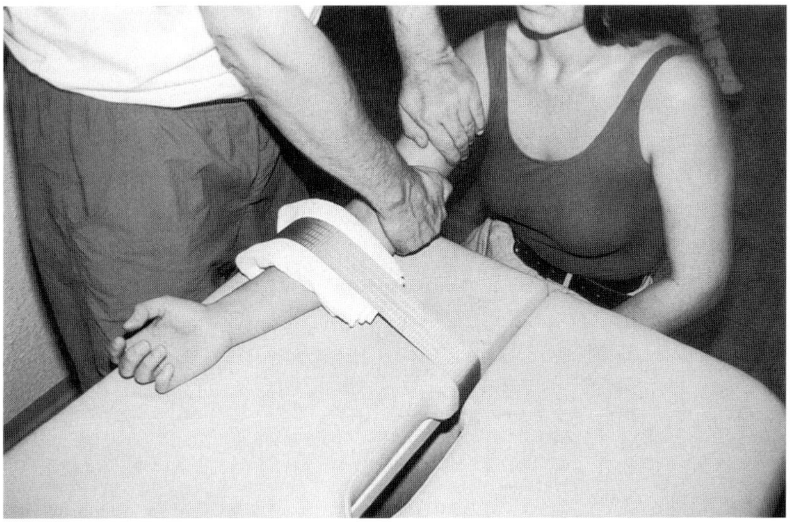

Befund
endgradige Ext-Einschränkung

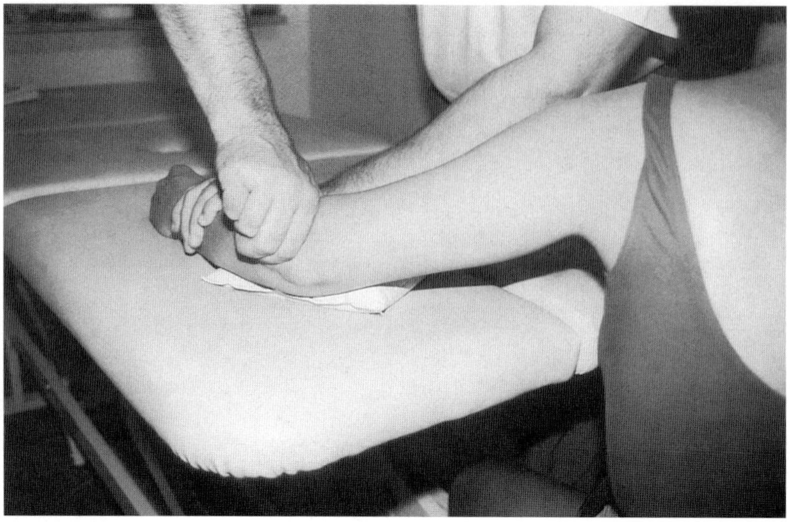

Technik I—II—III

TG

HUG

Ulna nach medial „sitzend“

Ausführung

fixierende Hand: Pat.-Oberarm liegt auf der Unterlage, Olecranon darf nicht aufliegen

bewegende Hand: Mittelglied des 2. Fingers liegt auf der Ulna, Daumen widerlagert in der Ellbeuge

Bewegungsrichtung: in 60°–85° Winkel zur Bank (Unterarmverlaufsrichtung des Ther.)

Befund

endgradige Bewegungseinschränkung der Ext, wenn die Technik „Rollgleiten“ keinen Erfolg hat

Technik „Mediales und Laterales Gleiten“ im HUG

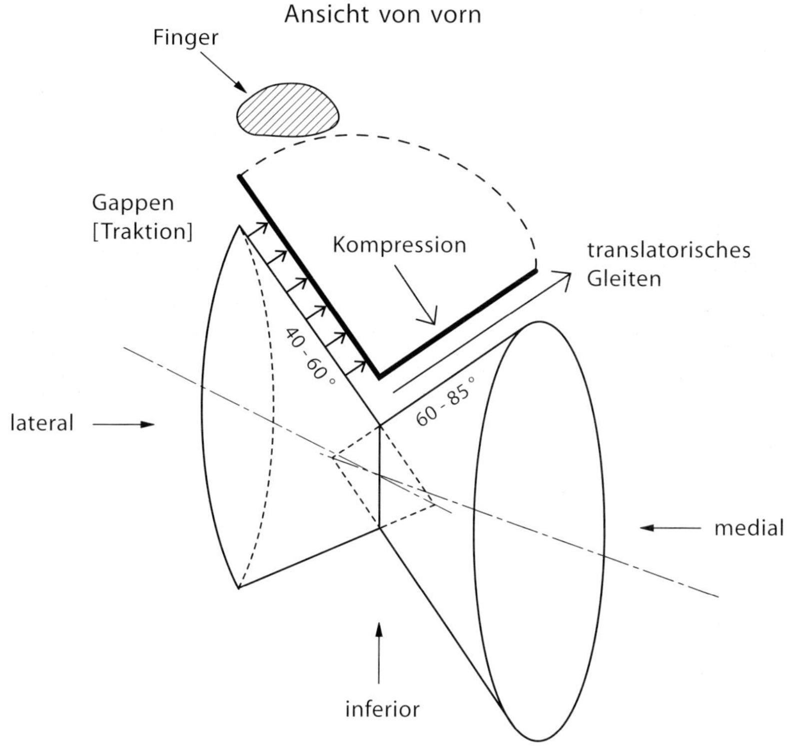

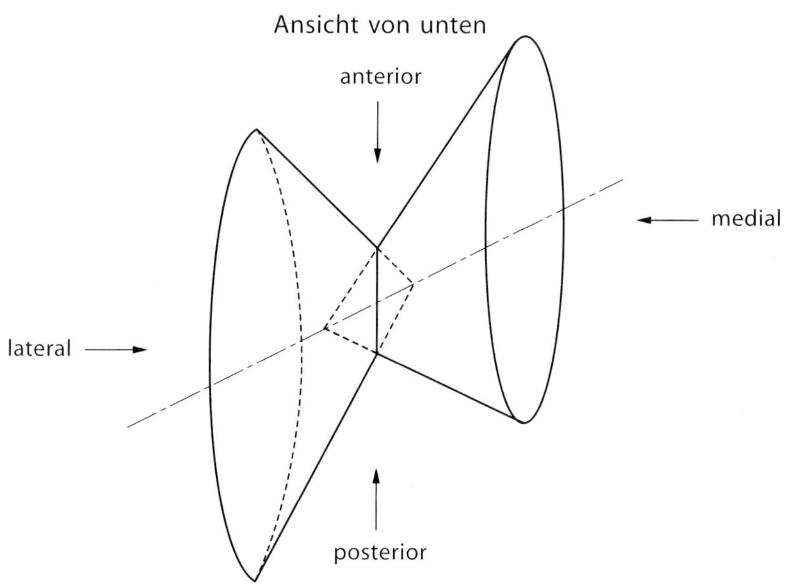

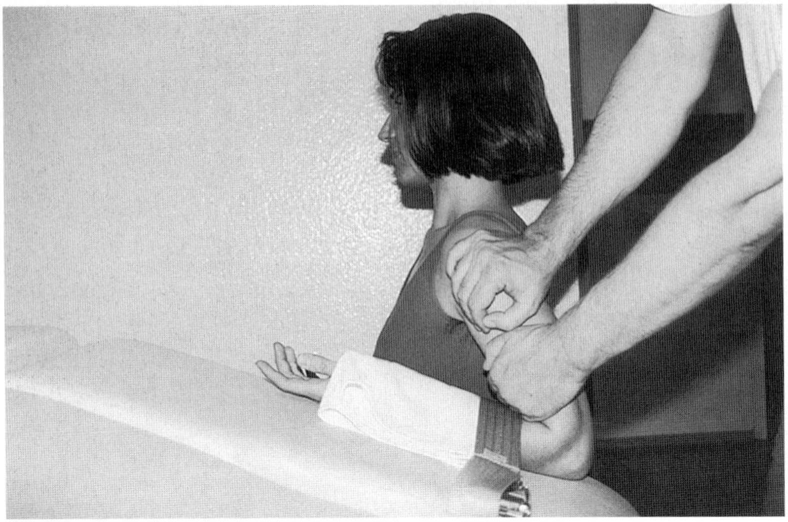

Technik
Flex (Rollgleiten)
HUG
„geschlossene Kette“
„sitzend“

Ausführung
fixierend: Pat.-Unterarm liegt bei zusätzlicher Fixation mit Gurt auf der Unterlage
bewegende: distales und proximales Umfassen des Pat.-Oberarmes
Bewegungsrichtung: proximale Hand nach ventrokaudal, distale Hand gleichzeitig nach dorsokranial

Befund
endgradige Bewegungseinschränkung

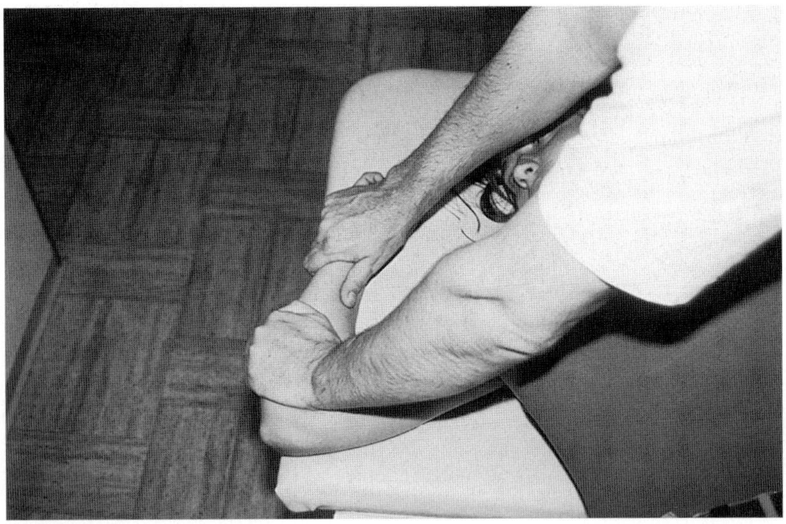

Technik
TG
HUG
Ulna nach lateral „Rückenlage“

Ausführung
fixierende Hand: Pat.-Oberarm liegt bei zusätzlichem Umfassen des distalen Unterarmes auf der Unterlage
bewegende Hand: Handballen auf Ulna von medial
Bewegungsrichtung: Ulna nach lateral in 60°–85° Winkel zur Bank

Befund
endgradige Bewegungseinschränkung der Flex, wenn die Technik „Rollgleiten“ keinen ausreichenden Erfolg hat

Technik
TG
PRUG
Radius nach ventral „sitzend“
auch: TG HRG

Ausführung: *AgSt zwischen 45° und 60° Abd im GHG*
fixierende Hand: Umfassen des Olecranon und beider Epikondylen, nicht des Radius
bewegende Hand: Thenar auf proximalen Radius
Bewegungsrichtung: Radius nach ventral

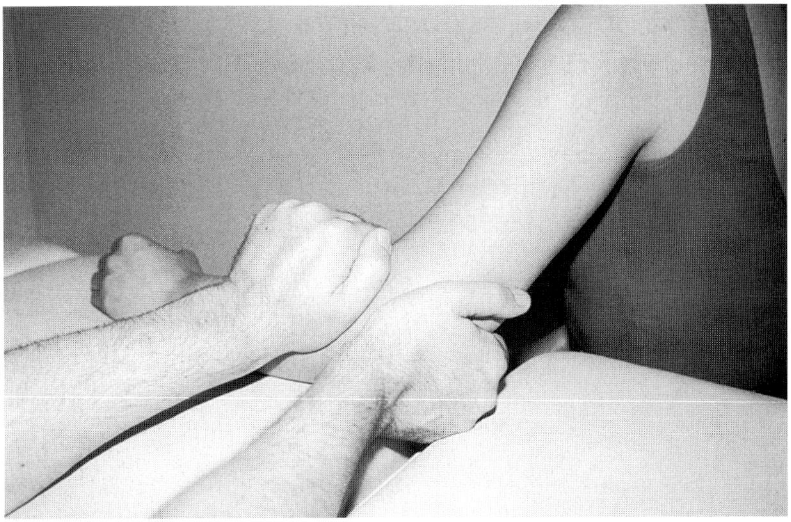

Befund
Sup-Einschränkung

Technik
TG
PRUG
Radius nach dorsal „sitzend“
alternative Handhaltung auch:
TG HRG

Ausführung
fixierende Hand: Umfassen des Olecranon und beider Epikondylen, nicht des Radius
bewegende Hand: Thenar auf proximalen Radius
Bewegungsrichtung: Radius nach dorsal

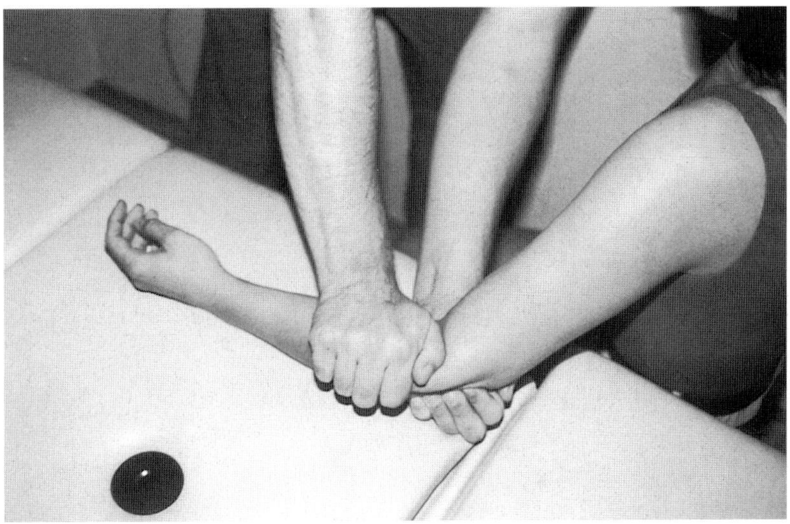

Befund
Pron-Einschränkung

Behandlung Golfellbogen (Epicondylitis medialis humeri)

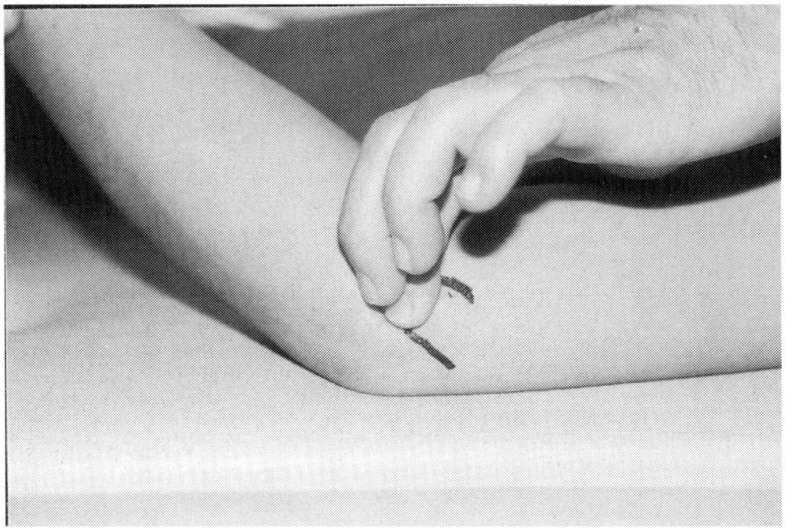

Typ 1 (tendoossaler Übergang)

Pathogenetischer Test:
PF der Hand gegen Widerstand
Ausführung
VP der Hand in leichter Flex und ulnarer Abd
Druck Richtung Epikondylus, dann Querfriktionen entlang des Epikondylus

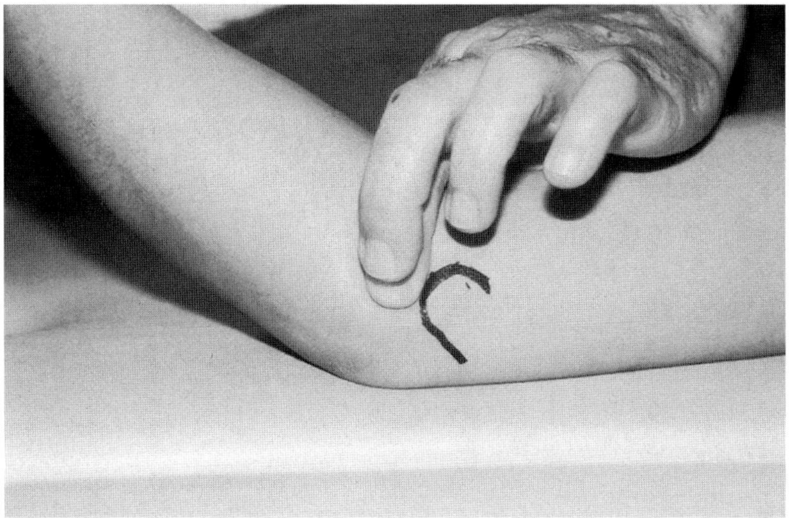

Typ 2 (tendomukulärer Übergang)

Ausführung
VP der Hand in leichter radialer Abd
Druck auf Sehnenplatte (Mm. flexor carpi radialis und ulnaris, M. flexor palmaris longus), dann Querfriktionen über Sehnenplatte

Dehnstellung für Golfellbogen Typ 1 und 2

Ausführung
1) Ext Ellbogen
2) Sup Unterarm
3) DE Hand
4) Radial-Abd Hand

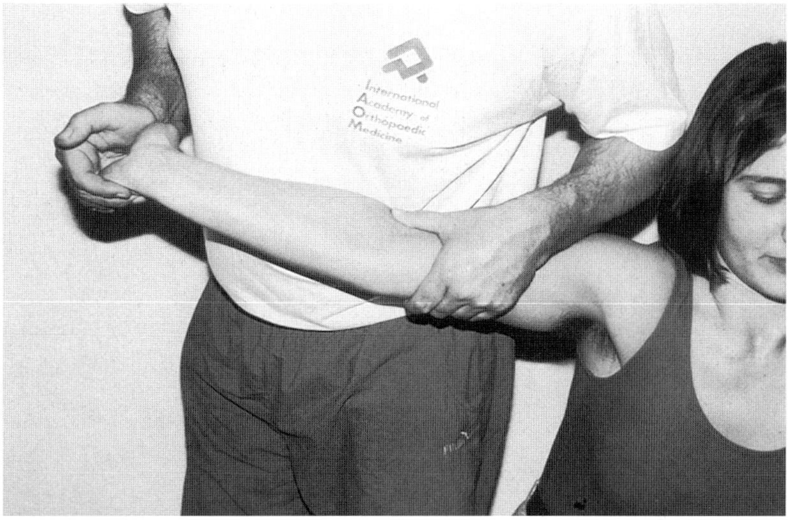

Typ 2 (tendomuskulärer Übergang)

Behandlung Insertionstendopathie M. biceps brachii

Pathogenetischer Test:
Flex des Ellbogens gegen Widerstand
Ausführung
VP maximale Pron des Unterarmes
Druck auf Tuberositas radii, dann Querfriktionen in Radiusverlaufsrichtung

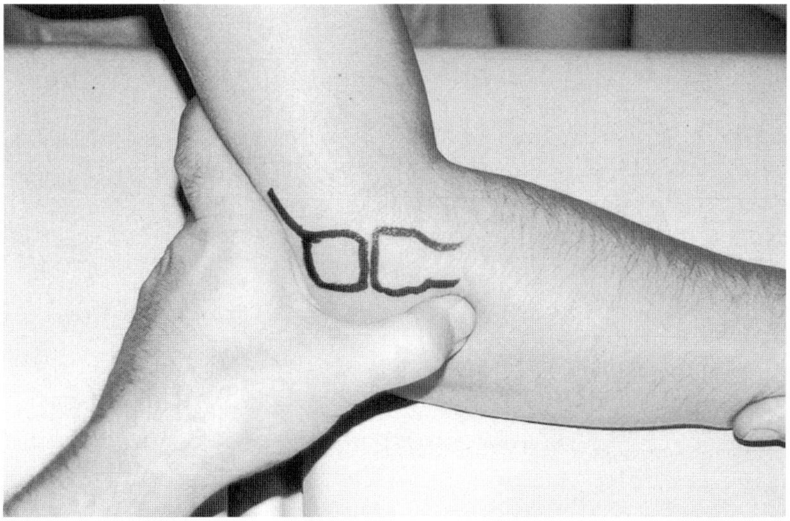

Behandlung Tennisellbogen Typ 1–5

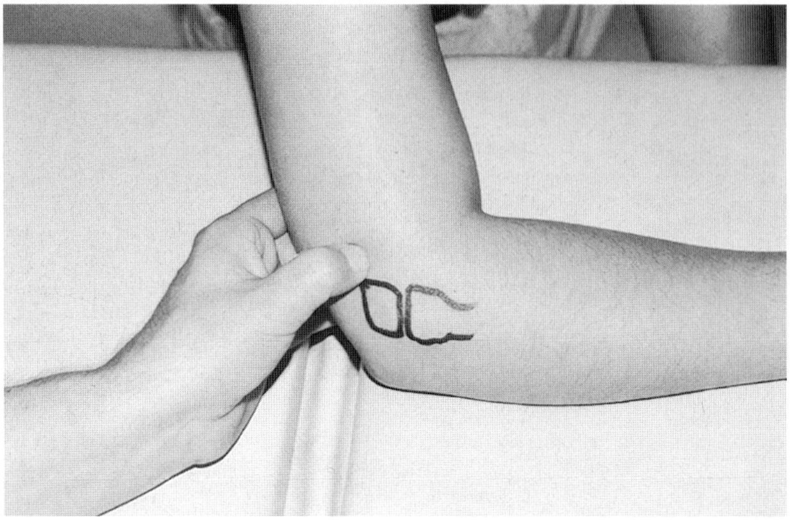

Ausführung
Druck Richtung Crista supracondylaris
Bewegung in Crista-Verlaufsrichtung

Typ 1 (Insertionstendopathie M. extensor carpi radialis longus)

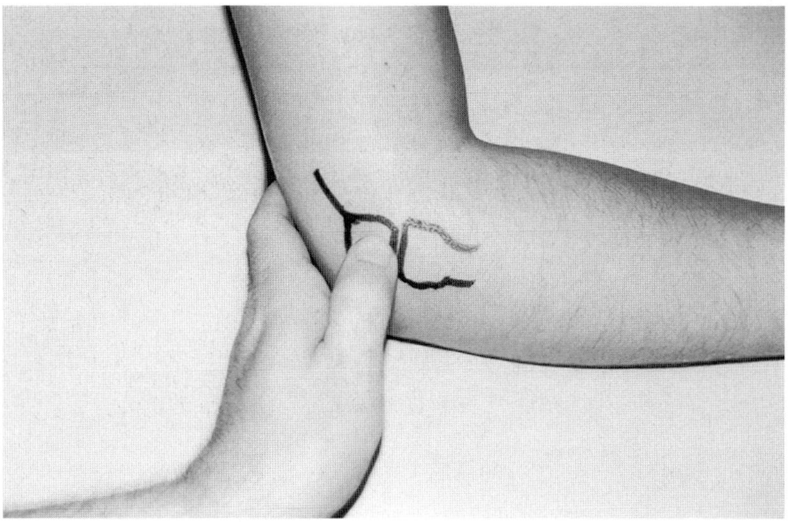

Ausführung
Druck Richtung vertikalem Aspekt des Epicondylus lateralis
Bewegungsrichtung ist nach proximal-medial über Epicondylus lateralis

Typ 2a (Insertionstendopathie M. extensor carpi radialis brevis)

Ausführung
Druck auf eher horizontalen Aspekt des Epicondylus lateralis humeri
Bewegung auf Epikondylus nach medial/lateral

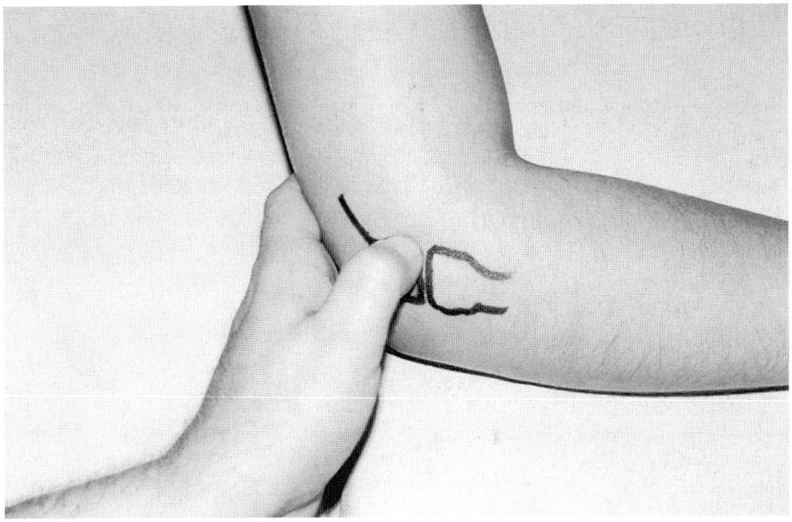

Typ 2 b (Insertionstendopathie M. extensor carpi radialis brevis)

Ausführung
Druck auf Caput radii
Bewegung auf Caput entlang nach medial/lateral

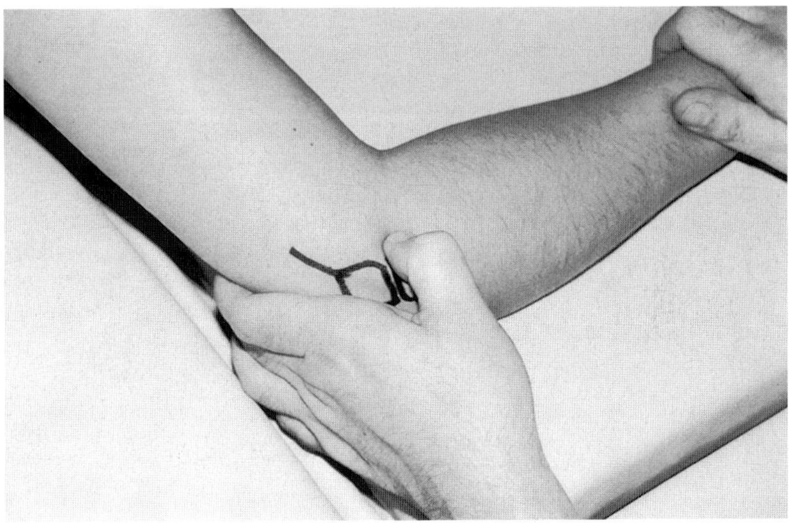

Typ 3 (Tendopathie M. extensor carpi radialis brevis)

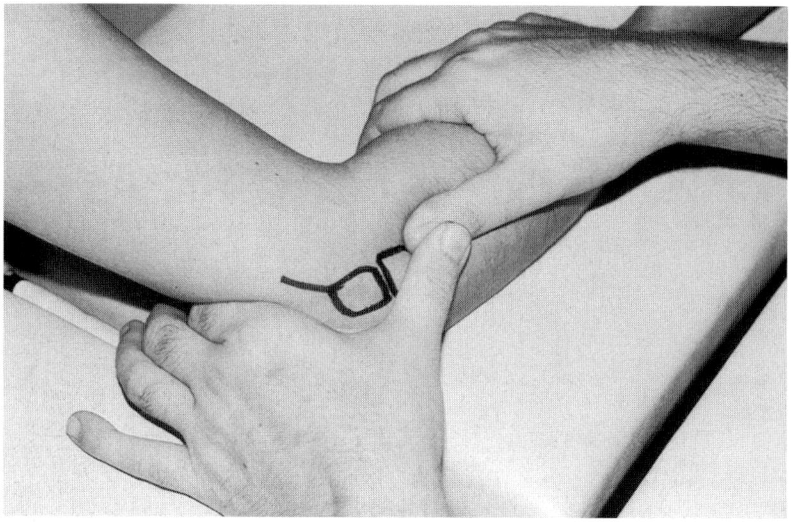

Ausführung
Druck etwas medial vom Collum radii
Bewegung über Sehne-Muskelbauch-Übergang hinweg nach medial

Typ 4 (Tendomyositis M. extensor carpi radialis brevis)

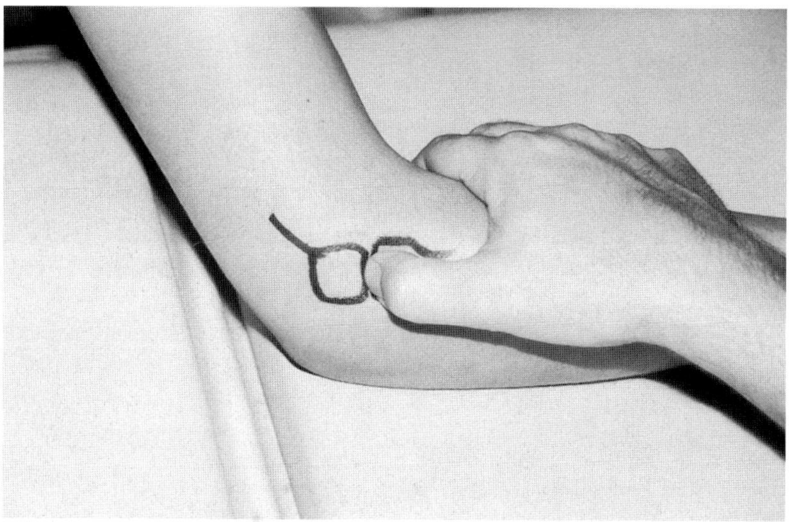

Ausführung
Druck nach proximal Richtung Capitulum humeri
Bewegung im Verlauf des Gelenkspaltes HRG

Typ 5 (Insertionstendopathie M. extensor digitorum)

Dehnstellung für Tennisellbogen Typ 1–4

Ausführung
1) Flex Ellbogen
2) maximale Pron Unterarm
3) PF Hand

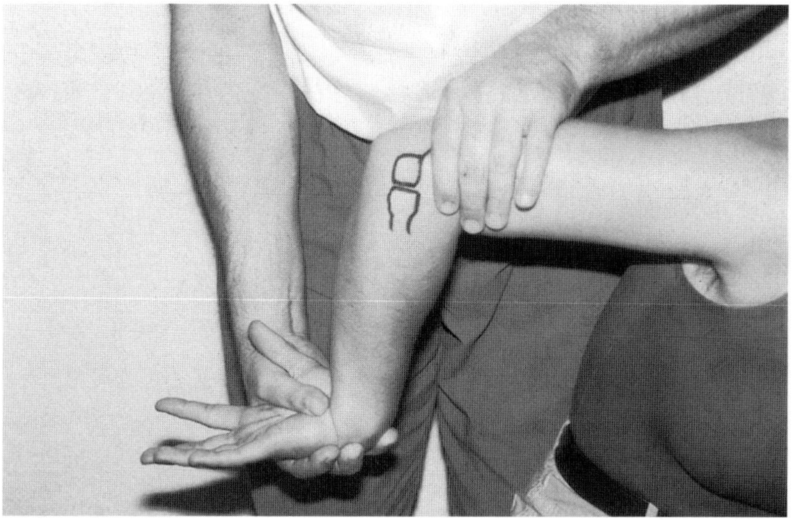

Ausgangsstellung

Ausführung
1) Ext Ellbogen
2) maximale Pron Unterarm
3) maximale PF Hand
4) maximale Ulnar-Abd

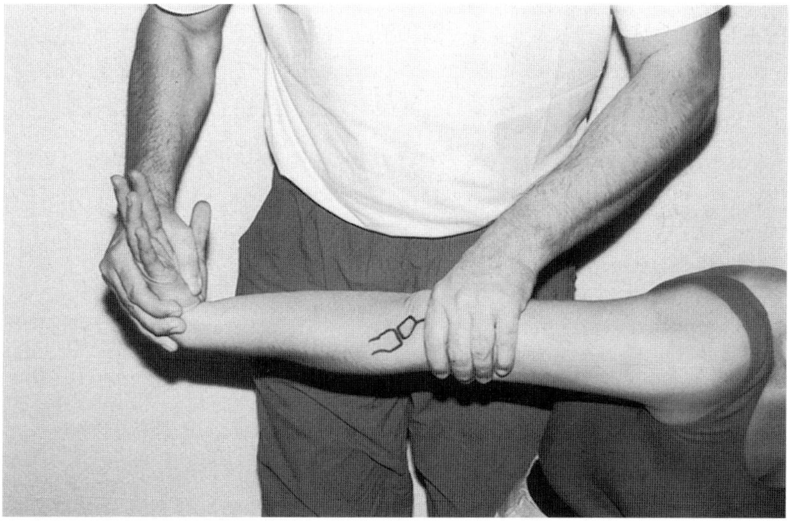

Endstellung

Befund
wenn man den M. extensor digitorum miteinbeziehen möchte: bei Ausführung der Dehnung maximale Fingerflex integrieren

Befundschema Ellbogen (für wahrscheinliche Diagnosen)

KM Art. humeroulnaris: Flex: Ext ≙ 4 : 1
Art. humeroradialis: kein KM
Art. radioulnaris proximalis: kein KM (Sup endgradiger Schmerz)
Bei Affektionen der Art. radioulnaris proximalis ist die Sup endgradig schmerzhaft

Tabelle 2.1

Test	Affektion aktiver Strukturen								Affektion passiver Strukturen						
	T1	T2	T3	T4	T5	G1	G2	Itbb	Boul	KnRa	KnUl	KnMe	Cli	HUG	PRUG
Flex	/	/	/	/	/			/	/		/	/	/	X	
Ext						/	/	/		X	/	/		X	
Pron	/	/	/	/	/			/					/		
Sup						/	/				/	/			X
WElbFlex						/	/	X				X			
WElbExt	/	/	/	/	/			X	/						
WPron						/	/				/	X			
WSup	/	/	/	/	/			X		X					
WHaFlexFiExt						X	X				X	/			
WHaExtFiFlex	X	X	X	X						/					
WHaExtFiExt	X	X	X	X	X					/					

Erläuterungen zu Tabelle 2-1

T1 M. extensor carpi radialis longus Insertion, *T2* M. extensor carpi radialis brevis Insertion, *T3* M. extensor carpi brevis Sehne, *T4* M. extensor carpi brevis Sehne Muskelbauchübergang, *T5* M. extensor digitorum communis Insertion, *G1* Mm. flexor carpi ulnaris, flexor carpi radialis und palmaris longus Insertion (evtl. M. pronator teres caput humerale und Insertion des M. flexor digitorum superficialis), *G2* Mm. flexor carpi ulnaris, flexor carpi radialis und palmaris longus Sehne Muskelbauchübergang, *Itbb* Insertionstendopathie M. biceps brachii, *Buol* Bursa olecrani, *KnRa* Kompressionsneuropathie N. radialis, *KnUl* Kompressionsneuropathie N. ulnaris, *KnMe* Kompressionsneuropathie N. medianus, *Cli* Corpus liberum, *HUG* Humeroulnargelenk, *PRUG* proximales Radioulnargelenk, *DRUG* distales Radioulnargelenk, *Flex* Flexion, *Ext* Extension, *Pron* Pronation, *Sup* Supination, *WElbFlex* Widerstand Ellbogenflexion, *WElbExt* Widerstand Ellbogenextension, *WPron* Widerstand Pronation, *WSup* Widerstand Supination, *WHaFlex FiExt* Widerstand Handgelenkflexion mit Fingerextension, *WHaExtFiFlex* Widerstand Handgelenkextension mit Fingerflexion, *WHaExtFiExt* Widerstand Handgelenkextension mit Fingerextension

Biomechanik Ellbogen

Gelenke	Flex	Ext	Pron	Sup	DE Hand	PF Hand
humero-ulnar	ventral lateral Sup	dorsal medial Pron	lateral	medial		
humero-radial	ventral	dorsal	medial-Spin distal	lateral-Spin proximal	proximal	distal
PRUG	–	–	lateral	medial	TG proximal	TG distal
DRUG	–	–	palmar/ medial	dorsal/ lateral	TG proximal	TG distal

Oberflächenanatomie Handgelenk

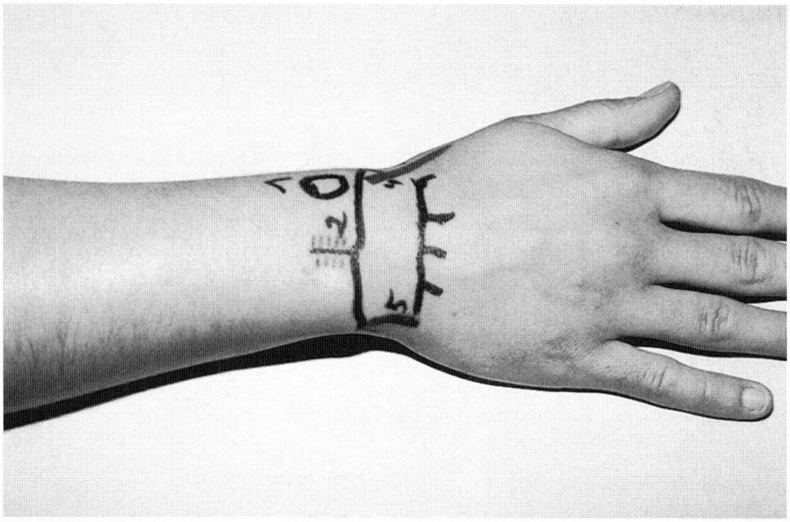

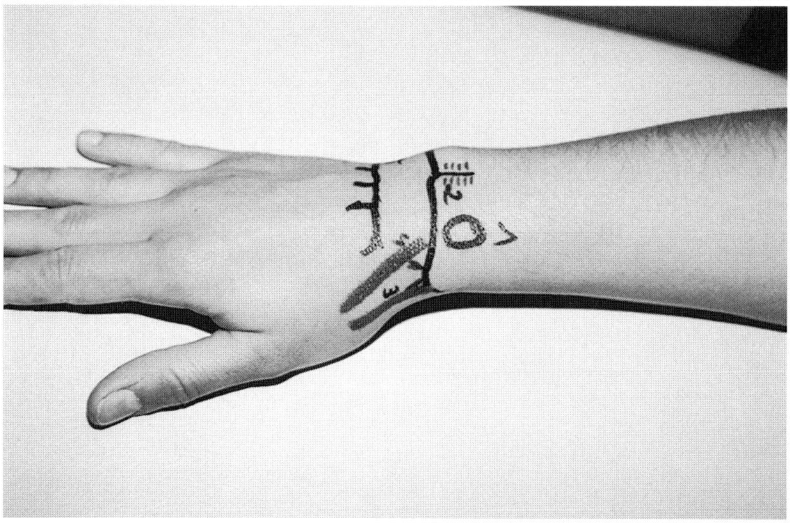

1) Tuberculum nach Lister
2) Gelenkspalt DRUG
3) 1. Fach Sehnenscheiden
   (M. extensor pollicis brevis
   M. abductor pollicis longus)
4) 3. Fach Sehnenscheiden
   (M. extensor pollicis longus
5) 6. Fach Sehnenscheiden
   (M. extensor carpi ulnaris)

dorsal

6) Tuberculum ossis scaphoidei
7) Tuberculum ossis trapezei
8) Os pisiforme
9) Hamulus ossis hamati
10) Basis Os metacarpale V
11) M. flexor carpi ulnaris
12) Ligamentum transversum carpi

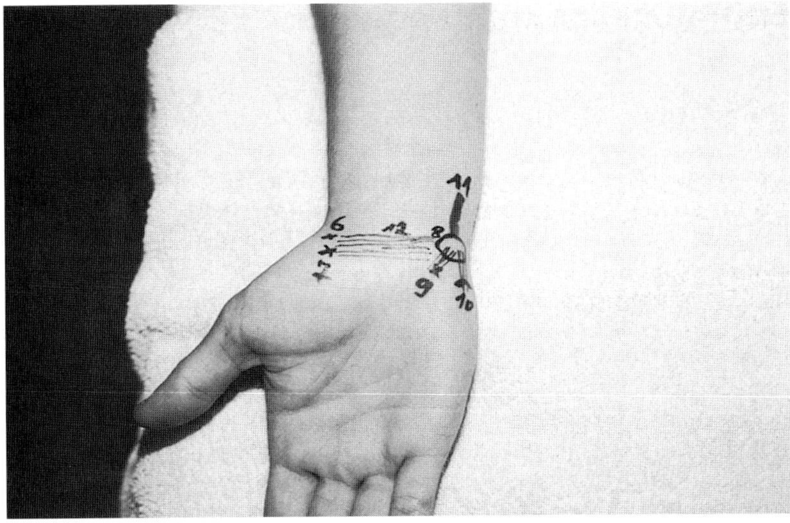

palmar

Gelenkmechanik Handgelenk

Gelenkphysiologie

Das Handgelenk besteht auf den ersten Blick aus drei Gelenkreihen und Gelenken innerhalb der beiden Handwurzelknochenreihen. Die distale Gelenkreihe gehört zur Mittelhand und wird dort besprochen.
Die *Art. radiocarpea* ist ein Ei- bzw. Ovoidgelenk und hat, wie auch die Art. intercarpea, zwei Freiheitsgrade. Es ist für Flex/Ext und Ulnar-/Radial-Abd der Radius konkav, die proximale Handwurzelreihe konvex.
In der *Art. intercarpea* sind in der proximalen Handwurzelknochenreihe das Os scaphoideum zum Os trapezium und Os trapezoideum konvex, zum Os capitatum konkav, das Os triquetrum und Os lunatum gegenüber Os capitatum und Os hamatum konvex.
In der *distalen Handwurzelknochenreihe* sind Os trapezium und Os trapezoideum konkav, das OS capitatum und OS hamatum konvex. Dadurch entsteht eine gegenläufige Bewegung der Handwurzelreihen.
Die stabilisierenden Bänder befinden sich hauptsächlich auf der palmaren Seite des Gelenkes.

Ruhestellung („maximally loose packed position")

Art. radiocarpea	Ca. 10° Flex, ca. 10° Ulnar-Abd
Art. intercarpea	Ca. 10° Flex, ca. 10° Ulnar-Abd

Verriegelte Stellung („maximally close packed position")

Art. radicarpea	Maximale Ext
Art. intercarpea	Maximale Ext

Kapselmuster

Art. radicarpea	Flex : Ext 1 : 1
Art. intercarpea	Flex : Ext 1 : 1

Gelenkmechanik Mittelhand

Gelenkphysiologie

Die Art. carpometacarpea pollicis ist ein Sattelgelenk. Es ist

für Abd/Adduktion	OS metacarpale I konvex, Os trapezium konkav,
für Flexion/Extension	Os metacarpale I konkav, Os trapezium konvex.

Die Art. carpometacarpea II–V sind Amphiarthrosen und über den Kapselbandapparat fest miteinander verbunden. Hier sind die Ossa metacarpalia konkav, die distalen Handwurzelknochen konvex. In der Art. intermetacarpea bewegen sich die Ossa metacarpea wie zwei Trochleae aufeinander, d.h., beide Gelenkpartner sind konvex.

Ruhestellung („maximally loose packed position")

Art. carpometacarpea pollicis	Mittelstellung aus Abd/Add und Flex/Ext
Art. carpometacarpeae II–V	0° Ext, 10° Ulnar-Abd für II bis 30° für V

Verriegelte Stellung („maximally close packed position")

Art. carpometacarpea pollicis	Maximale Rep
Art. carpometacarpeae II–V	Maximale Flex

Kapselmuster

Art. carpometacarpea pollicis	Rep : Abd ≙ 2 : 1
Art. carpometacarpeae II–V	Kein KM

Gelenkmechanik Finger

Gelenkphysiologie

Die Grundgelenke sind funktionell Kugelgelenke, die Interphalangealgelenke sind Scharniergelenke. Sie sind für den distalen Gelenkpartner konkav und für den proximalen Gelenkpartner konvex.

Ruhestellung („maximally loose packed position")

Art. metacarpophalangea	Leichte Flex, leichte Abd
Art. interphalangea proximalis	Leichte Flex
Art. interphalangea distalis	Leichte Flex

Verriegelte Stellung („maximally close packed position")

Art. metacarpophalangea	Maximale Flex
Art. interphalangea proximalis	Maximale Ext
Art. interphalangea distalis	Maximale Ext

Kapselmuster

Art. metacarpophalangea	Flex : Ext ≙ 2 : 1
Art. interphalangea proximalis	Flex : Ext ≙ 2 : 1
Art. interphalangea distalis	Flex : Ext ≙ 2 : 1

Basisanatomie der Hand

Knochen

Unterarm:	Radius und Ulna mit Proc styloidei
proximale Handwurzelreihe:	Ossa scaphoideum, lunatum, triquetrum, pisiforme
distale Handwurzelreihe:	Ossa trapezium, trapezoideum, capitatum, hamatum
Mittelhand:	Ossa metacarpalia
Finger:	Ossa phalangea

Dorsale Sehnenfächer

1. Fach: M. abductor pollicis longus/M. extensor pollicis brevis
2. Fach: M. extensor carpi radialis longus/M. extensor carpi radialis brevis
3. Fach: M. extensor pollicis longus
4. Fach: M. extensor digitorum communis/M. extensor indicis proprius
5. Fach: M. extensor digiti minimi
6. Fach: M. extensor carpi ulnaris

Flexoren

M. flexor carpi ulnaris
M. flexor carpi radialis
M. flexor digitorum superficialis
M. flexor digitorum profundus
M. palmaris longus
M. flexor pollicis longus
M. flexor pollicis brevis

Ligamente

Lig. carpi dorsale
Lig. des Pisiformesternes

Pisiformestern

M. flexor carpi ulnaris
M. abductor digiti minimi
Lig. collaterale ulnare
Lig. pisohamatum
Lig. pisometacarpeum
Lig. transversum carpi

Karpaltunnel

Eminentia carpi radialis:
Tuberculum ossis scaphoidei
Tuberculum ossis trapecei
Eminentia carpi ulnaris:
Hamulus ossis hamati
Os pisiforme

Lig. transversum carpi

Loge de Guyon

Hamulus ossis hamati
Lig. pisohamatum
Lig. pisometacarpeum

Übersicht: Testreihenfolge Hand

Aktive Tests
- Pron/Sup/DE/PF/Radial-Abd/Ulnar-Abd/Flex-Ext des Daumens und der Finger/Finkelsteintest/abgewandelter Finkelsteintest/Phalentest

Passive Tests
- Pron/Sup/DE/PF/Ulnar-Abd/Radial-Abd, radiokarpaler Verwringtest/Tineltest

Widerstandstests
diagnostische Diagonalen (DE mit Radial-Abd, DE mit Ulnar-Abd, PF mit Radial-Abd, PF mit Ulnar-Abd)

gelenkspezifische Tests
- DRUG – Gleiten nach dorsal/Gleiten nach palmar
- RCG – Traktion/Gleiten nach palmar/Gleiten nach dorsal/ Gleiten nach ulnar/Gleiten nach radial
- intercarpale Gelenke – Gleiten nach dorsal/ Gleiten nach palmar
  Art. carpometacarpea 1
- Traktion/Gleiten nach radial/Gleiten nach ulnar/ Gleiten nach palmar/Gleiten nach dorsal
- Art. metacarpophallangea 2–5 – Traktion/Gleiten nach palmar/Gleiten nach dorsal/Gleiten nach radial/ Gleiten nach ulnar
- Art. interphallangea 1 und interphallangea proximalis und distalis – Traktion/Gleiten nach palmar/Gleiten nach dorsal

Diagnostische Diagonalen Hand

Technik I II III

DE und radiale Abd

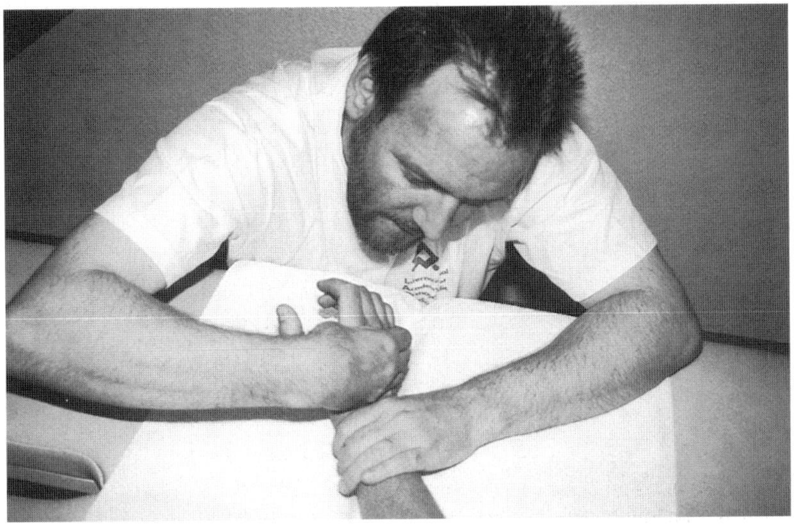

Befund

wenn Schmerz: mit extendierten Fingern

- Mm. extensor carpi radialis longus und brevis
- M. extensor digitorum
- M. extensor digiti indicis mit Faustschluß
- Mm. extensor carpi radialis longus und brevis

wenn Schwäche:

- N. radialis

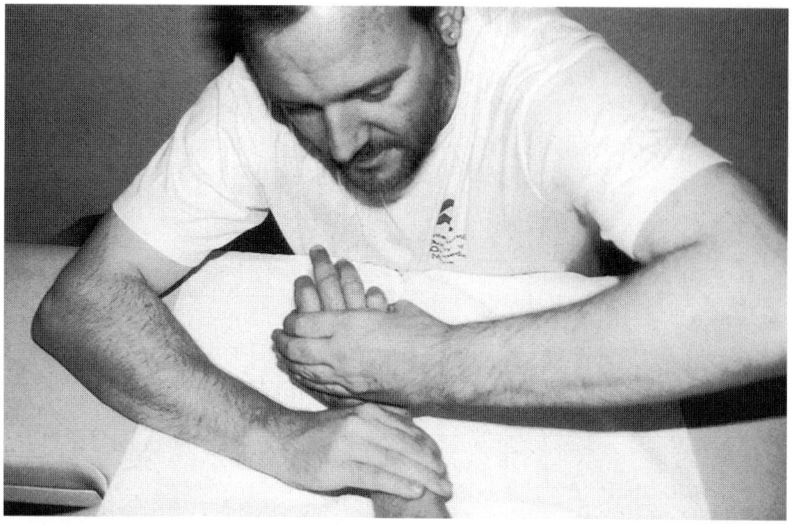

Technik I II III

DE und ulnare Abd

Befund

wenn Schmerz:

mit extendierten Fingern

- M. extensor carpi ulnaris
- M. extensor digitorum
- M. extensor digiti minimi mit Faustschluß
- M. extensor carpi ulnaris

wenn Schwäche:

- *N. radialis*

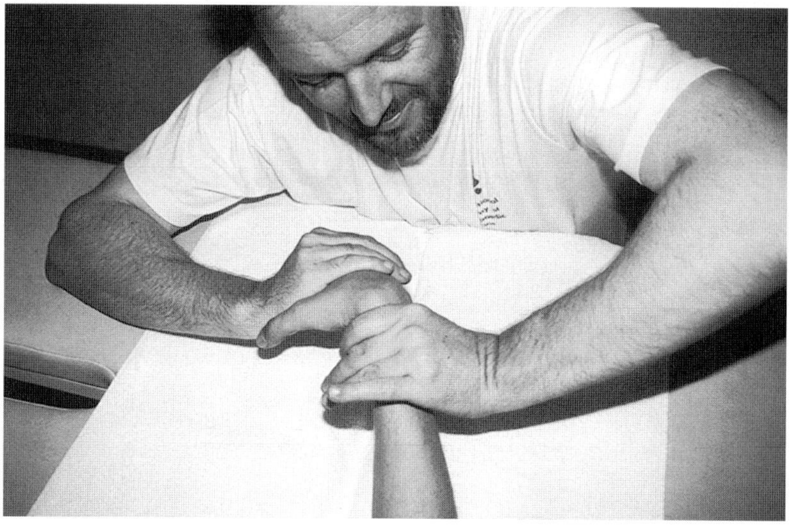

Technik I II III

PF und radiale Abd „sitzend“

Befund

wenn Schmerz: mit flektierten Fingern

- M. flexor carpi radialis
- M. flexor digitorum profundus
- M. flexor digitorum superficialis mit extendierten Fingern
- M. flexor carpi radialis

wenn Schwäche:

- N. medianus

Technik I—II—III
PF und ulnare Abd

Befund
wenn Schmerz: mit flektierten Fingern
- M. flexor carpi ulnaris
- M. flexor digitorum profundus
- M. flexor digitorum superficialis mit extendierten Fingern
- M. flexor carpi ulnaris

wenn Schwäche:
- N. medianus
- N. ulnaris

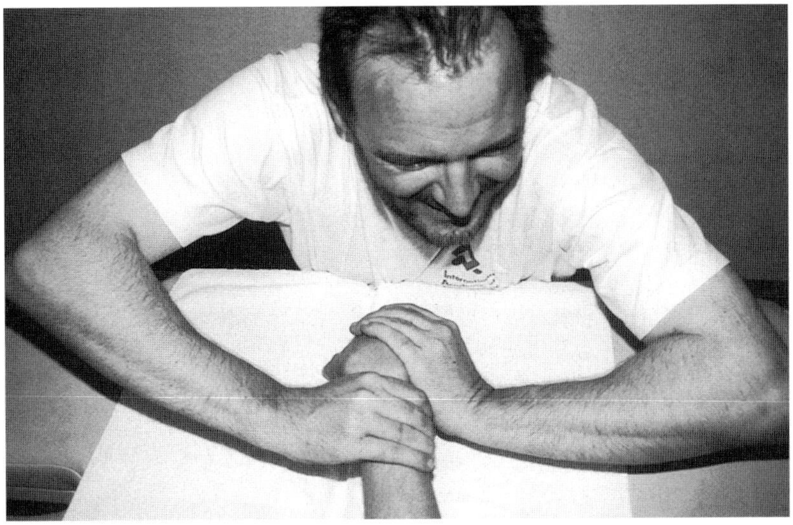

Alle diagnostischen Diagonalen müssen aus Mittelstellung und isometrisch getestet werden; außerdem müssen alle Diagonalen zur Testung der Sehnenscheiden passiv antagonistisch bewegt werden. (Ausnahme: Diagonale für M. flexor carpi ulnaris)

gelenkspezifische Untersuchung

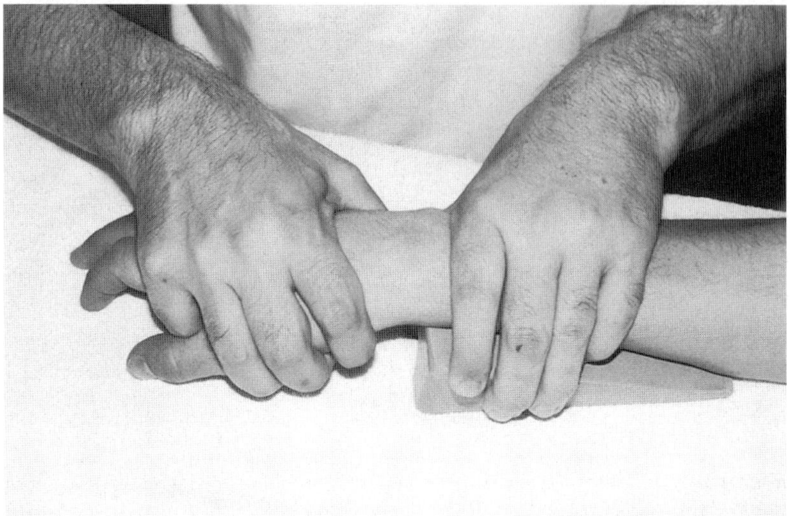

Technik I—II—III

Traktion aus RP
Handwurzel als Ganzes
„sitzend"

Ausführung
fixierende Hand: gelenknahes Umfassen von Radius und Ulna
bewegende Hand: gelenknahes Umfassen der Ossa metacarpalia
Bewegungsrichtung: Separation der Gelenkflächen

Befund
Hypomobilität, Hypermobilität, Normomobilität

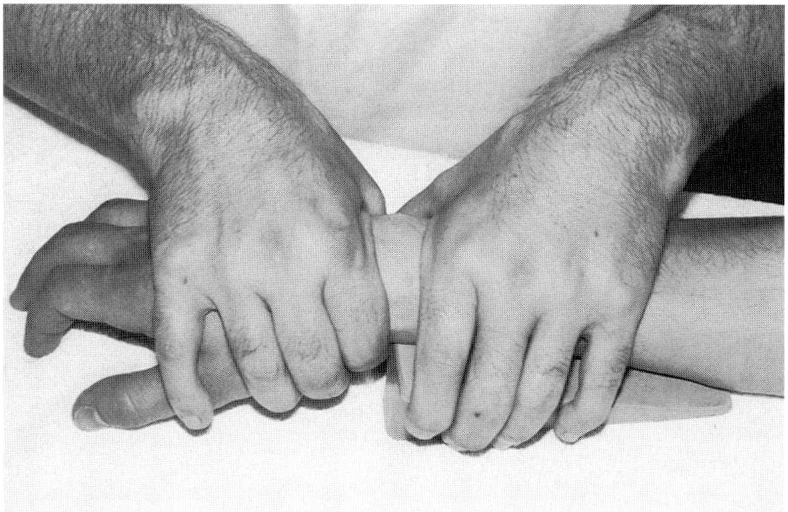

Technik I—II—III

Traktion Art. radiocarpea
„sitzend"

Ausführung
fixierende Hand: gelenknahes Umfassen distal an Radius und Ulna
bewegende Hand: gelenknahes Umfassen der zu testenden Reihe
Bewegungsrichtung: Separation der Gelenkflächen

Befund
Hypomobilität, Hypermobilität, Normomobilität wird nur gemacht, wenn Traktionstest des gesamten Carpus positiv ist

Technik I II III **oder** I II III
TG
Handwurzelreihen (hier proximale Reihe) Hand nach palmar „sitzend“

Ausführung: *AgSt RP*
fixierende Hand: gelenknahes Umfassen (proximal) der zu behandelnden Handwurzelreihe, Ther.-Hand liegt auf Unterlage
bewegende Hand: gelenknahes Umfassen (Distal) der zu behandelnden Handwurzelreihe
Bewegungsrichtung: in Richtung auf den Boden nach palmar mit MCPG II

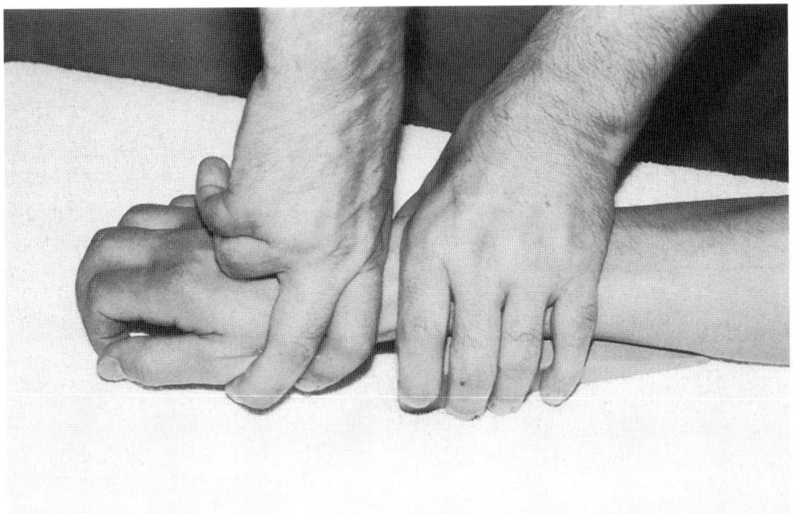

Befund
DE-Einschränkung
Radial-Abd-Einschränkung

Technik I II III **oder** I II III
TG
Handwurzelreihen (hier proximale Reihe) Hand nach dorsal „sitzend“
„geschlossene Kette“

Ausführung: *AgSt RP*
fixierende Hand: gelenknahes Umfassen (distal) der zu behandelnden Handwurzelreihe, Ther.-Hand liegt auf Unterlage
bewegende Hand: gelenknahes Umfassen (proximal) der zu behandelnden Handwurzelreihe, Unterarm ist cirka 15° flektiert
Bewegungsrichtung: in Richtung auf den Boden nach palmar der zu behandelnden Handwurzelreihe mit MCPG II

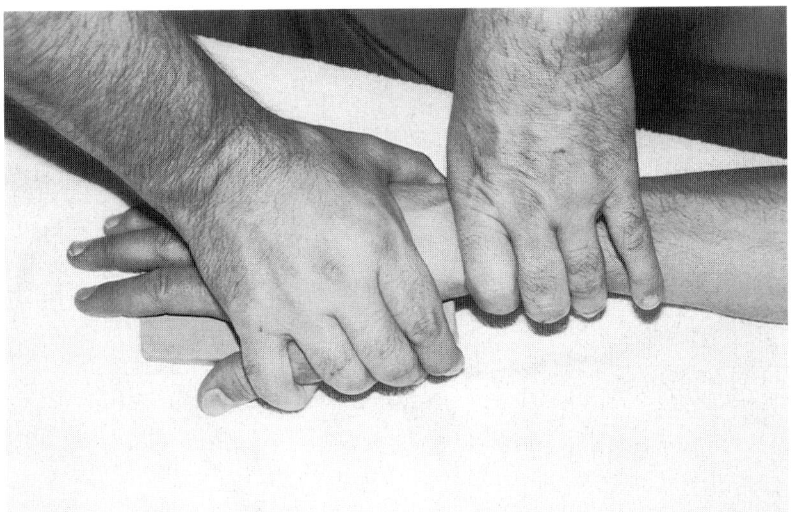

Befund
PF-Einschränkung
Ulna-Abd-Einschränkung

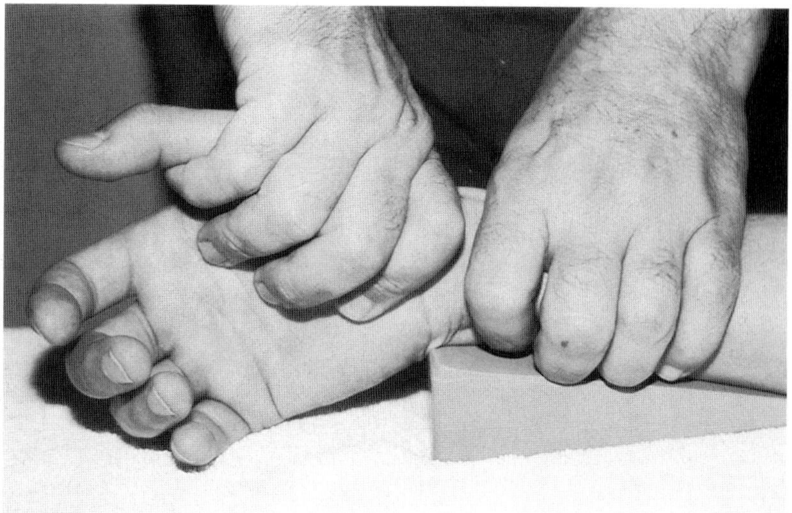

Technik I II III oder I II III
TG
Handwurzelreihen (hier proximale Reihe) nach ulnar „sitzend“

Ausführung
fixierende Hand: gelenknahes Umfassen (proximal) der zu behandelnden Handwurzelreihe, Ther.-Hand liegt auf Unterlage am Tischrand oder z. B. auf zusammengelegtem Handtuch
bewegende Hand: gelenknahes Umfassen (distal) der zu behandelnden Handwurzelreihe
Bewegungsrichtung: in Richtung auf den Boden nach ulnar mit MCPG II

Befund
Radial-Abd-Einschränkung
DE-Einschränkung

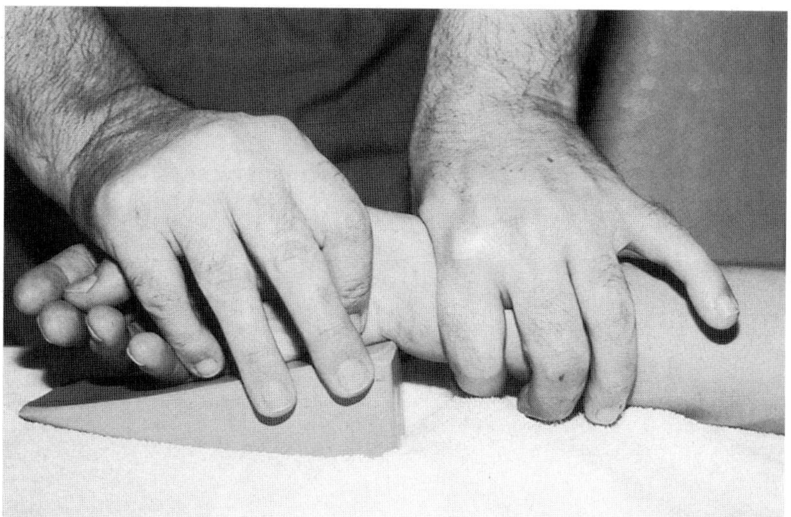

Technik I II III oder I II III
TG
Handwurzelreihen
(hier proximale Reihe)
nach radial „sitzend“
„geschlossene Kette“

Ausführung
fixierende Hand: gelenknahes Umfassen (distal) der zu behandelnden Handwurzelreihe, Ther.-Hand liegt auf Unterlage am Tischrand oder z. B. auf zusammengelegtem Handtuch
bewegende Hand: gelenknahes Umfassen (proximal) der zu behandelnden Handwurzelreihe, Unterarm ist ca. 15° Ulnar-Abd
Bewegungsrichtung: in Richtung auf den Boden nach ulnar mit MCPG II

Befund
Ulna-Abd-Einschränkung
PF-Einschränkung

Technik I II III oder I II III
Traktion/TG
RCG
(hier: Radius und
Os scaphoideum)
„sitzend“

Ausführung
fixierende Hand: Umfassen des Radius mit Daumen und 2. Finger
bewegende Hand: Umfassen des Os scaphoideum mit Daumen und 2. Finger
Bewegungsrichtung: Separation der Gelenkflächen palmar/dorsal

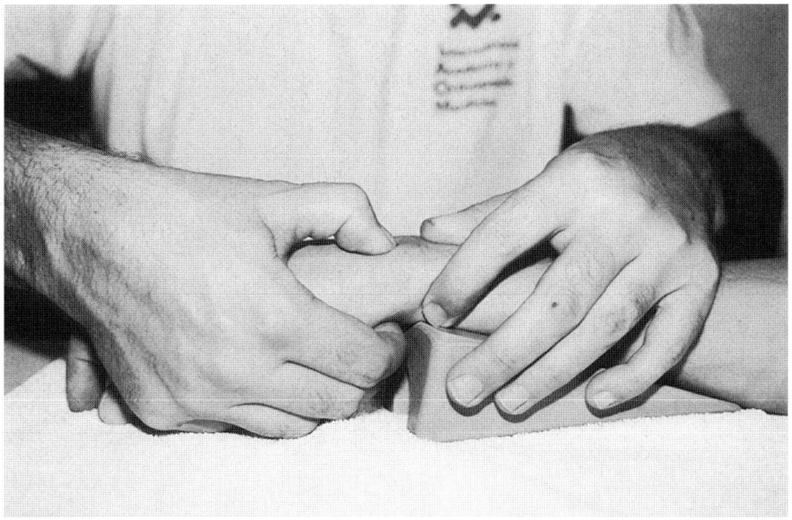

Befund
wenn Traktion Art. radiocarpea positiv, zur Differenzierung der Hypomobilität

Technik
Traktion/TG
Interkarpalgelenke
(hier: Os lunatum/
Os capitatum)
„sitzend“

Ausführung
fixierende Hand: Umfassen des einen Gelenkpartners mit Daumen und 2. Finger (hier: Os lunatum)
bewegende Hand: Umfassen des anderen Gelenkpartners mit Daumen und 2. Finger (hier: Os capitatum)
Bewegungsrichtung: palmar/dorsal

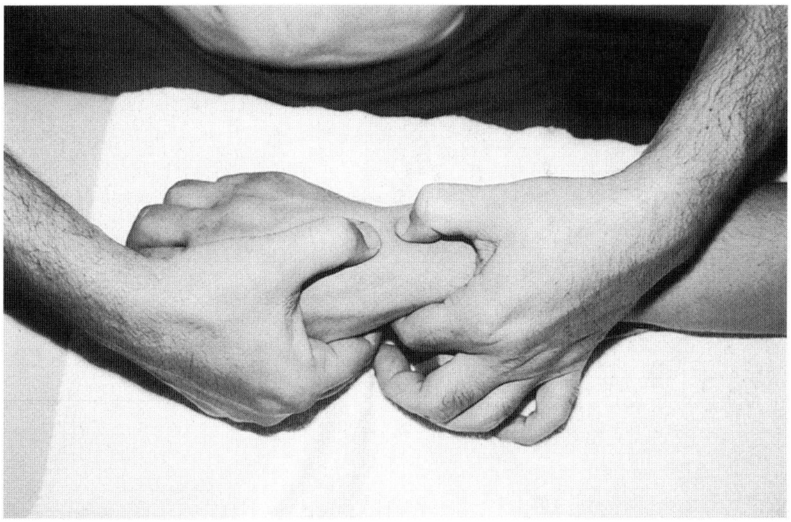

Befund
wenn die Traktion des gesamten Carpus positiv, aber Traktion der Art. radiocarpea negativ

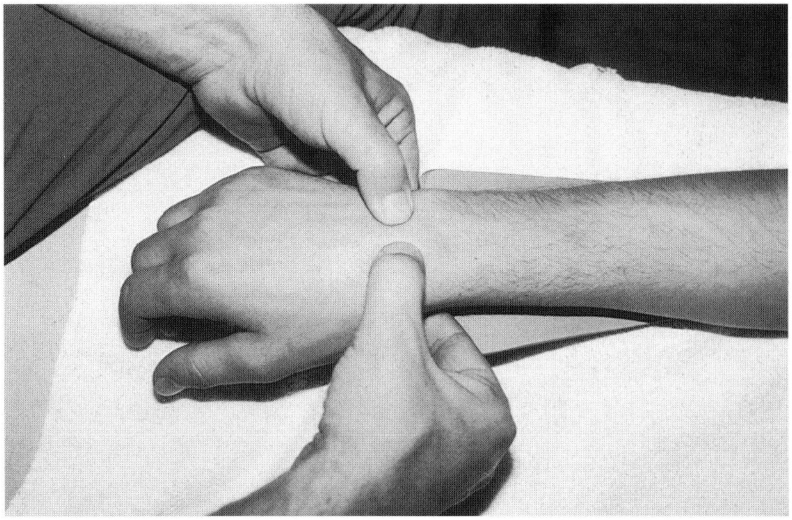

Technik I—II—III **oder** I—II—III
TG
Interkarpalgelenke
(hier: Os scaphoideum/Os lunatum)
„sitzend"

Ausführung
fixierende Hand: Umfassen des einen Gelenkpartners mit Daumen und 2. Finger (hier: Os scaphoideum)
bewegende Hand: Umfassen des anderen Gelenkpartners mit Daumen und 2. Finger (hier: Os lunatum)
Bewegungsrichtung: palmar/dorsal

Befund
wenn Traktion des gesamten Carpus positiv, aber Traktion Art. radiocarpea negativ (Differenzierung)

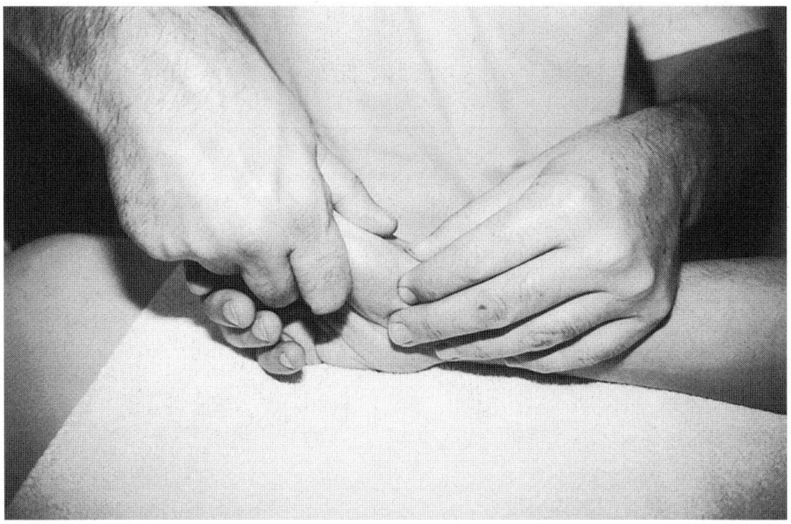

Technik I—II—III
Traktion/TG
Daumensattelgelenk
Os metacarpale I nach distal/radial/ulnar „sitzend"

Ausführung
fixierende Hand: Daumen und 2. Finger auf Os trapezium, Pat.-Hand liegt auf Unterlage
bewegende Hand: Umfassen des Daumens und des Os metacarpale I
Bewegungsrichtung: in Verlaufsrichtung des Os metacarpale I radial/ulnar (35° radioulnare Neigung der Gelenkfläche beachten!)

Befund
Hypomobilität, Hypermobilität, Normomobilität

Technik I II III **oder** I II III
TG
Daumensattelgelenk
Os metacarpale I nach palmar
„sitzend"

Ausführung
fixierende Hand: Daumen und 2. Finger auf Os trapezium, Pat.-Hand liegt auf Unterlage
bewegende Hand: gelenknahes Umfassen des Os metacarpale I
Bewegungsrichtung: palmar (15° dorsopalmare Neigung der Gelenkfläche beachten!)

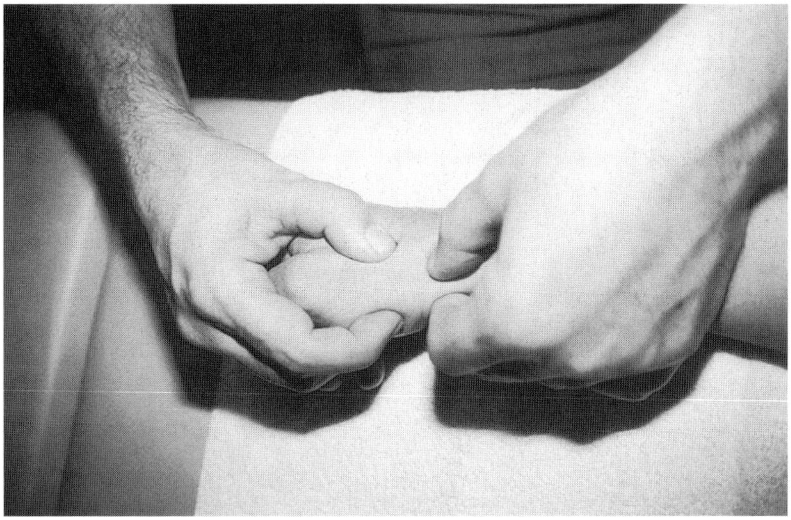

Befund
Add-Einschränkung

Technik I II III **oder** I II III
TG
Daumensattelgelenk
OS metacarpale I nach dorsal
„sitzend"

Ausführung
fixierende Hand: Daumen und 2. Finger auf Os trapezium, Pat.-Hand liegt auf Unterlage
bewegende Hand: gelenknahes Umfassen des Os metacarpale
Bewegungsrichtung: dorsal (15° dorsopalmare Neigung der Gelenkfläche beachten!)

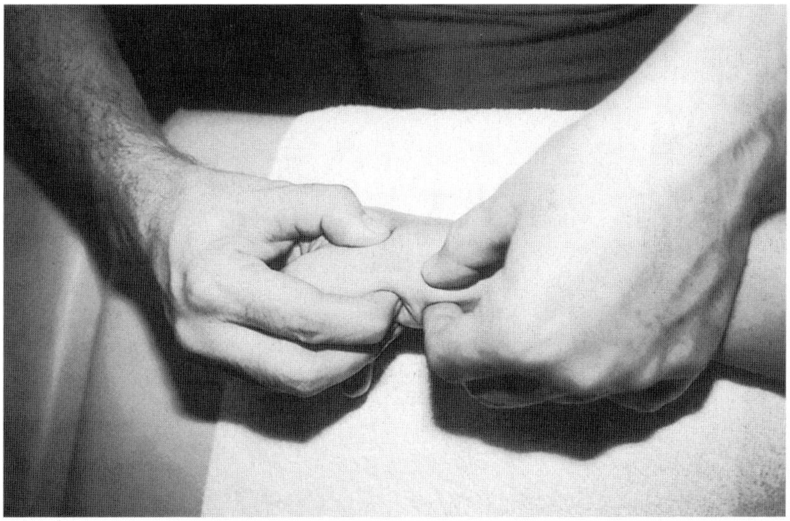

Befund
Abd-Einschränkung

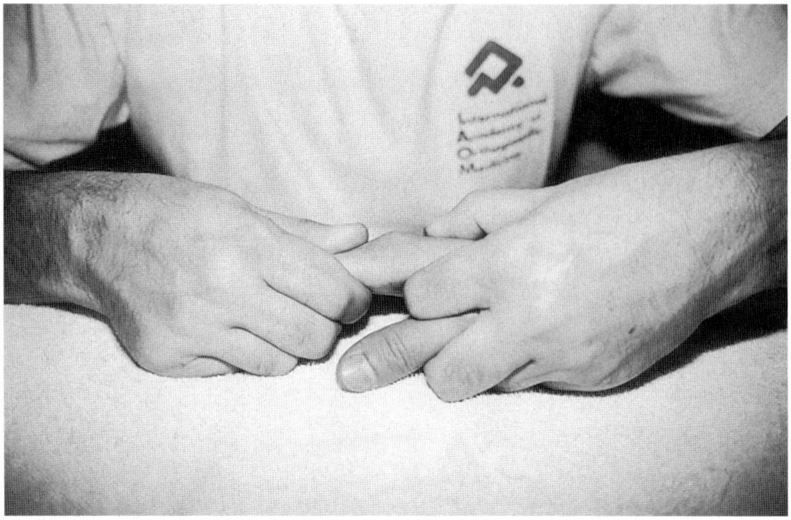

Technik I II III **oder** I II III
Traktion
MCPG „sitzend“

Ausführung
fixierende Hand: gelenknahes Umfassen des Köpfchens des Mittelhandknochens
bewegende Hand: gelenknahes Umfassen der Basis der Grundphalany
Bewegungsrichtung: in Grundphalanxverlaufsrichtung

Befund
Hypomobilität, Hypermobilität, Normobilität

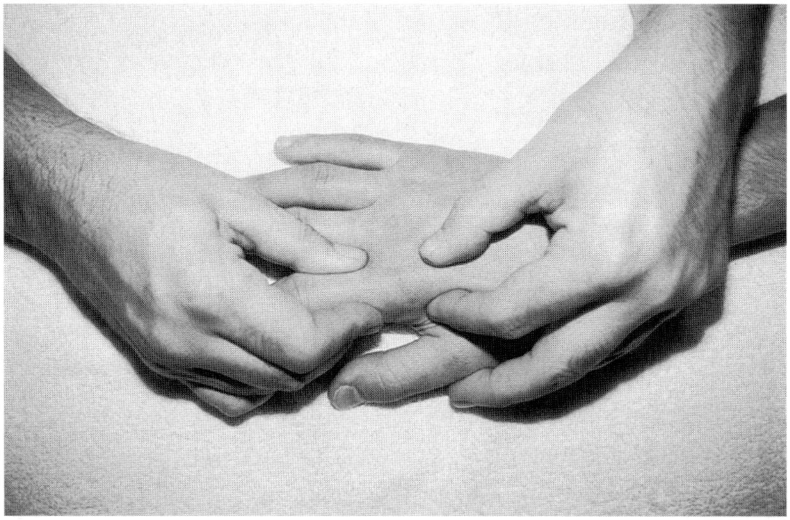

Technik I II III **oder** I II III
TG
MCPG „sitzend“

Ausführung
fixierende Hand: gelenknahes Umfassen des Köpfchens des Mittelhandknochens
bewegende Hand: gelenknahes Umfassen der Basis der Grundphalanx
Bewegungsrichtung: palmar/dorsal/lateral/medial (hier: radial)

Befund
Abd-Einschränkung
Add-Einschränkung

Übersicht: Therapieschema Hand

Einschränkung: Dorsalextension
- Gleiten mit dem Radius nach proximal
- Traktion aus RP
  Traktion aus VP (mehr DE, mehr DE und mehr Radial-Abd, mehr DE und mehr Radial-Abd und mehr Pron)
- Gleiten nach palmar aus RP
- Gleiten nach palmar aus VP (mehr DE, mehr DE und mehr Radial-Abd, mehr DE mit Pron-Impuls)
- Gleiten nach ulnar aus RP
- Gleiten nach ulnar aus VP (mehr DE)

Einschränkung: Palmarflexion
- Gleiten mit dem Radius nach distal
- Traktion aus RP
- Traktion aus VP (mehr PF, mehr PF und mehr Ulnar-Abd, mehr PF und mehr Ulnar-Abd, mehr PF und mehr Ulnar-Abd und mehr Sup)
- Gleiten nach dorsal aus RP („geschlossene Kette")
- Gleiten nach dorsal aus VP (mehr PF, mehr PF und mehr Ulnar-Abd, mehr PF und Pron)
- Gleiten nach radial aus RP
- Gleiten nach radial aus VP (mehr PF)

Einschränkung: endgradige Dorsalextension und endgradige Palmarflexion
- Gleiten nach palmar oder dorsal (nach Konvex/konkav-Regel) in den Art. intercarpea

Einschränkung: Radialabduktion
- Traktion aus RP
- Traktion aus VP (mehr DE und mehr Radial-Abd)
- Gleiten nach ulnar aus RP
- Gleiten nach ulnar aus VP (mehr DE)

Einschränkung: Ulnarabduktion
- Traktion aus RP
- Traktion aus VP (mehr PF und mehr Ulnar-Abd)
- Gleiten nach radial aus RP („geschlossene Kette")
- Gleiten nach radial aus VP
  (mehr PF – „geschlossene Kette")

Einschränkung: Resposition (Art. carpometacarpea 1) (Rhizarthrose)
- Traktion aus RP

- Traktion aus VP (mehr Ext)
- Gleiten nach radial
- Gleiten nach palmar (für endgradige Bewegung)

Einschränkung: Bouchard-/Herberden-Arthrose
- Traktion aus RP
- Traktion aus VP (mehr Ext oder mehr Flex)
- Gleiten nach palmar (für Flex)
- Gleiten nach dorsal (für Ext)

Technik I—II—III

Traktionsmobilisation
proximale Handwurzelreihe
„sitzend"
AgSt RP

Ausführung
fixierend: ein Gurt um den Unterarm
bewegend: distale Hand umfaßt mit Gabelgriff proximale Handwurzelreihe
Bewegungsrichtung: in Unterarmverlaufsrichtung, wenn Unterarm vorpositioniert ist

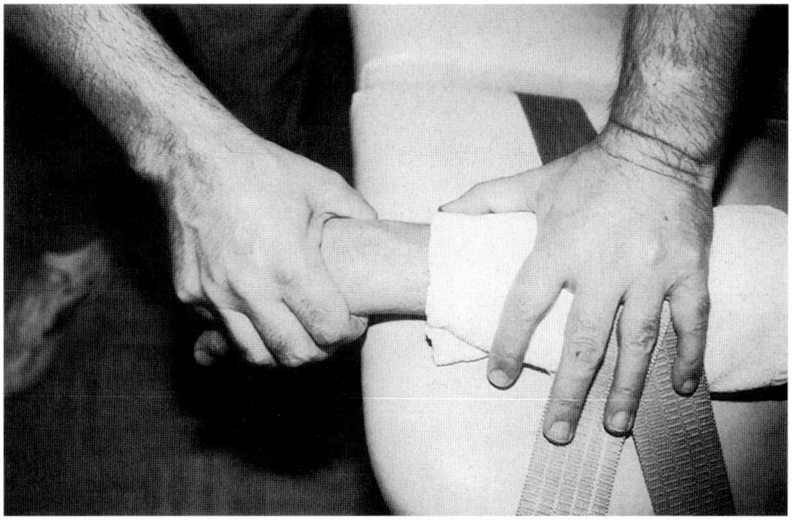

Befund
Dorsal-, Palmar-, Radial-, Ulnareinschränkung

Technik I—II—III

Traktionsmobilisation
proximale Handwurzelreihe
„sitzend"
VP 1: DE
VP 2: DE und Radial-Abd
VP 3: DE und Radial-Abd und Pron

Ausführung
bewegende Hand: Umfassen aller Handwurzelknochen, Pat.-Unterarm liegt auf Unterlage, Gurt fixiert
Bewegungsrichtung: in Unterarmverlaufsrichtung, wenn Unterarm vorpositioniert ist

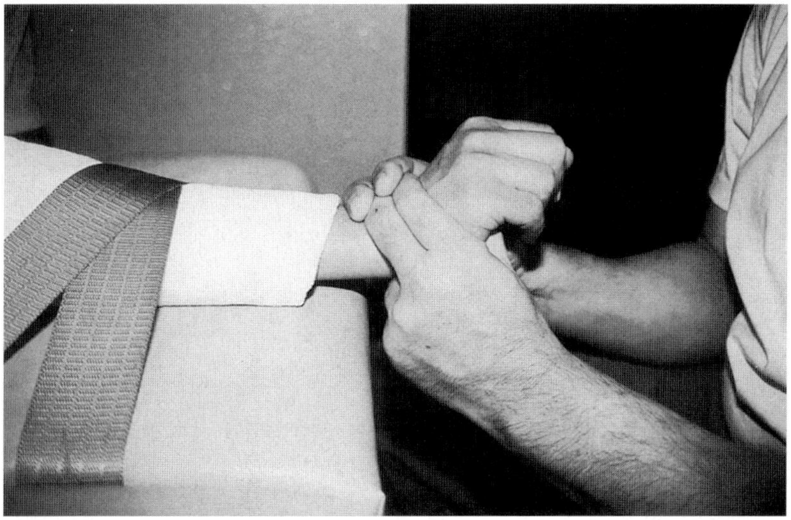

Befund
DE-Einschränkung (Ursache ist Hypomobilität in der Art. radiocarpea)

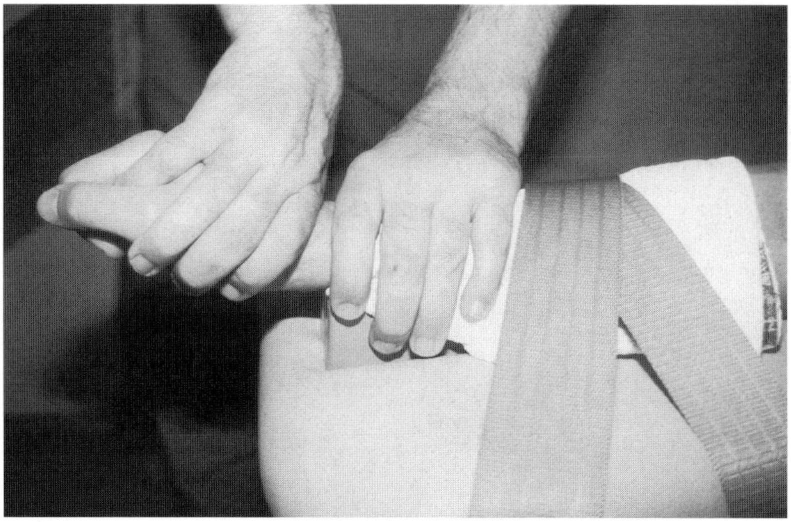

Technik I—II—III
translatorische Gleitmobilisation
proximale Handwurzelreihe
„sitzend"
VP 1: DE

Ausführung
fixierend: ein Gurt um den Unterarm
bewegend: distale Hand umfaßt im Gabelgriff proximale Handwurzelreihe; Auflagefläche MCPG II
Bewegungsrichtung: nach palmar

Befund
Dorsal-/Radial-Abd-Einschränkung (Ursache ist Hypomobilität in der Art. radiocarpea)

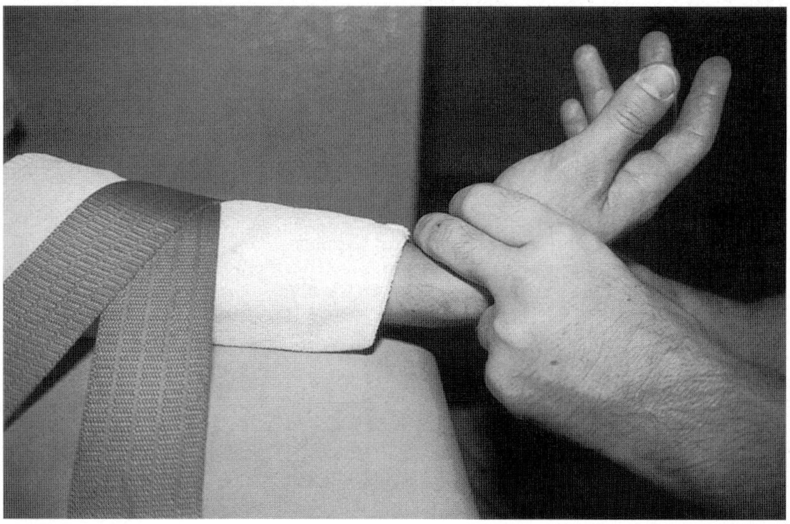

Technik I—II—III
Traktionsmobilisation
proximale Handwurzelreihe
„sitzend"
VP 1: PF

Ausführung
fixierend: ein Gurt um den Unterarm
bewegend: Finger umfassen proximale Handwurzelreihe
Bewegungsrichtung: in Unterarmverlaufsrichtung, wenn Unterarm vorpositioniert ist

Befund
Palmar-Sup-Einschränkung (Ursache ist Hypomobilität in der Art. radiocarpea)

Technik I II III
Traktionsmobilisation
Daumensattelgelenk „sitzend“
Handhaltung proximale Hand „Ruheposition“

Ausführung
fixierende Hand: Umfassen der Handwurzel und evtl. der Basis der Ossa metacarpalia II–V

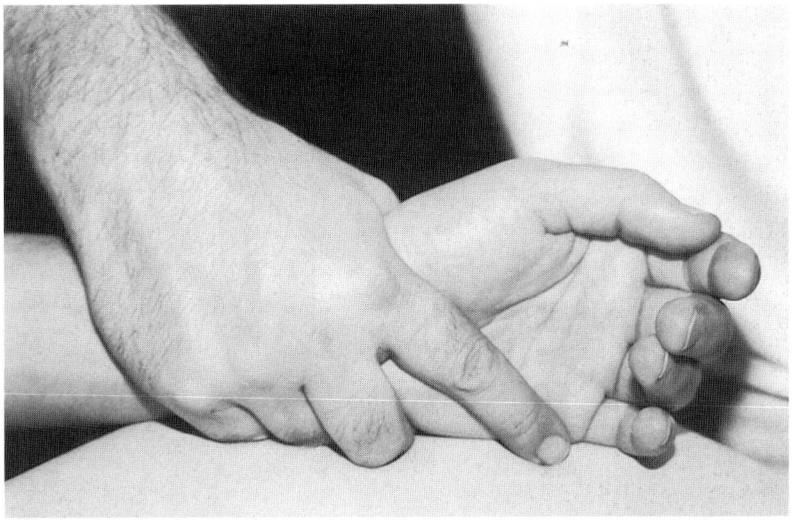

Befund
Flex-, Ext-Einschränkungen

Technik (Fortsetzung)

Ausführung
fixierende Hand: flächiges Umfassen des Os metacarpale I
Bewegungsrichtung: in Verlaufsrichtung des Os metacarpale I

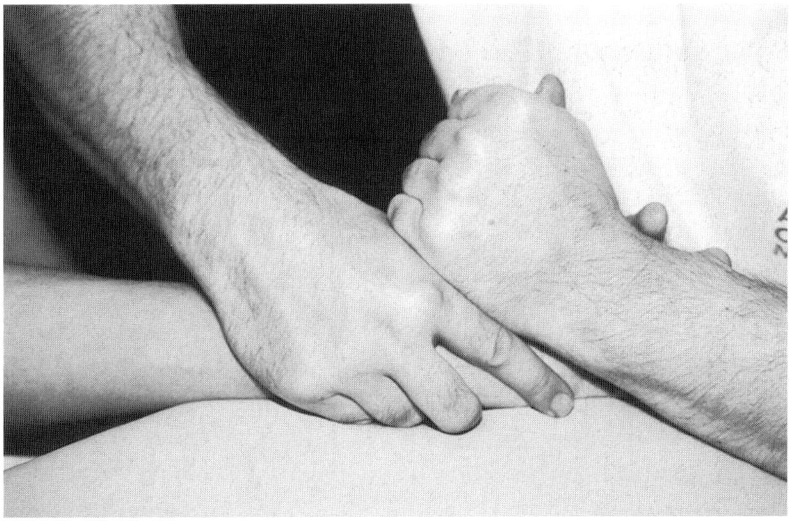

Befund
Flex-, Ext-Einschränkungen

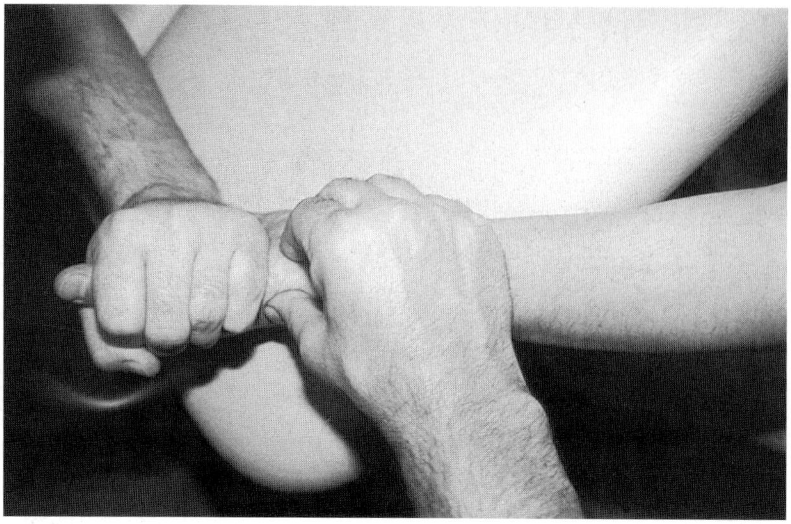

Technik
TG
Daumensattelgelenk
Os metacarpale I nach dorsal
„sitzend“
alternative Handhaltung

Ausführung
fixierende Hand: Umfassen des Os trapezium mit Daumen und 2. Finger
bewegende Hand: flächiges Umfassen des Os metacarpale
Bewegungsrichtung: nach dorsal mit Hypothenar

Befund
Abd-Einschränkung

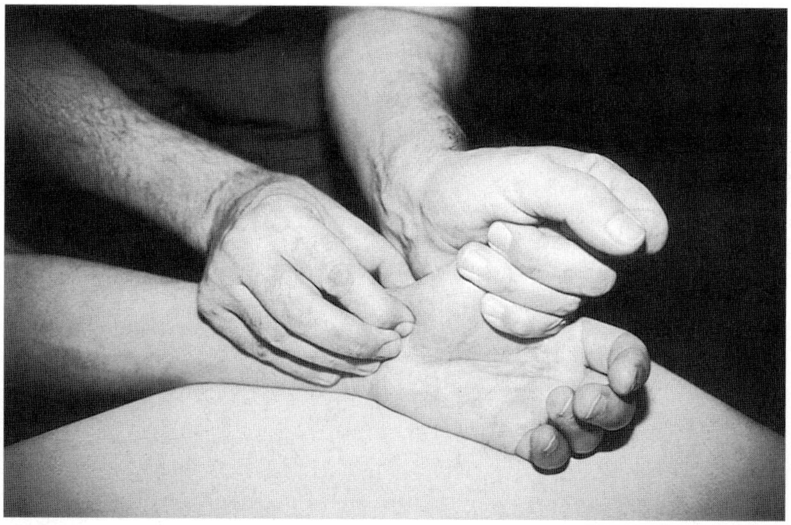

Technik
TG
Daumensattelgelenk
Os metacarpale I nach palmar
„sitzend“
alternative Handhaltung

Ausführung
fixierende Hand: Umfassen des Os trapezium mit Daumen und 2. Finger
bewegende Hand: flächiges Umfassen des Os metacarpale
Bewegungsrichtung: nach palmar mit Hypothenar

Befund
Add-Einschränkung

Behandlung Karpaltunnelsyndrom (pathogenetische Tests: Phalen und Tinel)

Technik
Dehnung
Lig. pisometacarpeum und pisohamatum „sitzend“

Ausführung
fixierende Hand: Daumen auf Eminentia carpi radialis, Ther.-Hand liegt auf Unterlage
bewegende Hand: Daumen von distal an Os pisiforme
Bewegungsrichtung: proximal und medial

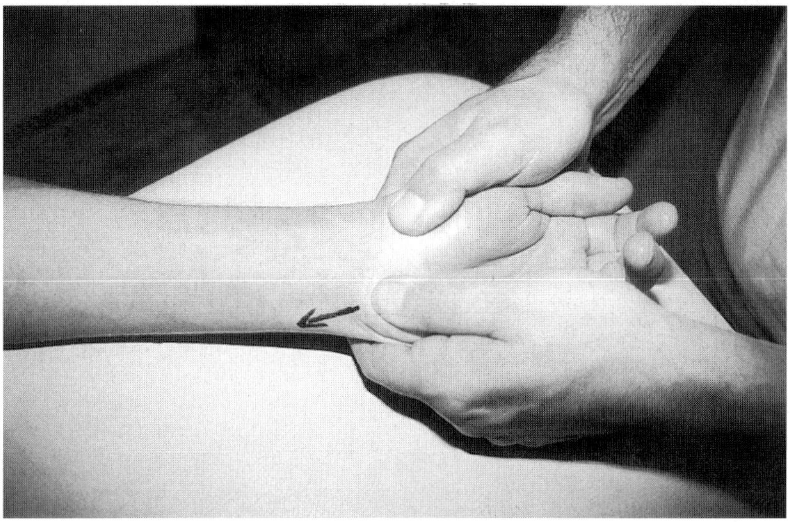

Befund
Kontraktur der obengenannten Ligamenta

Technik
Dehnung
Lig. transversum carpi bei fixiertem Os pisiforme „sitzend“

Ausführung
fixierende Hand: 2. und 3. Finger fixieren Os pisiforme; Daumen stabilisiert zusätzlich durch Druck auf Os triquetrum mit der Folge einer fixierenden Kompression
bewegende Hand: Umfassen des Os metacarpale I
Bewegungsrichtung: in Verlaufsrichtung des Os metacarpale I

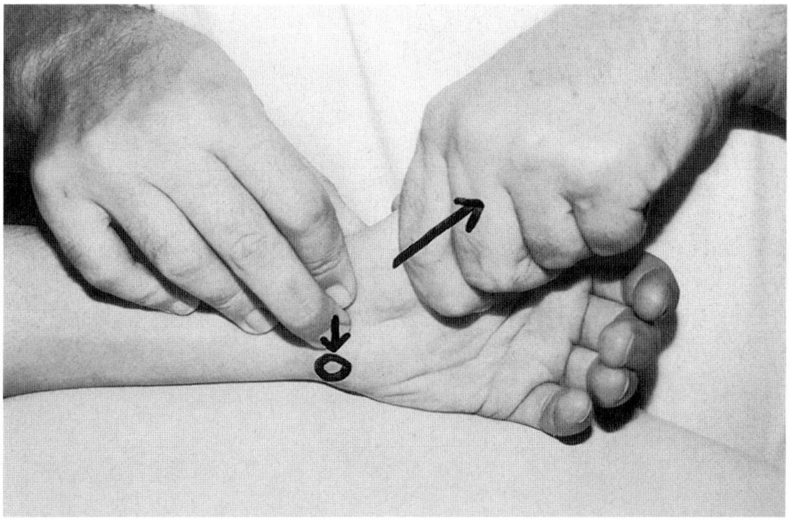

Befund
Kontraktur der obengenannten Ligamenta

Weichteiltechniken Hand

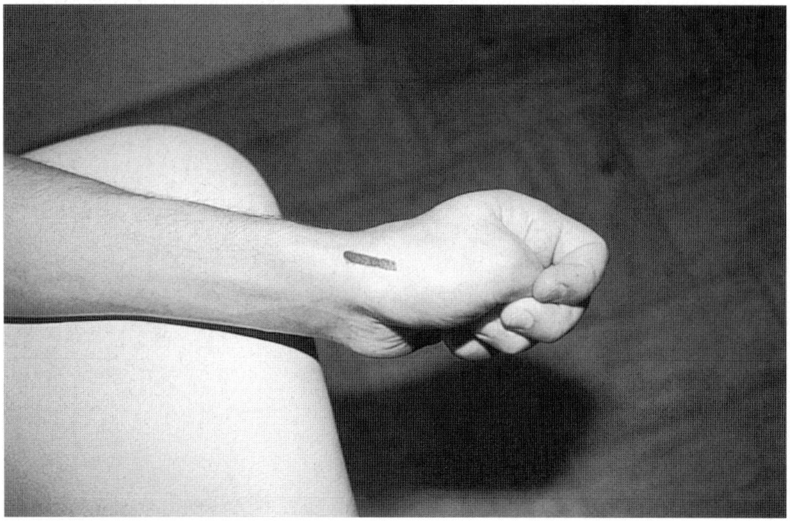

Technik I II III
Finkelsteintest „sitzend“

Ausführung: Test
Daumen in Faust – Faustschluß – DE der Hand – ulnare Abd
Durch Daumen in Faust wird die Sehnenscheide vorgedehnt. Durch DE und ulnare Abd wird das Os scaphoideum nach palmar und nach radial verschoben; dadurch Kompression auf Sehnenscheide

Befund
Tendosynovitis des 1. Faches der dorsalen karpalen Sehnenscheiden (Morbus de Quervain)

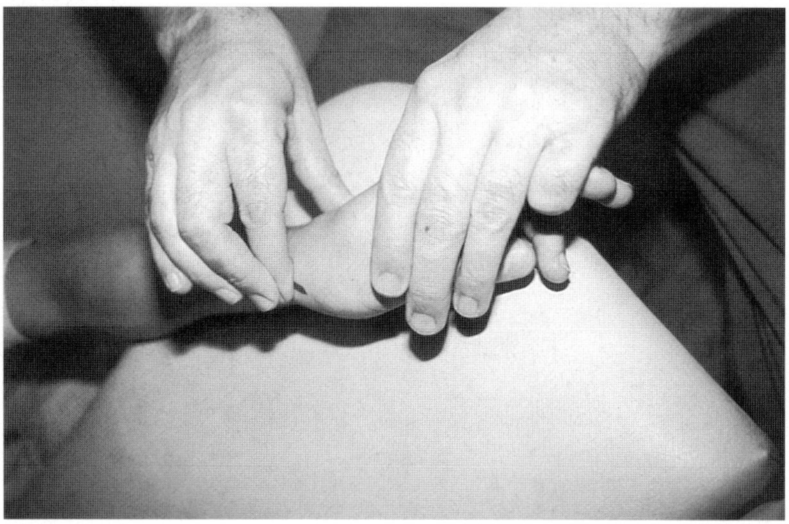

Technik
Querfriktion des 1. Faches

Ausführung: Behandlung
leichte Vordehnung der Sehnenscheide (schmerzfrei), Querfriktion auf Sehnenscheide in Höhe des Carpus

Befund
Tendoysnovitis des 1. Faches der dorsalen karpalen Sehnenscheiden (Morbus de Quervain)

Technik I II III

abgewandelter Finkelsteintest (nach Streeck) „sitzend"

Ausführung: Test

Daumen in Faust – Faustschluß – PF der Hand – ulnaire Abd
Durch Daumen in Faust wird die Sehnenscheide vorgedehnt
Durch PF und ulnare Abd wird das Os scaphoideum nach dorsal und nach radial verschoben; dadurch Kompression auf Sehnenscheide

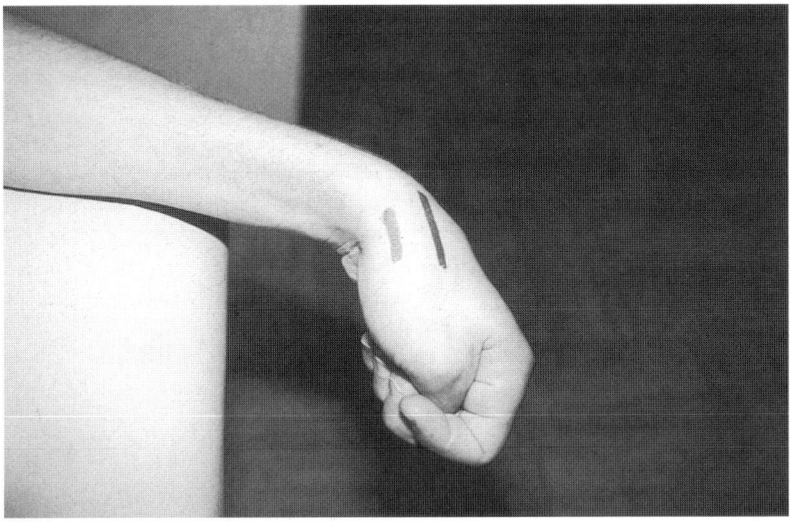

Befund

Tendosynovitis des 3. Faches der dorsalen karpalen Sehnenscheiden

Technik

Querfriktion des 3. Faches

Ausführung: Behandlung

leichte Vordehnung der Sehnenscheide (schmerzfrei), Querfriktion auf Sehnenscheide in Höhe des Carpus

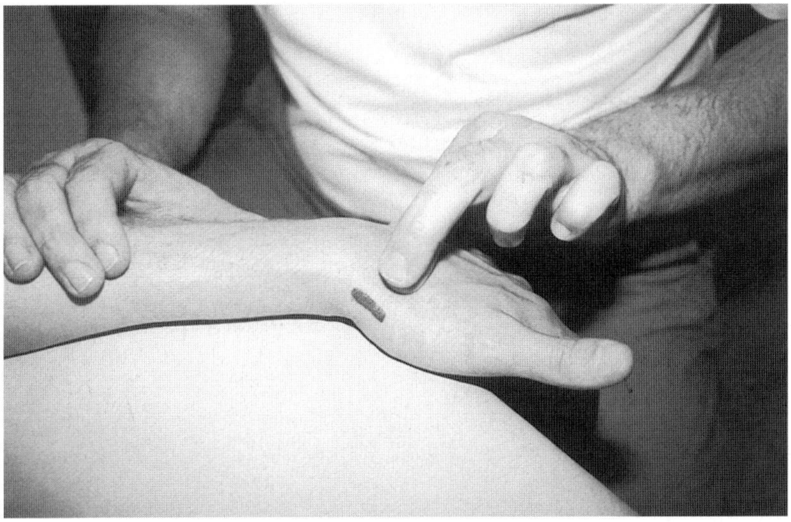

Befund

Tendosynovitis des 3. Faches der dorsalen karpalen Sehnenscheiden

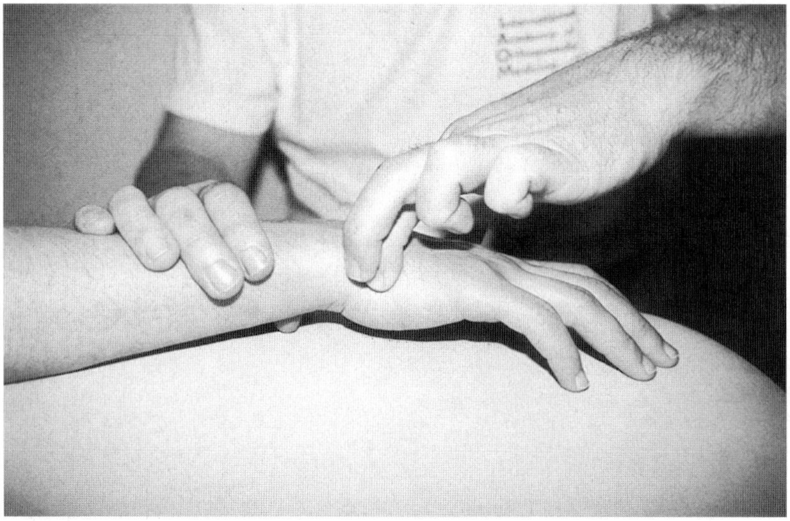

Technik
Querfriktionen auf dem 6. Fach der dorsalen karpalen Sehnenscheiden an den verschiedenen Prädilektionsstellen „sitzend“

Ausführung
VP in leichter DE und ulnare Abd, Druck Richtung Basis Os metacarpale V, dann Querfriktion entlang der Basis

Befund
Tendosynovitis des 6. Faches der dorsalen karpalen Sehnenscheiden (wenn passive PF mit Radial-Abd im Test positiv)

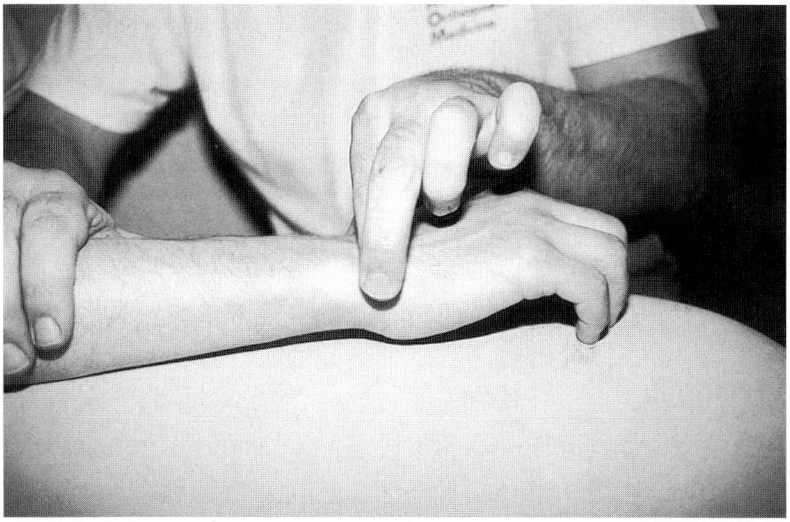

Technik
Querfriktionen auf dem 6. Fach der dorsalen karpalen Sehnenscheiden an den verschiedenen Prädilektionsstellen „sitzend“

Ausführung
leichte Vordehnung der Sehnenscheide (schmerzfrei), Querfriktion auf Sehnenscheide in Höhe des Carpus

Befund
Tendosynovitis des 6. Faches der dorsalen karpalen Sehnenscheiden

Technik
Querfriktionen auf dem 6. Fach der dorsalen karpalen Sehnenscheiden an den verschiedenen Prädelektionsstellen „sitzend"

Ausführung
VP in leichter Vordehnung der Sehnenscheide, Querfriktionen auf Sehnenscheide proximal des Caput ulnae

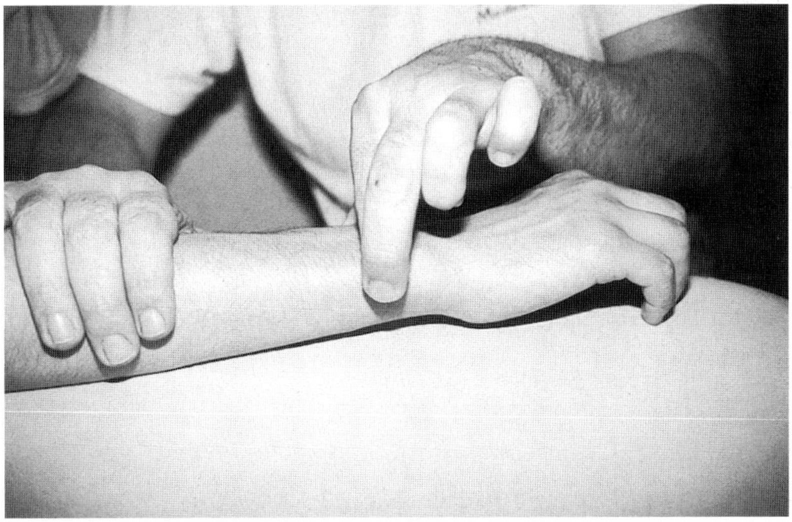

Befund
Tendosynovitis des 6. Faches der dorsalen karpalen Sehnenscheiden

Der beste pathogenetische Test für das 6. Fach der dorsalen karpalen Sehnenscheiden ist passive PF mit radialer Abd. Ebenfalls kann die aktive Pron und Sup Schmerzen verursachen.

Biomechanik Hand

Gelenke	DE	PF	Radial-Abd	Ulna-Abd
Radiocarpea	palmar ulnar Pron	dorsal radial Sup	ulnar palmar Pron	radial dorsal Sup
Intercarpea trapezium/ trapezoideum	dorsal ulnar Sup	palmar radial Pron	ulnar dorsal Sup	radial palmar Pron
Intercarpea capitatum/ hamatum	palmar ulnar Pron	dorsal radial Sup	ulnar palmar Pron	radial dorsal Sup

Biomechanik Daumen

Gelenk	Flex	Ext	Abd	Add
Carpometacarpea I	ulnar Pron	radial Sup	dorsal	palmar

Kapselmuster

Art. radiocarpea: Flex : Ext ≙ 1 : 1
Art. intercarpea: Flex : Ext ≙ 1 : 1

Erläuterungen zu Tabelle 2-2

KM Kapselmuster, *Coll. rad.* Lig. collaterale radiale, *Coll. ul.* Lig. collaterale ulnare, *TFC* TFC-Komplex, T = Txiangulär,, F = Fisrös,, C = Kartizagenär, *M. Kien* Morbus Kienboeck, *# Scab* Fraktur Skaphoid, *TT* Terrri Thomas, *DRUG* distales Radioulnargelenk, *KaTu* Karpaltunnel, *N. ul.* Nervus ulnaris, *1. Fa* 1. Fach der dorsalen karpalen Sehnenscheide, *3. Fa* 3. Fach der dorsalen karpalen Sehnenscheide, *6. Fa* 6. Fach der dorsalen karpalen Sehnenscheide, *E.c.r.* M. extensor carpi radialis, *E.c.u.* M. extensor carpi ulnaris, *F.c.r.* M. Flexor carpi radialis, *F.c.u.* M. Flexor carpi ulnaris, *E. dig.* M. extensor digitorum, *F. dig. s.+p.* M. flexor digitorum superficialis + profundus, *DE* Dorsalextension, *PF* Plantarflexion, *RaAbd* Radialabduktion, *UlAbd* Ulnarabduktion, *Rot RCG* Rotation Radiokarpalgelenk, *Pro* Pronation, *Sup* Supination, *FF* Fingerflexion, *FE* Fingerextension, *R-Tests* Widerstandstests

Tabelle 2.2

	Affektion passiver Strukturen										Affektion aktiver Strukturen								
	KM	Coll. rad	Coll. ul	TFC	M. Kien	# Scaph	TT	DRUG	Katu	N.ul1	1.Fa	3.Fa	6.Fa	E.c.r.	E.c.u.	F.c.r.	F.c.u.	E.dig.	F.dig. s.+p.
passive Tests																			
DE	X	K				X	X	KInst	K	K						K	K		K
PF	X	K		K	X	K			X		K	K	K	K	K			K	
RaAbd			X	K		X	K	KInst					K		K		K		
UlAbd		X		XDis.	K					K	K			K		K			
Rot RCG				X															
Pro								X					K						
Sup								X					K						
R-Tests																			
DE RaAb + FF											XO	XO		XO				X	
DE UlAb + FF													XO		XO			X	
PF RaAB + FE																XO			X
PF UlAB + FE																	XO		X
Zusatztests																			
Finkelstein											X								
Moukard											X								
abgewandelter Finkelstein												X							
Phalen	X				X				X	K	K	K	K	K	K			K	
Tinel									X										
Provok. Loge nach Guyon										X									

Beachte: R-Tests immer mit der Dehnung in der gegengesetzten Diagonale durchführen *** (Ausnahme!!) Die mit „O“ gekennzeichneten Felder beziehen sich auf die entsprechende Fingerhaltung (FF + FE)

Kapitel 3:
Hüfte/Knie

Oberflächenanatomie Hüfte

1) Spina iliaca anterior superior
2) Lig. inguinale
3) M. tensor fascia latae
4) M. sartorius
5) M. iliopsoas
6) M. Adductor longus
TFL Trigonum femorale laterale
TFM Trigonum femorale mediale

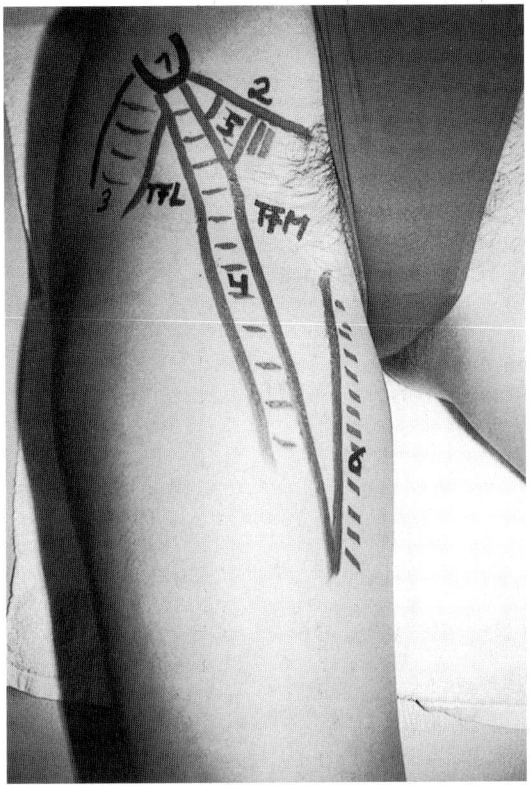

Palpationskreis Hüfte
Reihenfolge von lateral nach medial
M. tensor fascia latae/hoch
M. rectus femoris/tief
M. sartorius/hoch
M. iliopsoas/tief
N. femoralis/tief
A. und V. femoralis/tief
M. pectineus/tief
M. adductor longus/hoch

Von medial nach dorsal
M. adductor brevis/tief
M. gracilis/hoch
M. adductor magnus/tief

Von dorsal nach lateral
M. semitendinosus
M. semimembranosus
M. biceps femoris (caput longum)
M. gluteus medius und minimus
M. piriformis

Gelenkmechanik Hüfte

Gelenkphysiologie

Das Hüftgelenk ist ein Kugelgelenk (Nußgelenk). 70 % des Femurkopfes werden vom Acetabulum umfaßt (50 % durch ossäre Führung; 25 % durch das Labrum acetabulare). Dies bedingt eine sehr hohe Kongruenz in diesem Gelenk.
Die kapselverstärkenden Bänder sind sehr stabil und heißen

Lig. iliofemorale:	hemmt Verriegelungsstellung Ext/Add/IR, hat eine Zugbelastung von ca. 900 kp (stärkstes Band an unserem Körper)
Lig. ischiofemorale:	hemmt IR und Abd
Lig. pubofemorale:	hemmt AR und Abd

Die Ligg. ischio- und pubofemorale bilden zusammen die Zona orbicularis. Sie hält den Femurkopf wie einen „Knopf im Knopfloch“ gegenüber dem Acetabulum.
Die Konkavität des Acetabulum zeigt 45° nach ventrolateral und 45° nach kaudal; außerdem ist die Facies lunata 45° nach dorsal rekliniert.

Ruhestellung („maximally loose packed position“)

30° Flex, 30° Abd, 15° AR

Verriegelte Stellung („maximally close packed position“)

Maximale Ext, Add und IR

Kapselmuster

IR : Ext : Abd : Flex ≙ 2 : 1 : 1 : 1

Übersicht: Testreihenfolge Hüfte

Aktive Tests
- LWS – Flex/Ext/Lateroflex beidseitig/ Rotation beidseitig
- ISG – (passiver Test) Kreuzgriff
- Symphyse – Flamingo-sign-Test und/oder abgewandeltes Patrick sign
- Hüftgelenk – Flex/Ext/IR/AR/Abd/Add/Flex Kniegelenk/ Ext Kniegelenk

Passive Tests
- Flex/Ext/IR/AR/Abd/Add/Circumduktionstest/ Labrumacetabulare-Test/Osteochondrose-Test/ Bursa-iliopectinea-Test

Widerstandstests
- Flex/Ext/IR/AR/Abd/Add/Flex Kniegelenk/ Ext Kniegelenk

Gelenkspezifische Tests
- Traktion (direkt und indirekt)

Basisuntersuchung Hüfte

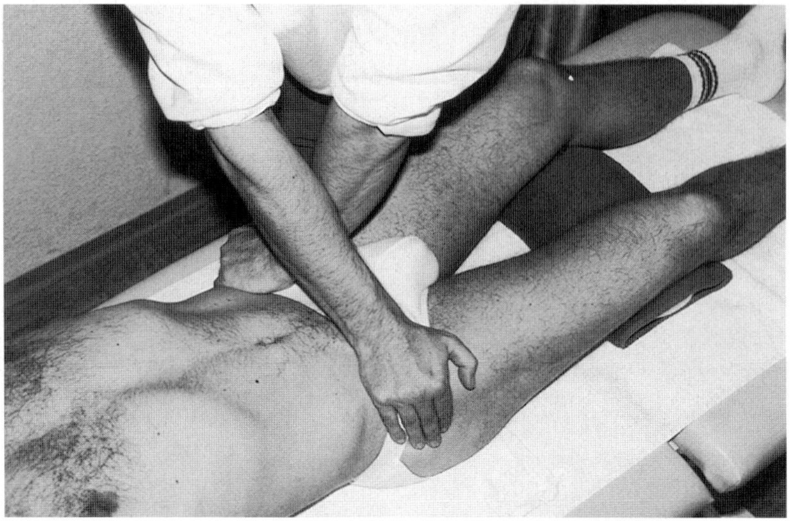

Technik
Provokationstest
ISG „Rückenlage"

Ausführung
fixierend: Pat.-Hände unter lumbosakralem Übergang unter Freilassen der Crista iliaca, um die LWS auszuschalten: Pat.-Hüften in 10° Flex z.B. durch Knierolle (Nullstellung für das ISG)
bewegende Hände: von jeweils medial im Kreuzgriff auf Spinae iliacae anteriores
Bewegungsrichtung: nach laterodorsal; Spannung aufnehmen (ca. 20 Sek.), Druck nach dorsolateral

Befund
Schließen ISG dorsal
Öffnen ISG ventral
wenn Schmerz dorsal:
- hypomobiles ISG (Kompressionsschmerz)

wenn Schmerz in Symphysenbereich:
- Instabilität Symphyse

Technik
Provokationstest
Symphyse
abgewandeltes Patrick sign
„Rückenlage“

Ausführung
4er Zeichen – Ein Bein flektiert – Fuß wird proximal der Patella des extendierten anderen Beines abgelegt
fixierend: eine Hand von ventral auf Spina iliaca anterior-superior
bewegend: andere Hand auf Kniegelenk, Kompression auf Bank

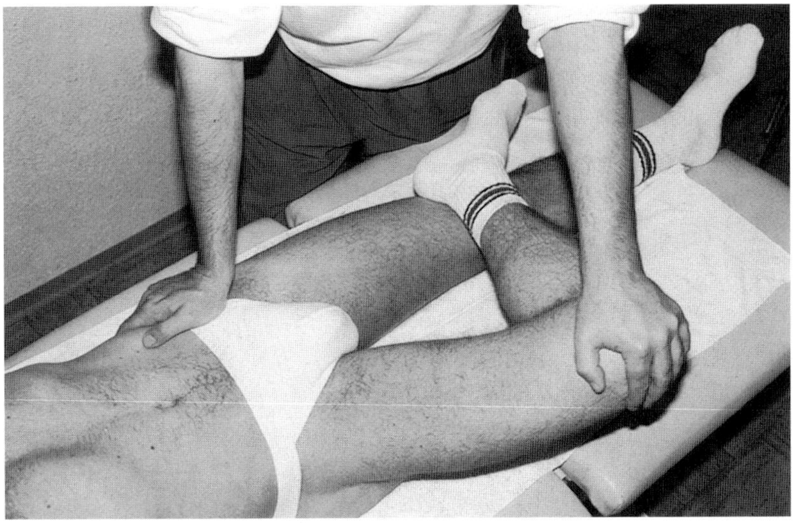

Befund
Öffnen zur Provokation der Symphyse
wenn Schmerz dorsal:
- Os ilium anterior (zur Bestätigung: Palpation beidseits in Höhe der Spina iliaca anterior superior und Spina iliaca posterior susperior; evtl. Downingtest durchführen), es entsteht ein Kompressionsschmerz

wenn Schmerz ventral:
- KM der Art. coxae (Abd ist Teil des KM)
- neurogene Dehnung N. obtruatorius (Schmerz strahlt auch in medialen Oberschenkel)
- Symphyseninstabilität (Dehnschmerz im Bereich der Symphyse)
- neurogene Dehnung N. femoralis (Schmerz durch Abd und Ext. Schmerz entsteht durch Tonuserhöhung des M. iliopsoas und Kompression der Nerven an das Lig. inguinale)

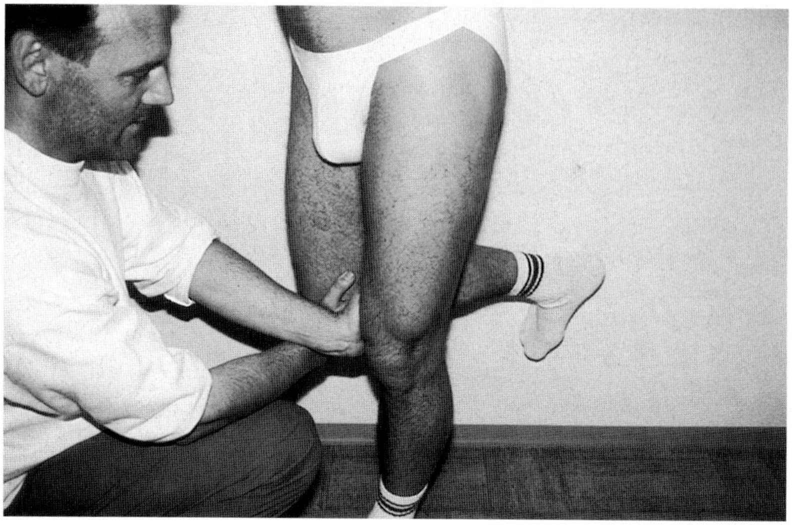

Technik
Test Symphyse
Flamingo sign „Stand"
wechselnder Einbeinstand des Pat., anderes Bein wird flektiert, wobei Oberschenkel parallel nebeneinander sind.

Befund
Instabilität Symphyse
(Dehnschmerz, da beide Ossa pubis auseinandergezogen werden)

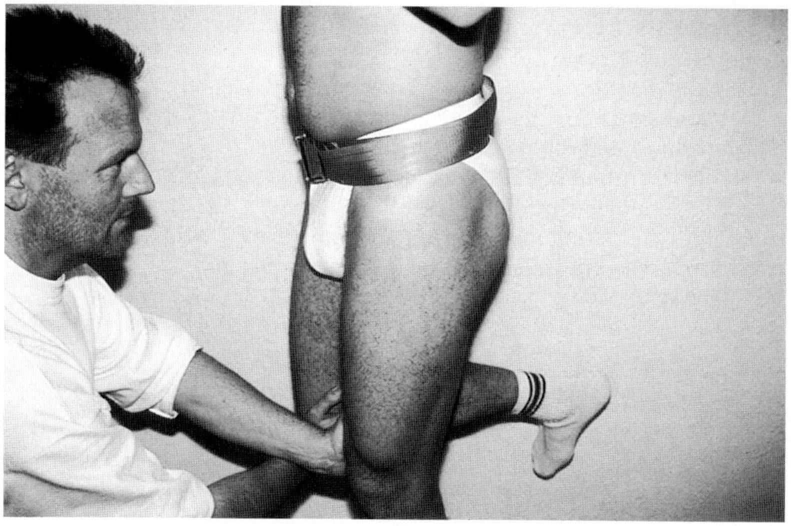

Ausführung
Pat. aktiv isometrisch adduzieren lassen
Bestätigung
Bei positivem Test mit Fixiergurt wiederholen

Technik
Provokationstest
Bursa iliopectinea „Rückenlage“

Ausführung
fixierende kraniale Hand:
Hüfte in Flex/Add
bewegende kaudale Hand:
Hüfte in AR
Erklärung: Trochanter minor komprimiert Bursa

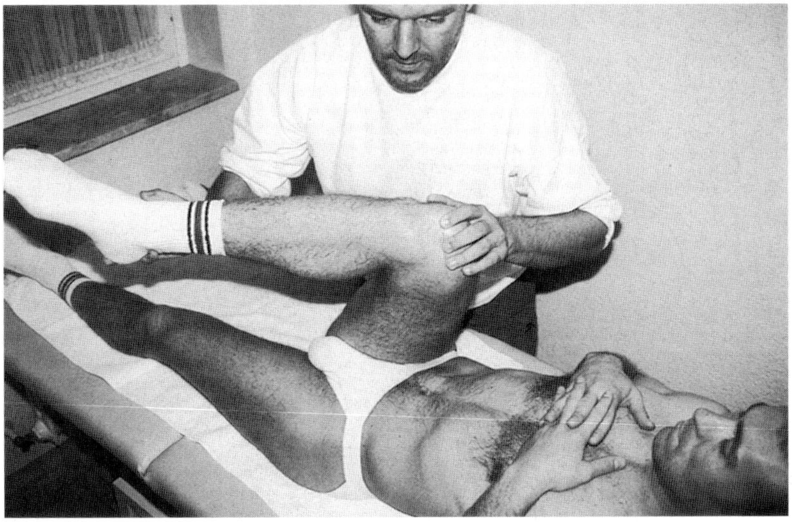

Befund
Affektion der Bursa iliopectinea
wenn Schmerz ventral:
- Bursitis iliopectinea (Kompression Trochanter minor)
- Kompressionsneuropathie N. femoralis (auch schmerzhaft: umgekehrter Lasegue)
- M. Perthes (Alter beachten), bei M. Perthes in der Kindheit bleiben Rotationseinschränkungen beim Erwachsenen
- Labrumaffektion (Provokation durch Add-Druck)
- Symphyseninstabilität (durch Flex-/Add-Druck)

wenn Schmerz dorsal:
- ISG Hypermobilität (durch Add entsteht Gapping, das heißt Dehnung der Instabilität)
- Sign of the buttock (Tumor unter M. glutaeus maximus verursacht Druck auf N. ischiadicus)
- Myositis M. piriformis (Dehnschmerz durch Add)

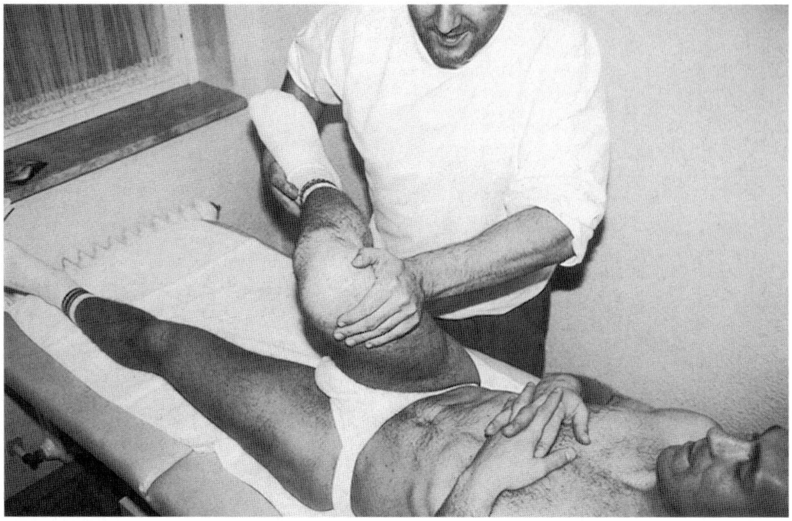

Technik
Provokationstest
Labrum acetabulare „Rückenlage“

Ausführung
fixierende Hand: Hüfte in 90° Flex/Add
bewegende Hand: in Hüfte maximale IR bei 90° Flex und Add einstellen

Befund
Affektion des Labrum acetabulare
wenn Schmerz ventral:
- Labrumaffektion (maximaler Schmerz durch IR-Druck)
- M. Perthes (Alter beachten), bei M. Perthes in der Kindheit bleiben Rotationseinschränkungen beim Erwachsenen
- Kompressionsneuropathie N. femoralis (auch schmerzhaft: umgekehrter Lasegue)
- Symphyseninstabilität (Schmerz durch Flex und IR)
- KM Art. coxae (je nach Stadium ist der Schmerz an der Bewegungseinschränkung oder schon davor. IR ist am meisten eingeschränkte Bewegung)

wenn Schmerz dorsal:
- ISG Hypermobilität (wenn Ilium posterior steht, entsteht ein Gapping in Höhe S 3 durch IR)
- Myositis M. piriformis (Dehnschmerz durch IR)

Technik
Osteochondrosis dissecans
Chondrokalzinose Hüfte
Test nach Martens „Rückenlage“

bewegend: Hüfte in maximaler IR bei 90° Flex
Bewegungsrichtung: aus 90° Hüftflexion in Ext. bewegen (wobei IR gehalten wird)

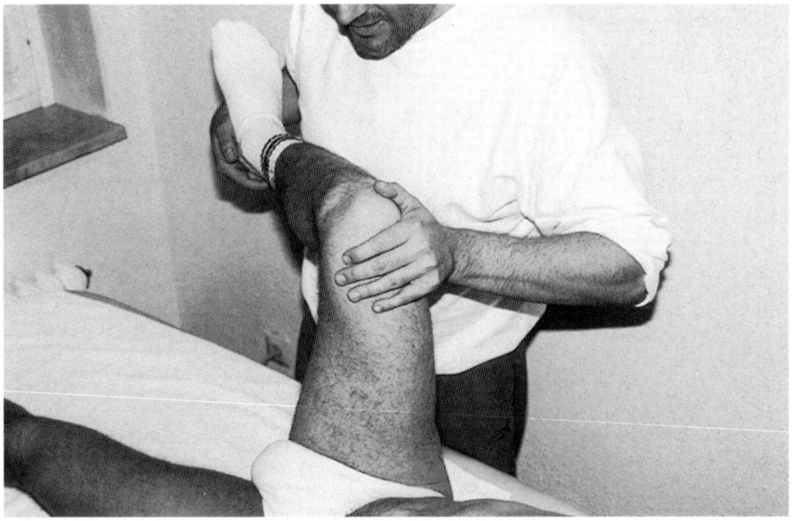

Befund
positiver Test bei Schmerz auf dem Weg der Bewegung bzw. Schmerz auf gesamter Bewegungsbahn bei Chondrokalzinose
bei Osteochondrosis dissecans entsteht ein Painful arc
KM Art. coxae (IR ist am meisten eingeschränkte Bewegung)
Proliferation des Lig. capitis femoris (Befund wie bei Osteochondrosis dissecans, aber meist ist Coxa valga Ursache)

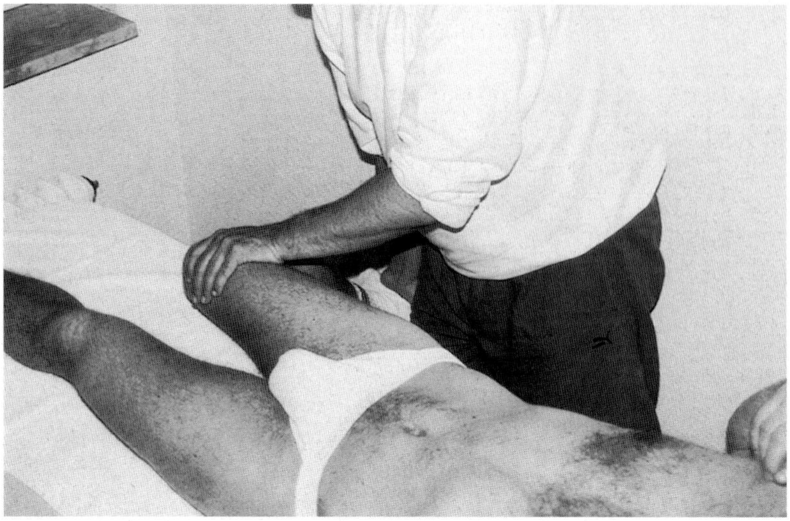

Technik (Fortsetzung)
Osteochondrosis dissecans
Chrondokalzinose Hüfte
Test nach Martens „Rückenlage"

Ausführung
bewegend: in Ext-Richtung bis 0° Flex ohne Add
Bewegungsrichtung: aus 90° Hüftflexion in Ext. bewegen (wobei IR gehalten wird)

Befund
positiver Test bei Schmerz auf dem Weg der Bewegung bzw.
Schmerz auf gesamter Bewegungsbahn bei Chondrokalzinose
bei Osteochondrosis dissecans entsteht ein Painful arc
KM Art. coxae (IR ist am meisten eingeschränkte Bewegung)
Proliferation des Lig. capitis femoris (Befund wie bei Osteochondrosis dissecans, aber meist ist Coxa valga Ursache)

Gelenkspezifische Tests Hüfte

Technik I–II–III
Traktion (direkt aus RP)
Hüfte
Mobilitätstest „Rückenlage“

Ausführung
fixierend: Becken auf Unterlage, Pat.-Knie liegt über Ther.-Schulter
bewegende Hände: Oberschenkel umgreifend möglichst proximal
Bewegungsrichtung: laterokaudal

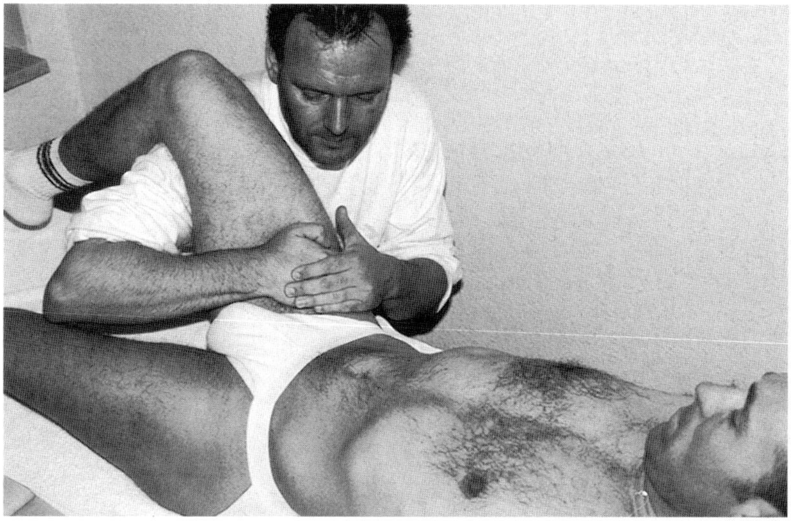

Befund
Hypermobilität/Hypomobilität/Normomobilität
Traktions-Joint play

Technik I–II–III
Traktion (indirekt)
Hüfte (aus RP)
Mobilitätstest „Rückenlage“

Ausführung
fixierend: Becken auf Unterlage, Knie muß extendiert sein
bewegende Hände: Umfassen des Unterschenkels proximal der Malleolargabel, Hüfte in aktueller Ruhelage
Bewegungsrichtung: in distaler Beinverlaufsrichtung

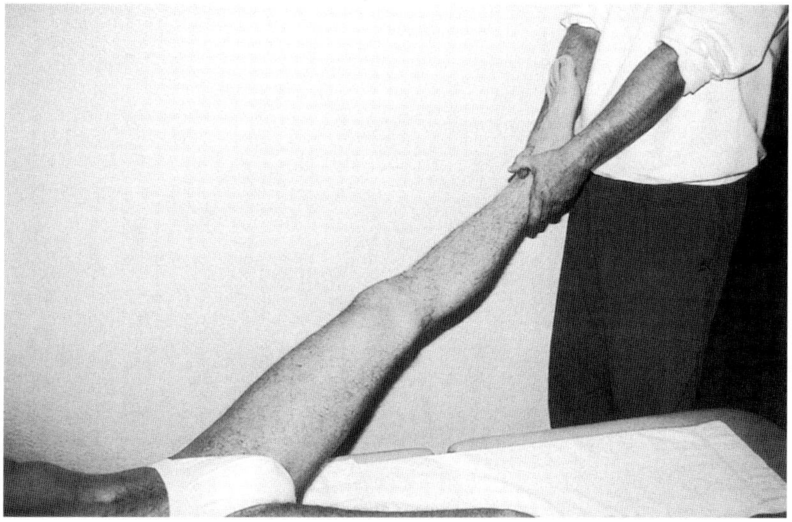

Befund
Hypermobilität/Hypomobilität/Normomobilität
Traktions-Joint play

Übersicht: Therapieschema Hüfte

Einschränkung: Flexion
- Traktion aus RP
- Traktion aus VP (mehr Flex, mehr Flex und mehr Abd, mehr Flex und mehr Abd und mehr IR)
- ab ca. 70° Flex nur noch gebogenes Gleiten möglich
- gebogenes Gleiten aus VP Flex, mehr Flex und mehr Abd, mehr Flex und mehr Abd und mehr IR

Einschränkung: Extension
- Traktion aus RP
- Traktion aus VP (mehr Ext, mehr Ext und mehr Add, mehr Ext und mehr Add und mehr AR)
- ab 0° Flex nur noch gebogenes Gleiten
- gebogenes Gleiten aus VP (mehr Ext, mehr Ext und mehr Add, mehr Ext und mehr Add und mehr AR)

Einschränkung: Abduktion
- Weichteilbehandlung der Adduktoren
- Traktion aus RP
- Traktion aus VP (mehr Abd)
- gebogenes Gleiten (für endgradige Bewegung und als Knorpelmassage)

Einschränkung: Innenrotation
- Behandlung wie bei Flex-Einschränkung, aber mit Betonung auf der VP IR

Einschränkung: Außenrotation
- Behandlung wie bei Ext-Einschränkung, aber mit Betonung auf die VP AR

Behandlungstechniken Hüfte

Technik I—II—III
Traktion (direkt)
(hier in RP)
Hüfte „Rückenlage“

Ausführung
fixierend: Pat.-Knie liegt über Ther.-Schulter; Gurt distal Spina iliaca anterior superior
bewegende Hand: Oberschenkel umgreifend möglichst proximal; das Pat.-Kniegelenk liegt entspannt auf der Ther.-Schulter
Bewegungsrichtung: laterokaudal

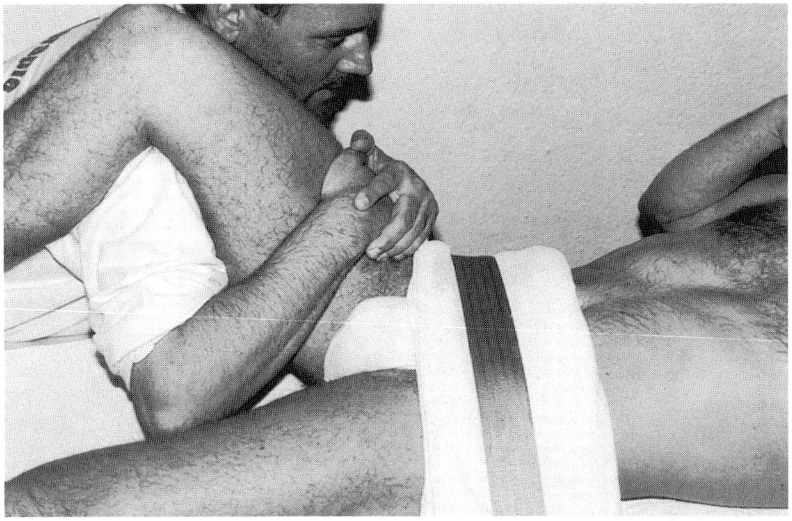

Befund
Arthrose
Flex-Einschränkung
Abd-Einschränkung
IR-Einschränkung

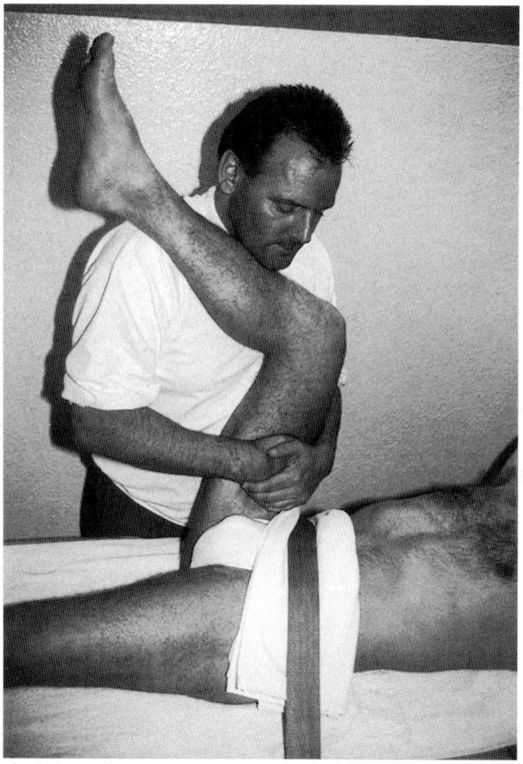

Befund
Arthrose
Flex-Einschränkung
Abd-Einschränkung
IR-Einschränkung

Technik I II III
Traktion (direkt)
(hier an Flex-Einschränkung)
Hüfte „Rückenlage“

Ausführung
fixierend: Pat.-Knie liegt über Ther.-Schulter; Gurt distal Spina iliaca anterior superior
bewegende Hand: Oberschenkel umgreifend möglichst proximal; das Pat.-Kniegelenk liegt entspannt auf der Ther.-Schulter
Bewegungsrichtung: laterokaudal

Technik I—II—III

Flex (Rollgleiten)
Hüfte „Rückenlage“

Ausführung
fixierend: Unterlage, evtl. zusätzlich Gurt distal Spina iliaca anterior superior
bewegende Hände: proximales Umfassen des Oberschenkels
Bewegungsrichtung: unter Traktion Femur nach dorsal bei Hüft-Flex-Verstärkung durch Ther.-Oberkörper. Die Bewegungen des Oberkörpers und der Hände müssen gleichzeitig erfolgen.

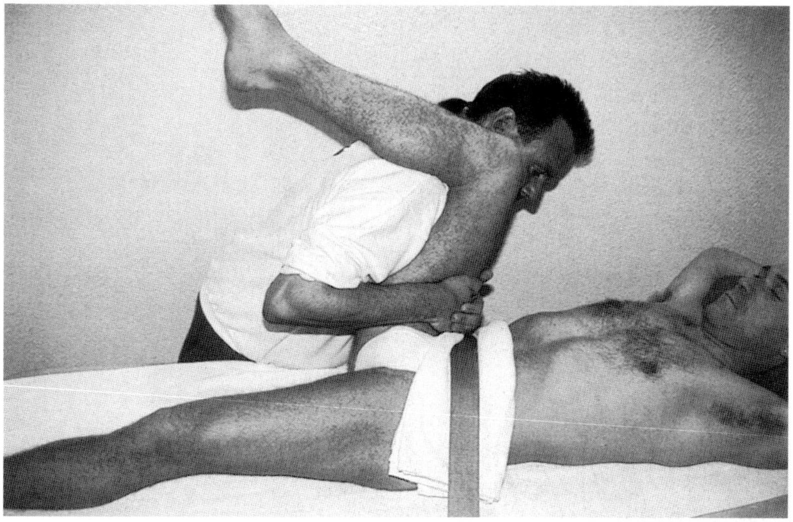

Befund
Flex-Einschränkung
Abd-Einschränkung
IR-Einschränkung

Technik I—II—III

Ext (Rollgleiten)
Hüfte „Bauchlage“

Ausführung
fixierend: Handtuch unter Spina iliaca anterior superior
bewegend: Femur möglichst proximal durch einen gerade oberhalb des Pat.-Knies gelegten Gurt. Hüfte an Extensionsbarriere
Bewegungsrichtung: Verstärkung der Hüft-Ext über den Gurt, gleichzeitig Schub auf proximalen Femur nach ventral

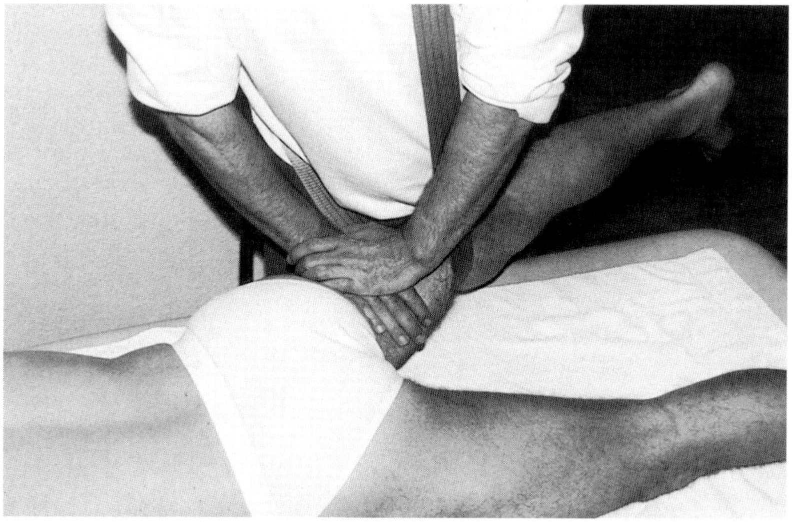

Befund
Ext-Einschränkung
Add-Einschränkung
AR-Einschränkung

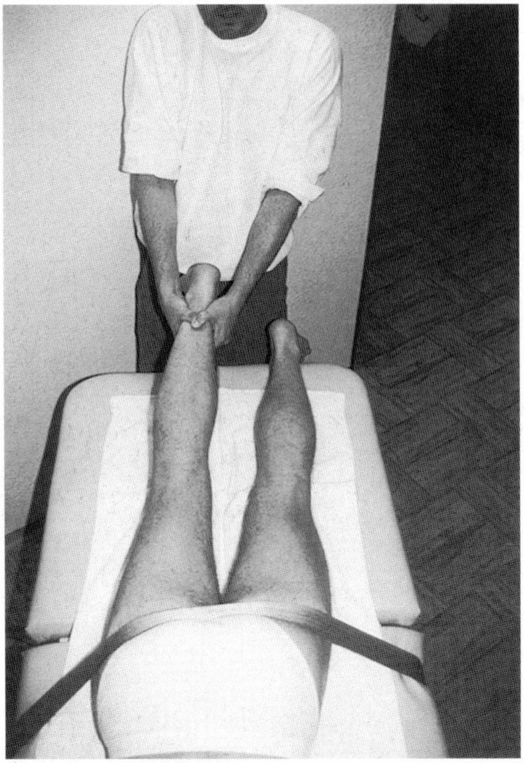

Technik I—II—III
Traktion in Ext-Einschränkung (indirekt)
Hüfte „Bauchlage"

Ausführung
fixierend: Gurt von kaudal an Tuber; Knie muß extendiert sein
bewegend: Umfassen des Unterschenkels proximal der Malleolargabel, unterstützt evtl. mit zusätzlichem Gurt
Bewegungsrichtung: in distaler Beinverlaufsrichtung

Befund
Ext-Einschränkung
Add-Einschränkung
IR-Einschränkung

Technik
Flex (Rollgleiten)
Hüfte „Rückenlage“

Ausführung
proximale Hand: von kranial auf Trochanter major
distale Hand: unter distalem Oberschenkel
Bewegungsrichtung: distale Hand führt Bein zunehmend in Flex, während gleichzeitig proximale Hand Kompression nach distal auf Trochanter major gibt

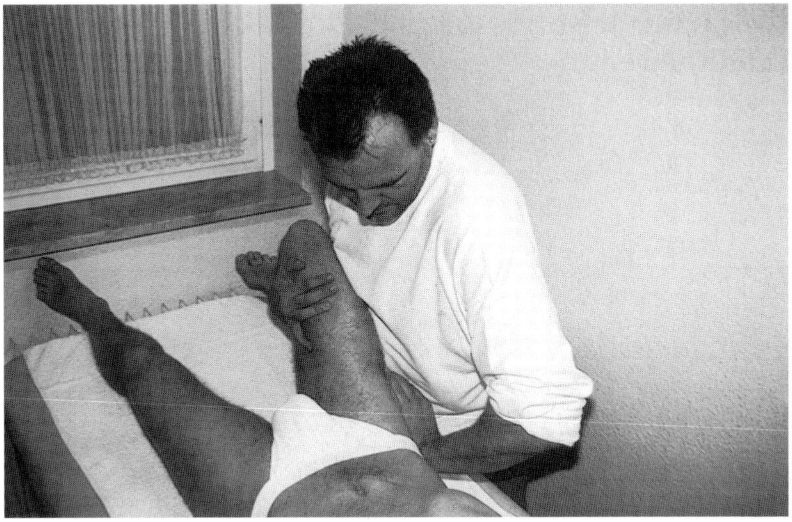

Befund
Flex-Einschränkung unterhalb von 70°

Technik
Abd (Rollgleiten)
Hüfte „Rückenlage“

Ausführung
fixierend: Unterlage
bewegende Hände: proximale Hand gibt von distal Druck an den Trochanter major, *distale Hand* führt dabei gleichzeitig das Bein weiter in Abd; die Bewegung wird unter *Pikkolotraktion* durchgeführt

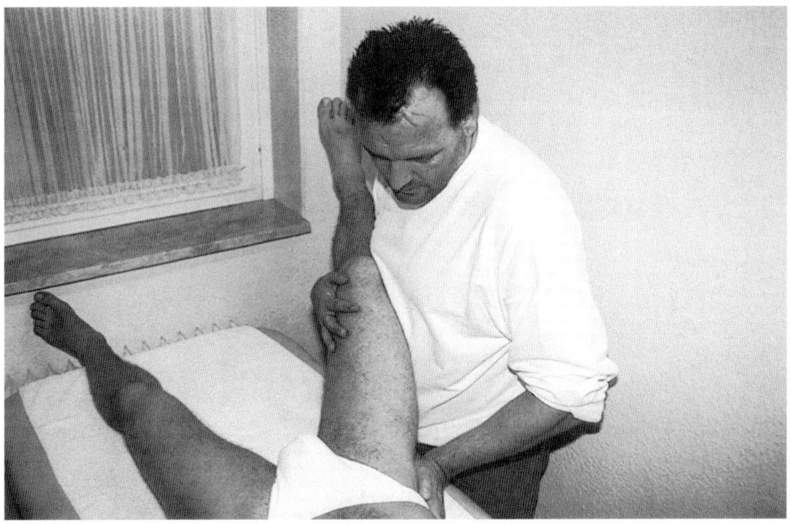

Befund
Abd-Einschränkung
Flex-Einschränkung
IR-Einschränkung
Knorpelmassage

Biomechanik Hüfte – beschrieben wird Femurbewegung –

Flex	Ext	Abd	Add	IR	AR
kaudal medial IR	kranial lateral AR	kaudal medial AR	cranial lateral IR	dorsal lateral	ventral medial

Kapselmuster

IR : Flex : Ext : Abd ≙ 2 : 1 : 1 : 1

Tabelle 3.1 Befundschema Hüfte

Test	Affektion aktiver Strukturen										Affektion passiver Strukturen														
	Il	Pe.	A.l.	A.b.	Gr	A.m.	Pir	Set	Sem	B.f.	HG	ISG	LWS	BS	B.i.	B.t.	N.fe.	N.i.	N.ob.	N.c.f.l.	Per	C.fu.	C.li.	Wtt	Sy
pFlex						/					/	/	/	/			/			/	/	/	X	X	
pExt	/	/	/								/						/			/	/	/	X		
pAbd		/	/	/	/	/					/								/		/	/			X
pAdd																/						/			
pIR	/										X	/									/	X	/		
pAR												/									X	/	/		
pFlexAdd	/	/	/														X					/		/	
pFlexAdolAR												/			X		/					/	/		
pExtKGFlex	/	/	/								/			/			X			/	/	/	/		
PirD							X																		
WFlex	X	/	/										X	X			/			/					
WFlexAddAR	X	X	X	/	/								X	X			/			/					
WFlexAddARWS	X	/	/	/	/								X	X			/			/					
WExt						X		X	X	X		/					/	/							
WExtKGFlex						X																			
WAbd																X									
WAdd	/	X	X	X	X	X							/	/					X						X
WAddFlexAR	/	X	X	/	/								/	/					/						/
WAddKGFlex	/	X	X	X		X							/	/					/						X
WAddExt		/	/	X	/	X		/	/	/									X						X
WIR						/																X			
WAR	X	/	/				X					/						/				X			
Vierer-Zeichen	/	/										/									X				X
ProvISG												X													
FlamS																									X
KGFlex				X			X	X	X		/							/	/						
KGFlexIR				X			X	X	/		/							X	X						
KGFlexAR				/			/	/	X		X							X	/						

X muß schmerzhaft sein
/ kann schmerzhaft sein

Erläuterungen zu Tabelle 3-1

Il M. iliopsoas, *Pe.* M. pectineus, *A.l.* M. adductor longus, *A.b.* M. adductor brevis, *Gr* M. gracilis, *A.m.* M. adductor magnus, *Pir* M. piriformis, *Set* M. semitendinosus, *Sem* M. semimembranosus, *B.f.* M. biceps femoris, *HG* Hüftgelenk, *ISG* Iliosakralgelenk, *LWS* Lendenwirbelsäule, *BS* Bandscheibe, *B.i.* Bursa iliopectinea, *B.t.* Bursa trochanterica, *N.fe.* N. femoralis, *N.i.* N. ischiadicus, *N.ob.* N. obturatorius, *N.c.f.l.* N. cutaneus femoralis lateralis, *Per* Morbus Perthes, *C.fu.* Coxitis fugax, *C.li.* Corpus librum, *Wtt* Weichteiltumor, *Sy* Symphyse, *p* passiv(e), *IR* Innenrotation, *AR* Außenrotation, *Flex* Flexion, *Ext* Extension, *Add* Adduktion, *Abd* Abduktion, *KGFlex* Kniegelenkflexion, *PirD* M.-piriformis-Dehnstellung, *W* Widerstandstest (in Richtung ...), *WS* Wirbelsäule, *ProvISG* Provokationstest des ISG, *FlamS* Flamingo Sign

Oberflächenanatomie Knie

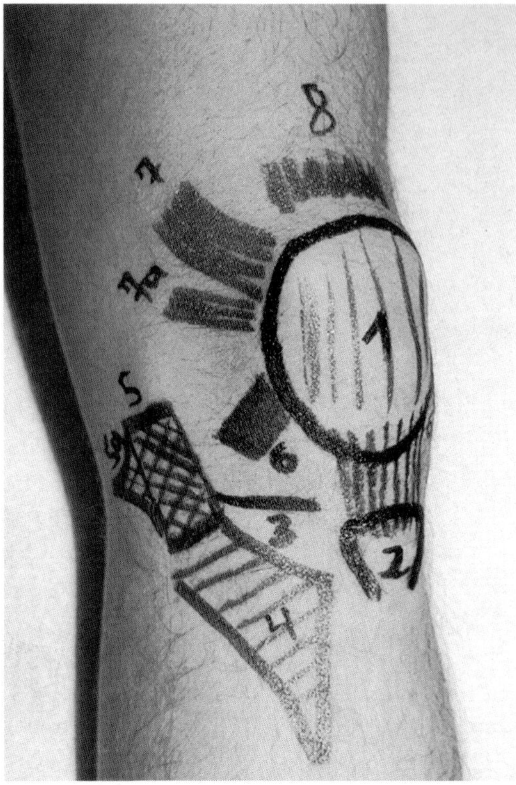

1) Patella
2) Tuberositas tibiae
3) Tibiaplateau; Kniegelenkspalt
4) Pes anserinus superficialis
5) Lig. collaterale mediale
5a) Lig. collaterale mediale – Pars posterior
6) Retinacula patellae (Bandhaft)
7) Insertion M. vastus medialis
7a) Pars obliquus vastus medialis
8) Insertion M. articularis genus
9) Insertion M. vastus lateralis
10) Lig. Kaplan 2
11) Lig. collaterale laterale
12a) Insertion Tuberculum supracondylare
12b) Tuberculum nach Gherdii

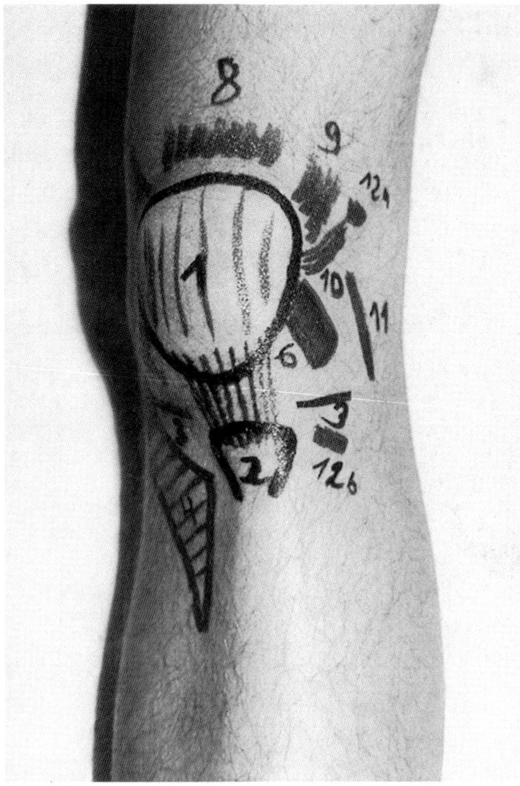

Gelenkmechanik Knie

Gelenkphysiologie

Das Kniegelenk ist ein Kondylengelenk. Es hat zwei Freiheitsgrade: Flex/Ext und IR/AR. Die IR/AR ist aktiv erst ab 20° Flex ausführbar. Die Flex ist mit IR und Add, die Ext mit AR und Abd kombiniert. Außerdem gibt es eine Zwangsrotation um 5° nach außen bei maximaler Ext durch die Anspannung des vorderen Kreuzbandes. Das Femoropatellargelenk wird im 2. Teil besprochen.

Ruhestellung („maximally loose packed position“)

20° Flex

Verriegelte Stellung („maximally close packed position“)

150-0-5

Maximale Ext

Kapselmuster

Flex : Ext ≙ 4 : 1

Biomechanik Knie

Flex	Ext	IR	AR
Gleiten nach dorsal	Gleiten nach ventral	Gleiten nach nur medial dorsal	Gleiten nach nur medial ventral
ab 70° geht lateraler Kondylus nach ventral	bis 70° geht lateraler Kondylus nach dorsal		
ist mit IR kombiniert	ist mit AR kombiniert		

Vorposition AR

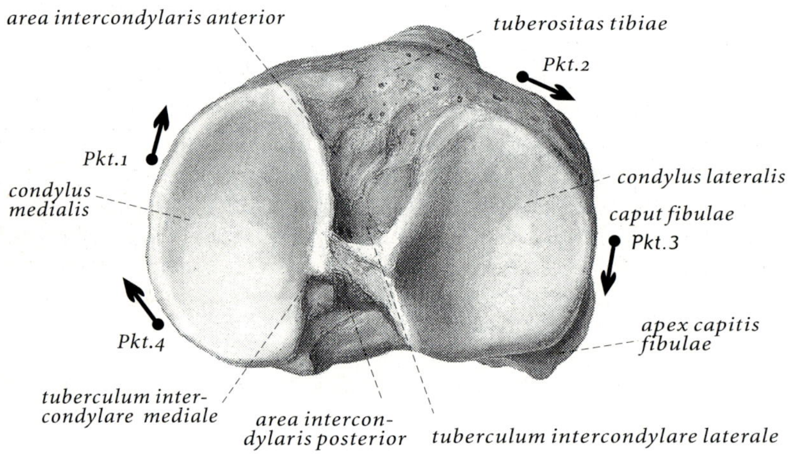

Gleiten nach anterior
Pkt. 1 + Ptk. 4 haben die Tendenz nach anterior / Pkt. 2 + Pkt. 3 nicht
Gleiten nach posterior
Pkt. 2 + Pkt. 3 haben die Tendenz nach posterior / Pkt. 1 + Pkt. 4 nicht
Gleiten nach medial
Pkt. 4 + Pkt. 3 haben die Tendenz nach medial / Pkt. 1 + Pkt. 2 nicht
Gleiten nach lateral
Pkt. 1 + Pkt. 2 haben die Tendenz nach lateral / Pkt. 3 + Pkt. 4 nicht

Vorposition IR

Gleiten nach anterior
Pkt. 2 + Pkt. 3 haben die Tendenz nach anterior / Pkt. 1 + Pkt. 4 nicht
Gleiten nach posterior
Pkt. 1 + Pkt. 4 haben die Tendenz nach posterior / Pkt. 2 + Pkt. 3 nicht
Gleiten nach medial
Pkt. 1 + Pkt. 2 haben die Tendenz nach medial / Pkt. 3 + Pkt. 4 nicht
Gleiten nach lateral
Pkt. 3 + Pkt. 4 haben die Tendenz nach lateral / Pkt. 1 + Pkt. 2 nicht

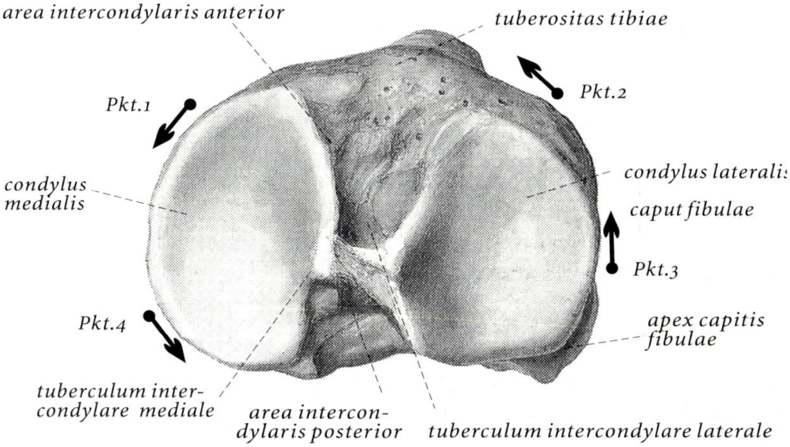

Tests für rotatorische Instabilitäten am Knie

AgSt	*zu testende Strukturen*
90° Knie-Flex O nach anterior	vorderes Kreuzband
90° Knie-Flex AR nach anterior	vorderes Kreuzband und posteromediale Kapsel
90° Knie-Flex IR (submaximal) nach anterior	vorderes Kreuzband und posterolaterale Kapsel
90° Knie-Flex O nach posterior	hinteres Kreuzband
90° Knie-Flex AR nach posterior	hinteres Kreuzband und posterolaterale Kapsel
90° Knie-Flex IR (submaximal) nach posterior	hinteres Kreuzband und posteromediale Kapsel

Übersicht: Testreihenfolge Knie

Aktive Tests
Schnelltest für das Hüftgelenk – Flex/Ext/IR/AR (Flex/IR/AR wird passiv ausgeführt)

Passive Tests
- Flex/Ext/AR/IR/Valgus-Test/Varus-Test (jeweils in Ext wie in 20° Flex)/Lachmann-Test/Pivot-Shift-Test/anterolaterale Schublade/Osteochondrose-Test/Meniskustests/Plica-Provokationstest/Retropatellartest/evtl. Kombinationstest Pivot-Shift und Lachmann

Widerstandstests
- Flex/Ext/AR/IR

gelenkspezifische Tests
- Traktion/Gleiten nach dorsal/Gleiten nach ventral/Gleiten nach medial/Gleiten nach lateral

Basisuntersuchung Knie

Technik
Flex Knie „Rückenlage"
passiv

Ausführung
fixierende Hand: flächig auf Oberschenkel, Pat.-Hüft-Flex nicht über 90°
bewegende Hand: am distalen Unterschenkel
Bewegungsrichtung: Knie-Flex

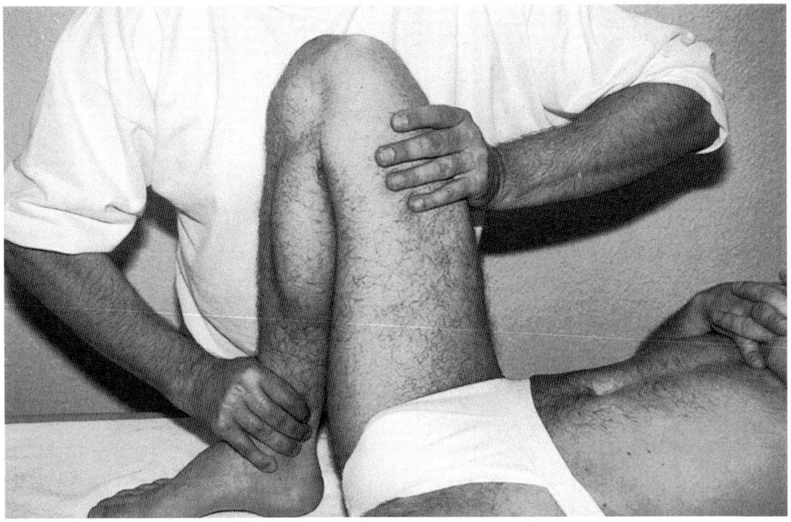

Befund
Quantität/Qualitätstest
wenn Schmerz anterior:
- Patellaspitzensyndrom (maximaler Schmerz bei Palpation des Apex patellae)
- Hoffitis (Schwellung unter dem Lig. patellae, erhöhte Spannung des Lig. patellae)
- Morbus Sinding-Larson, Morbus Osgood-Schlatter (röntgenologischer Nachweis)
- Bursitis infrapatellaris subtendinea und subcutanea (Druckdolenz auf der Bursa und Fluktuation)
- Plica-mediopatellaris-Syndrom (Plicaprovokationstest positiv)
- Affektion des Ramus articularis N. saphenus (Schmerzverschlimmerung durch Kryotherapie)
- Chondropathia patellae (Bestätigung durch Chondropathiatests)
- KM (je nach Stadium Schmerz vor Bewegungseinschränkung oder später)

wenn Schmerz posterior:
- Myositis ossificans des M. popliteus (maximaler Schmerz bei passiver Flex, sonographischer Nachweis)
- Baker-Zyste (Schwellung in der Kniekehle, passive Flex und passive Ext gleich schmerzhaft, sonographischer Nachweis, Hauptursache ist eine kleine Meniskusläsion)
- Meniskushinterhornschaden (Bestätigung durch Hinterhorntests, z.B. McMurrey, Apley, außerdem meist Blockade bei Flex-Bewegungen)
- posteromedialer, posterolateraler Kapselschaden (auch Rotationsschmerz)
- Ligamentum-cruciatum-posterior-Läsion (auch positiv: anterolaterale Schublade)

wenn Schmerz medial:
- Stieda pellegrini (Läsion Lig. collaterale mediale mit Mineralisierung im Ursprungsbereich des Bandes, röntgenologischer Nachweis)
- Basisläsion des medialen Meniskus (auch positiv: Payr-Test)

wenn Schmerz lateral:
- posteriore Blockade im proximalen Tibiofibulargelenk (Bestätigung durch Joint play)

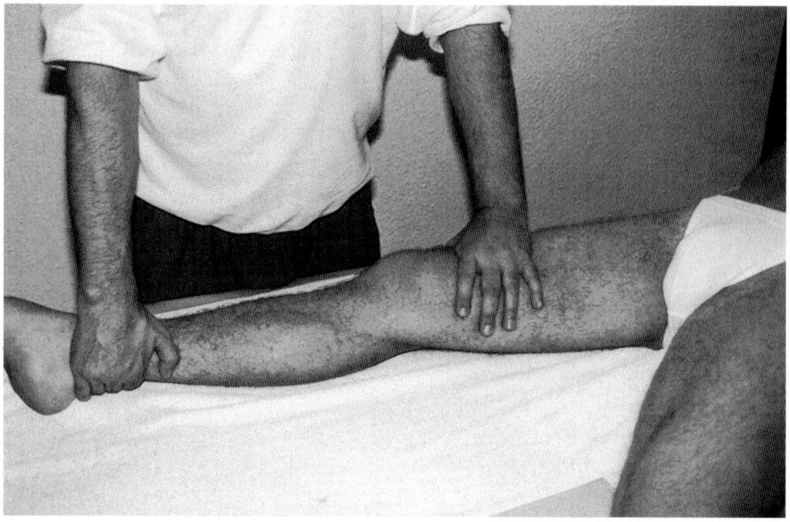

Technik
Knie Ext „Rückenlage“
passiv

Ausführung
fixierende Hand: auf proximalem Oberschenkel, nicht auf das Kniegelenk oder auf den Recessus suprapatellaris
bewegende Hand: am distalen Unterschenkel
Bewegungsrichtung: Knie-Ext bei Beachtung des Recessus suprapatellaris

Befund
Quantität/Qualitätstest
wenn Schmerz anterior:
- Meniskusvorderhornläsion (auch positiv: Steinmann I, Rotationsschmerz)
- Flake fracture (meist als Folge eines Hyperextensionstraumas, rezidivierende Bewegungsblockaden, Nachweis über Kernpsintomographie)
- KM (durch Bewegungseinschränkung Angulationsschmerz)

wenn Schmerz posterior:
- Baker-Zyste (aber auch Schmerz bei passiver Flex)
- posteriore Kapselläsion (aber auch Rotationsschmerz, Valgus-/Varusschmerz)
- Ligamentum-cruciatum-anterior-Läsion (auch positiv: Lachmann-Test)
- Insertionstendopathie M. popliteus (Dehnschmerz, aber maximaler Schmerz bei Flex mit IR gegen Widerstand)

wenn Schmerz medial:
- Läsion Lig. collaterale mediale (auch Valgusschmerz)
- Insertionstendopathie Pes anserinus superficialis (Dehnschmerz, maximaler Schmerz bei Flex mit IR gegen Widerstand)

Technik
Knie IR „Rückenlage“
passiv

Ausführung
fixierende Hand: auf proximalem Oberschenkel
bewegende Hand: Umfassen des Mittelfußes
Bewegungsrichtung: bei maximaler DE im OSG (zur Verriegelung) Drehen des Unterschenkels nach innen

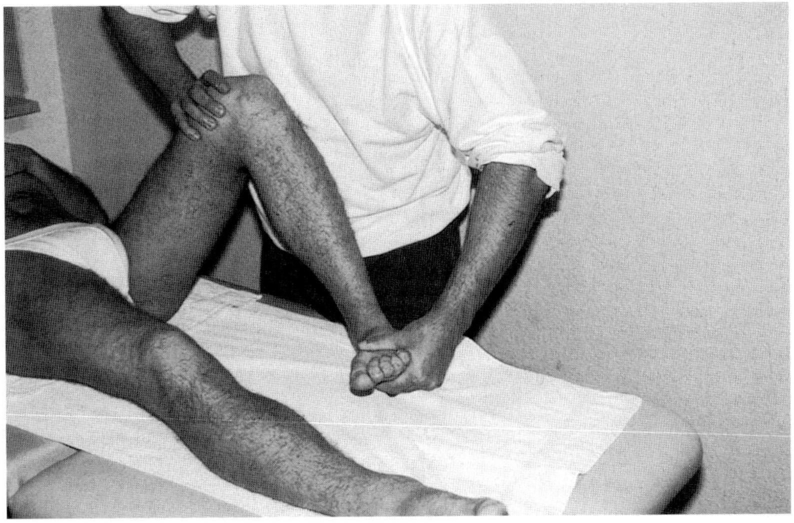

Befund
Quantität/Qualitätstest
wenn Schmerz anterior:
- Vorderhornläsion des medialen Meniskus (auch positiv: Steinmann-I-Test)
- Affektion der lateralen meniscotibialen Bänder (Dehnschmerz)

wenn Schmerz posterior:
- Hinterhornläsion des lateralen Meniskus (auch positiv: McMurray-Test)
- Läsion Lig. cruciatum anterior und posterior (auch positiv: Lachmann-Test und/oder anteriolaterale Schublade)
- Läsion posterolaterale Kapsel (auch schmerzhaft: Varus mit Ext)

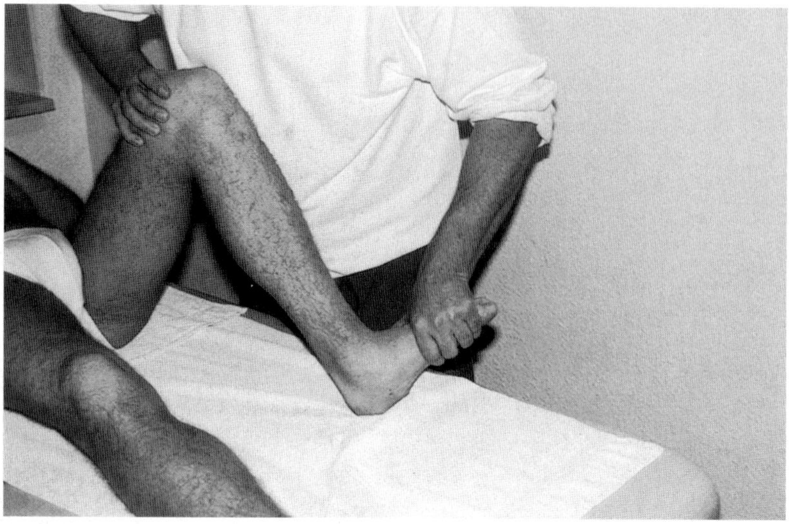

Technik
Knie AR „Rückenlage"
passiv

Ausführung
fixierende Hand: auf proximalem Oberschenkel
bewegende Hand: Umfassen des Mittelfußes
Bewegungsrichtung: bei maximaler DE im OSG (zur Verriegelung) Drehen des Unterschenkels nach außen

Befund
Quantität/Qualitätstest
wenn Schmerz anterior:
- Läsion der medialen meniscotibialen Bänder (maximaler Schmerz durch Dehnung)
- Vorderhornläsion des lateralen Meniskus (auch positiv: Steinmann-I-Test)
- Plica-mediopatellaris-Syndrom (Dehnschmerz, Plicaprovokationstest positiv)
- Läsion Lig. collaterale mediale (auch positiv: Valgustest)
- Affektion des Ramus articularis N. saphenus (auch passive Flex schmerzhaft, Kryotherapie verschlimmert Schmerz)

wenn Schmerz posterior:
- Hinterhorn des medialen Meniskus (auch positiv: McMurray-Test)
- Läsion posteromediale Kapsel (auch schmerzhaft: Valgus in Ext)
- dorsale Subluxation im PTFG (Bestätigung durch Joint play)

Bändertests Knie

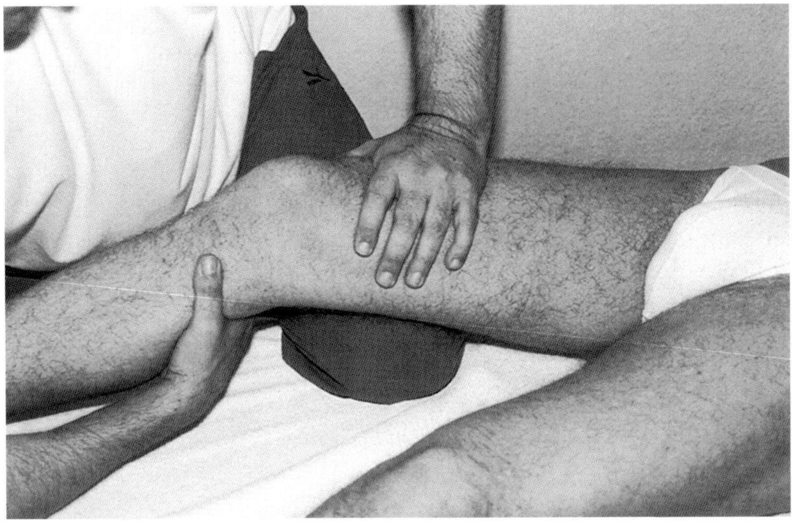

Technik
Bändertest Knie
Test nach Lachmann (modifiziert)
vorderes Kreuzband „Rückenlage"

Ausführung
fixierend: distaler Pat.-Oberschenkel zwischen Ther.-Oberschenkel und Ther.-Hand bei 20° Knie-Flex und ohne Hüftrotation
bewegende Hand: gelenknahes Untergreifen des Unterschenkels, Ther.-Ellbogen liegt auf
Bewegungsrichtung: nach ventral (wie Joint play)

Befund
Läsion Lig. cruciatum ant.
bei Läsion des vorderen Kreuzbandes entweder bei Testausführung Schmerz oder vergrößertes Ventralgleiten mit oder ohne Schmerz möglich
bei Ruptur: größeres Ventralgleiten ohne liegamentären Stop möglich

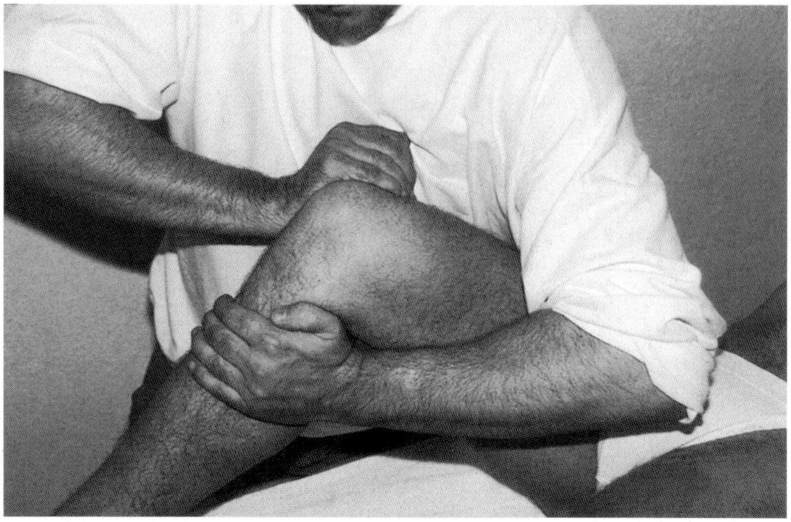

Technik
Bändertest Knie
anterolaterale Schublade
hinteres Kreuzband „Rückenlage“

Ausführung
fixierende distale Hand: Widerlagerung am lateralen Femurkondylus
bewegende proximale Hand: von posteromedial möglichst gelenknah am Tibiaplateau
Bewegungsrichtung: nach anterolateral

Befund
Läsion Lig. cruciatum post.
bei Läsion des hinteren Kreuzbandes entweder bei Testausführung Schmerz oder vergrößertes anterolaterales Gleiten mit oder ohne Schmerz möglich
bei Ruptur vergrößertes anterolaterales Gleiten ohne ligamentären Stop möglich

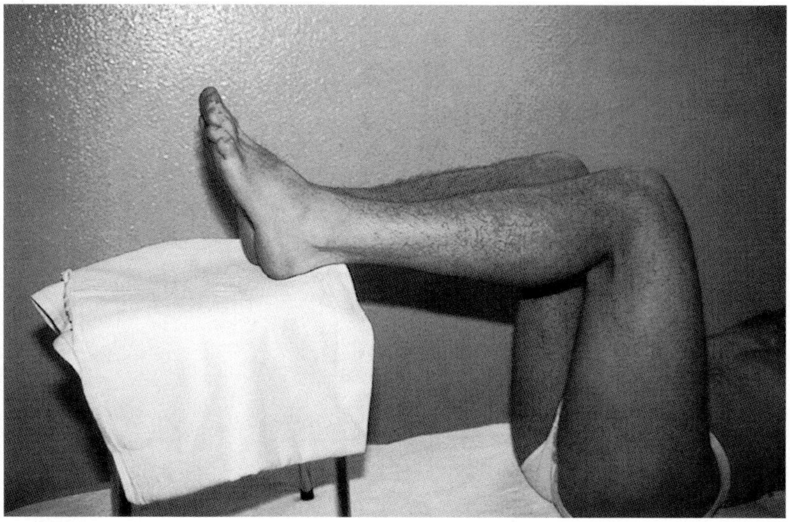

Technik
Bändertest Knie
Gravity sign hinteres Kreuzband „Rückenlage“

Ausführung
fixierend: je 90° Hüft- und Knie-Flex, Füße evtl. auf Hocker
bewegend: Schwerkraft
Bewegungsrichtung: nach dorsal

Befund
Läsion Lig. cruciatum post.
bei Ruptur des hinteres Kreuzbandes kommt es durch die Schwerkraft zum Absinken der Tibia

Technik
Valgusstreß „Rückenlage“

Ausführung
distale Hand: widerlagert von medial am Malleolus
proximale Hand: auf Kniegelenkspalt, gibt Kompression nach medial; Test wird ausgeführt in 20° Flex.
Bei Ausführung mit extendiertem Knie wird die posteromediale Kapsel getestet

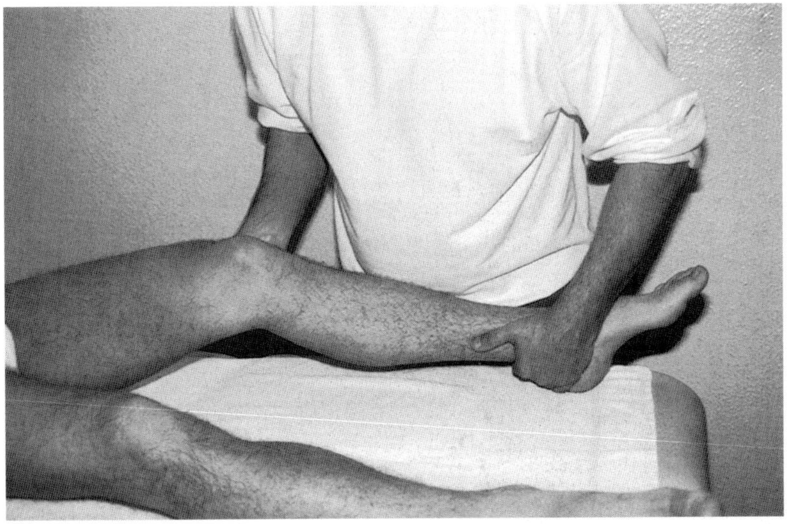

Befund
Läsion
Lig. collaterale tibiale
wenn Schmerz medial:
- Läsion Lig. collaterale mediale (ohne Mobilitätserhöhung = kleine Läsion; mit Mobilitätserhöhung = Teilruptur oder Ruptur des vorderen Kreuzbandes, aber dann ist auch Lachmann-Test positiv; ohne ligamentären Stop = Ruptur des Bandes mit/ohne Beteiligung der posteromedialen Kapsel, es entsteht ein Schnappphänomen

wenn Schmerz lateral:
- Läsion des lateralen Meniskus (Kompressionsschmerz)

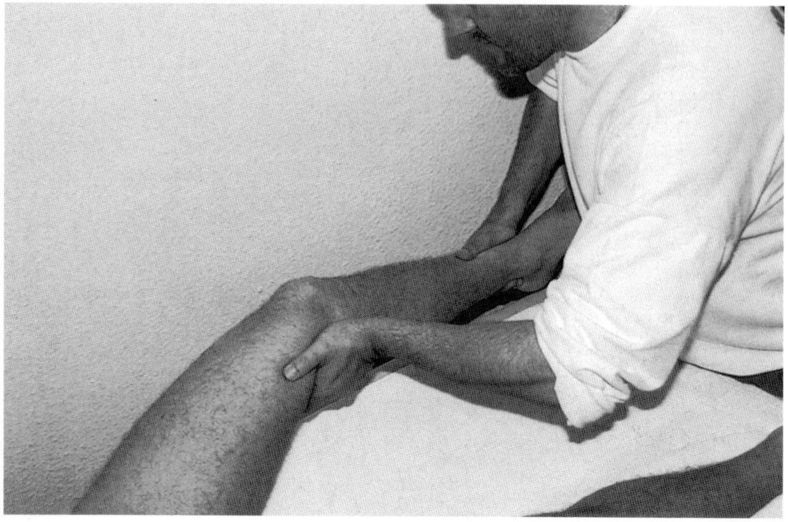

Technik
Varusstreß „Rückenlage"

Ausführung
distale Hand: widerlagert von lateral am Malleolus
proximale Hand: auf Kniegelenkspalt, gibt Kompression nach lateral; Test wird ausgeführt in 20° Flex
Bei Ausführung mit extendiertem Knie wird die posterolaterale Kapsel getestet.
!!! Unterschenkel sollte mit etwas IR gehalten werden !!!

Befund
Läsion
Lig. collaterale fibulare
wenn Schmerz lateral:
- Läsion Lig. collaterale laterale (ohne Mobilitätserhöhung = kleinere Läsion; mit Mobilitätserhöhung = Teilruptur oder Ruptur hinteres Kreuzband, aber dann auch anterolaterale Schublade positiv; Mobilitätserhöhung ohne ligamentären Stop = Ruptur des Kollateralbandes)
- Friktionssyndrom M. tensor fascia latae (maximaler Schmerz bei Palpation in Höhe des Condylus lateralis des Femur)
- Läsion posterolaterale Kapsel (maximaler Schmerz bei Varus in Ext)

wenn Schmerz medial:
- Läsion des medialen Meniskus (meist Basisanriß, Kompressionsschmerz, auch positiv: Payr-Test)

Technik
Kombinationstest aus Lachmann und Pivot-Shift „Rückenlage“

Ausführung
Unterschenkel wird mit distalem Oberarm an Ther.-Thorax fixiert. Distale Hand liegt von posterior an Tibiaplateau und hält gleichmäßigen Schub nach anterior. Durch Rumpfdrehung entsteht am Knie Valgusstreß. Proximale Hand gibt Schub von ventrolateral nach dorsomedial am distalen Oberschenkel (Hand ist proximal vom Recessus suprapatellaris; der Schub erfolgt als Impuls, um den Femur in die posteromediale Kapsel zu schieben, da diese bei Flex entspannt ist)

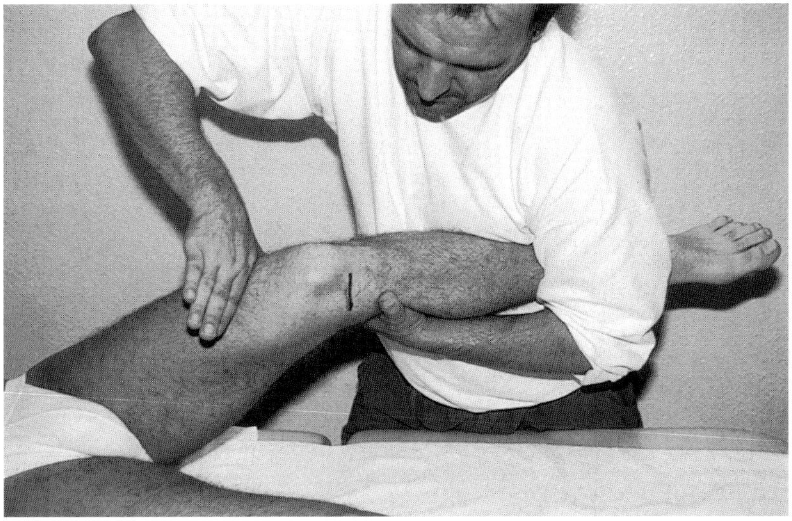

Befund
„unhappy triad“
wenn Schmerz medial (oder Mobilitätserhöhung):
- Läsion oder Ruptur Lig. cruciatum anterior
- und/oder Läsion oder Ruptur Lig. collaterale mediale
- und/oder Läsion oder Ruptur posteromediale Kapsel. Wenn alle Strukturen ruptiert sind, spricht man von einer „unhappy triad“

Plica-mediopatellaris-Test

Technik
Provokationstest
Plica mediopatellaris Knie „Rückenlage“

Ausführung
fixierende Hand: Umgreifen des Tibiaplateaus
bewegende Hand: mit Daumen, Schwimmhaut und Zeigefingergrundgelenk Kontakt am oberen lateralen Patellapol
Bewegungsrichtung: unter leichter Kompression auf oberen lateralen Patellapol nach distalmedial

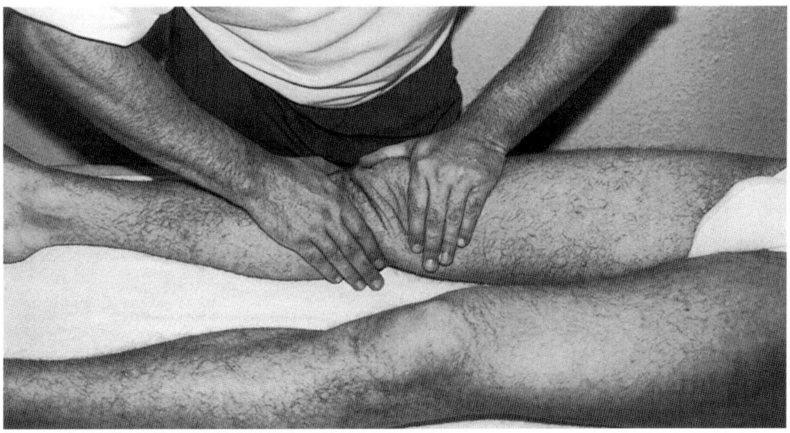

Befund
Läsion Plica mediopatellaris
durch Kompression entsteht der Schmerz

Osteochondrosis-dissecans-Test

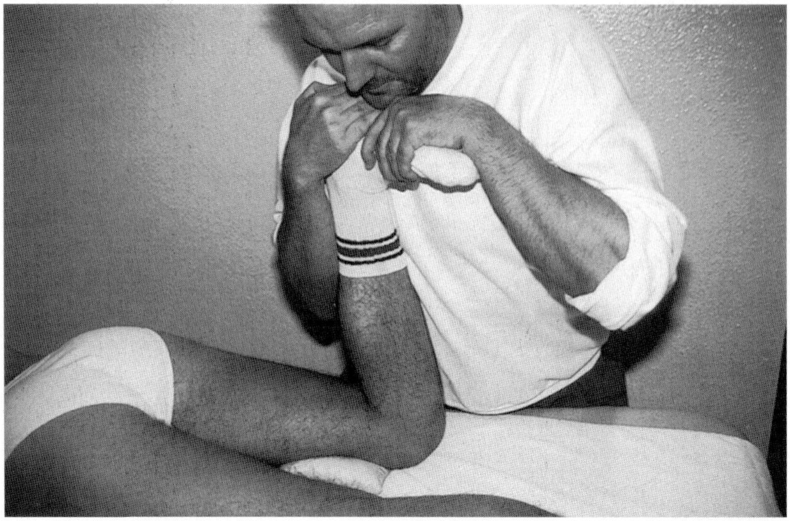

Technik
Provokationstest
Osteochondrosis-dissecans-Test
Knie „Bauchlage“

Ausführung
fixierend: Unterlage
bewegende Hände: Umfassen der Fußwurzel und des Mittelfußes
Ausgangsstellung: Knie-Flex bei maximaler Knie-IR

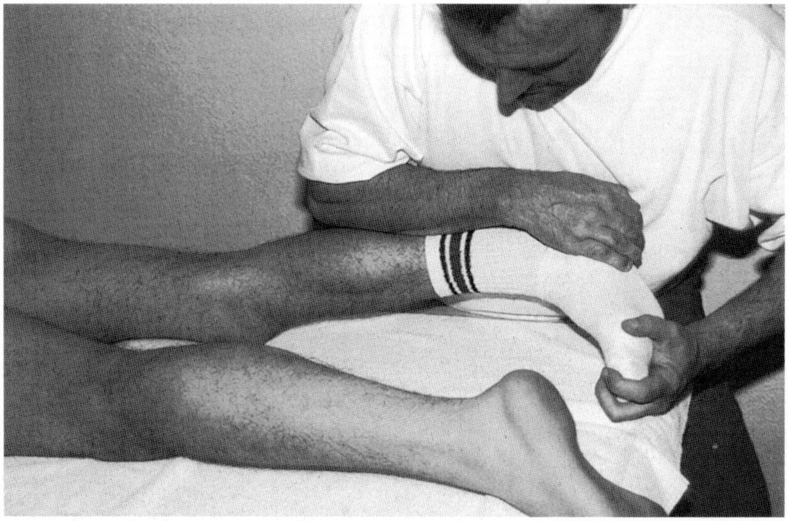

Ausführung (Fortsetzung)
Bewegungsrichtung: Knie-Ext unter Beibehaltung der IR und Kompression

Befund
positiver Test bei Osteochondrosis dissecans
Schmerz entsteht durch Kompression auf Dissecans in der entsprechenden Winkelstellung, ähnlich einem Painful arc

Meniskustests

Technik
Steinmann 1 „Rückenlage“

Ausführung
Bein wird mit IR/AR von 90° Flex in Ext passiv geführt

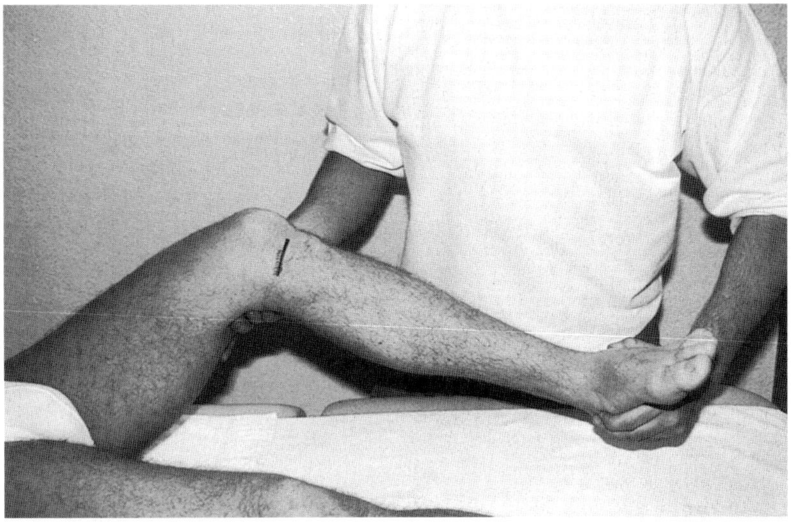

Befund
mit IR: Läsion Meniskusvorderhorn (medial)
mit AR: Läsion Meniskusvorderhorn (lateral)

Technik
Steinmann 2 „Rückenlage“

Ausführung
Palpation im Vorderhornbereich für maximalen Schmerzpunkt, dann passive Knie-Flex bis 90° aus Ext-Stellung

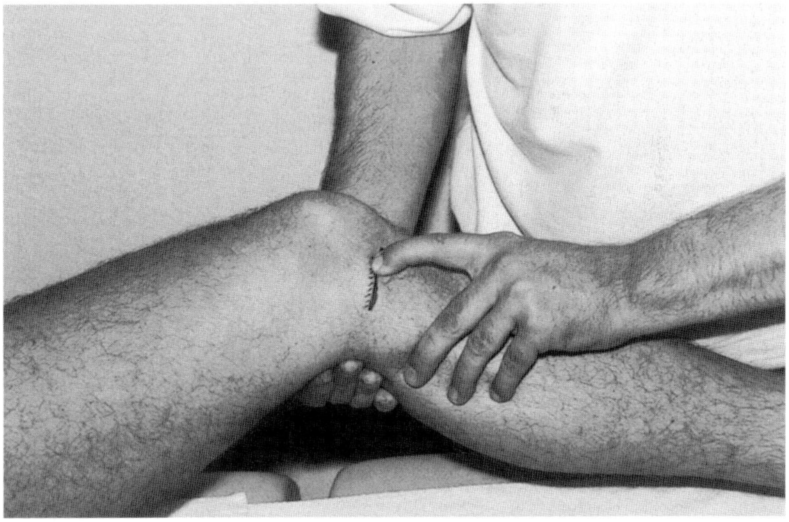

Befund
Läsion Meniskusvorderhorn (medial)
Schmerz verschwindet mit zunehmender Flex

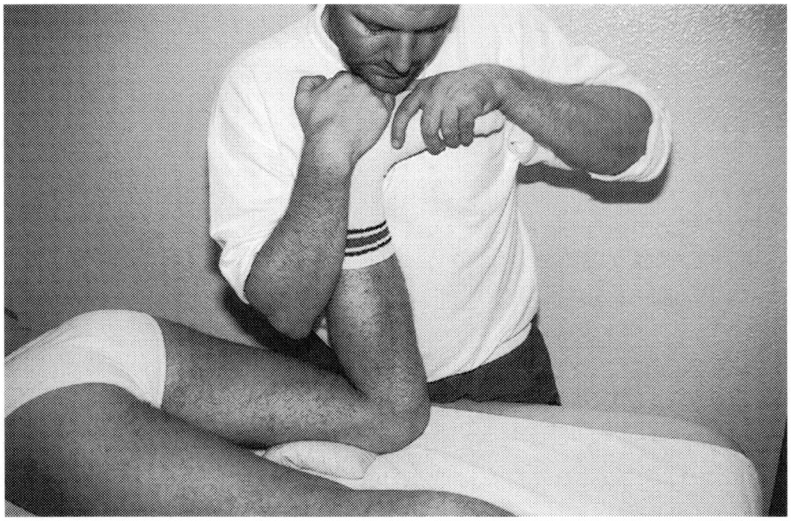

Technik
Aplay „Bauchlage“

Ausführung
axiale Kompression bei 90° Knie-Flex, dann maximale passive IR/AR

Befund
Läsion inneres Drittel medialer und lateraler Meniskus
wenn Schmerz bei AR:
- Hinterhornschaden des medialen Meniskus (Schmerz ist posteromedial)
- Vorderhornschaden des lateralen Meniskus (Schmerz ist anterolateral)

wenn Schmerz in IR:
- Hinterhornschaden des lateralen Meniskus (Schmerz ist posterolateral)
- Vorderhornschaden des medialen Meniskus (Schmerz ist anteromedial)
- Läsion der Ligg. cruciata anterior und posterior (dann aber auch Lachmann-Test und/oder anterolaterale Schublade positiv)

Technik
Payr „Rückenlage“

Ausführung
4er Zeichen, dann Kompression Richtung Bank

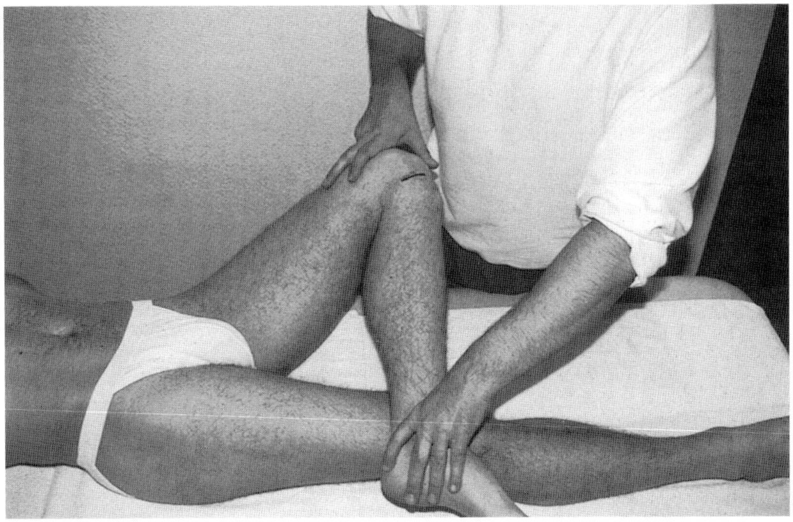

Befund
Schmerz medial:
Läsion Innenmeniskus (Basisschaden)
Schmerz lateral:
Läsion Lig. collaterale laterale

Technik
McMurray „Rückenlage“

AgSt
ca. 90° Knie-Flex, AR-Varusstellung

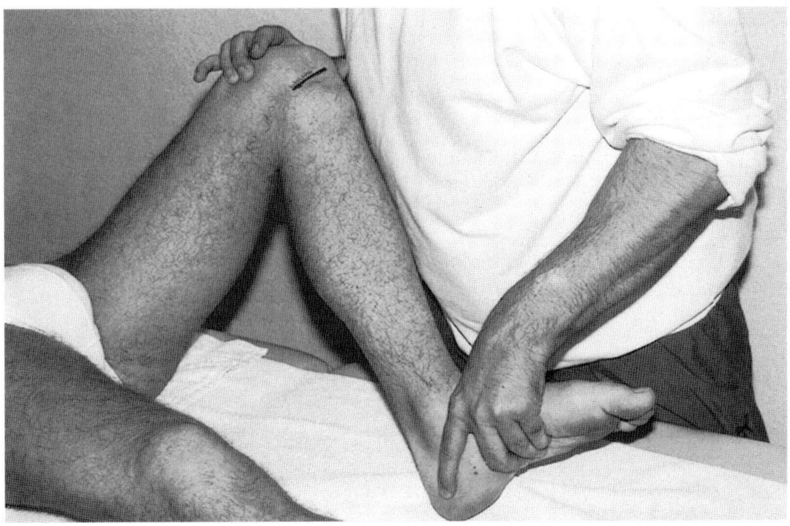

Befund
Läsion Hinterhorn medialer und lateraler Meniskus (Schmerz ist posteromedial oder posterolateral) bei Korbhenkelriß (Bewegungsblockade in Flex mit federndem Stop)

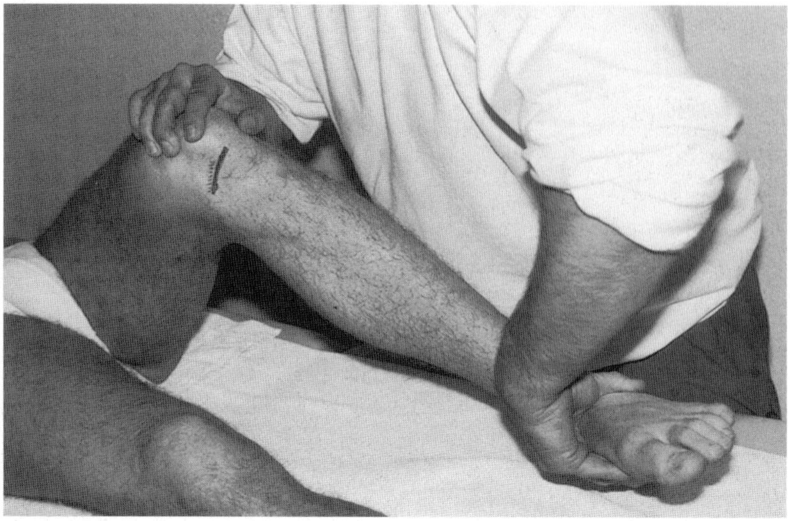

Ausführung
Bewegung in maximale Knie-Flex Rotationswechsel (in IR) Valgisierung und zunehmende Ext im Knie

Folgende Diagonalen sind außerdem möglich:
1) Flex-Bewegung mit IR und Varus – Ext-Bewegung mit AR und Valgus
2) Flex-Bewegung mit AR und Valgus – Ext-Bewegung mit IR und Varus
3) Flex-Bewegung mit IR und Valgus – Ext-Bewegung mit AR und Varus

Die distale Hand führt Flex/Ext sowie IR/AR aus. Die proximale Hand führt Varus/Valgus aus. Die endgradige Flex und der Rotationswechsel müssen schnell und gleichzeitig erfolgen!

Gelenkspezifische Tests Knie

Technik I II III
Traktion „sitzend“

Ausführung
fixierend: Unterlage
bewegende Hand: Umgreifen des Unterschenkels, palpierender Daumen im Gelenkspalt
Bewegungsrichtung: in distaler Unterschenkelverlaufsrichtung. Traktion leichte Vibration dorsal/ventral = oszillierend

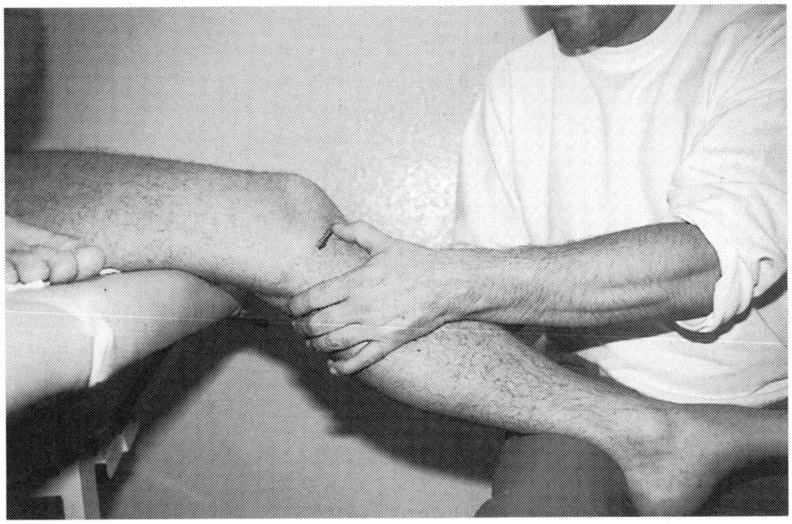

Befund
Mobilitätstest
Arthrose
Flex-/Ext-Einschränkung

Technik I II III **oder** I II III
TG Knie
Tibia nach medial „Rückenlage“

Ausführung
fixierende Hand: am medialen Femurkondylus
bewegende Hand: am lateralen Tibiaplateau
Bewegungsrichtung: nach medial

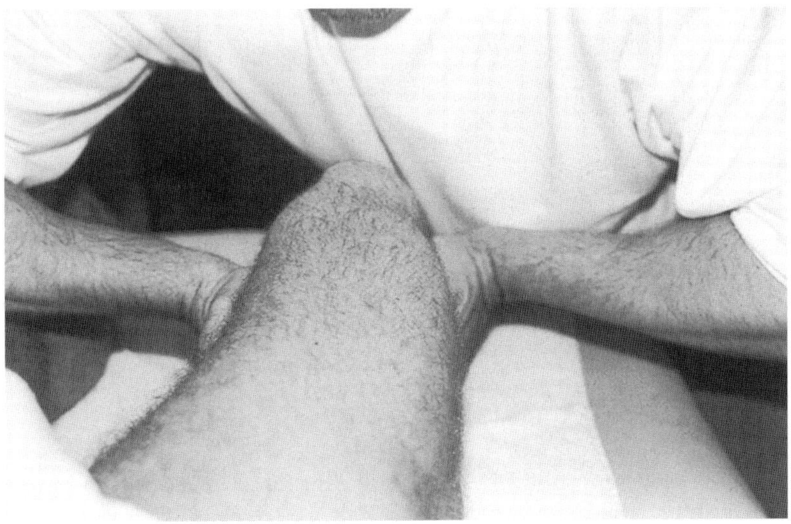

Befund
herabgesetzt bei eingeschränkter IR und Flex

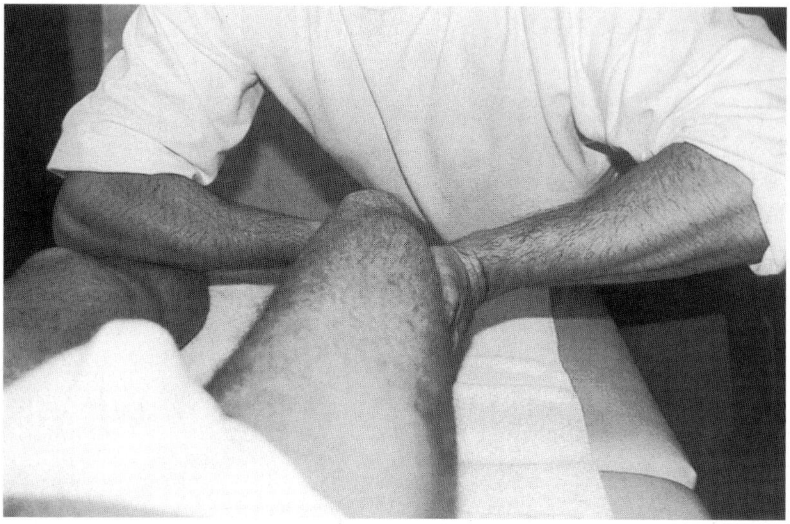

Technik oder

TG Knie

Tibia nach lateral „Rückenlage“

Ausführung

fixierende Hand: am lateralen Femurkondylus

bewegende Hand: am medialen Tibiaplateau

Bewegungsrichtung: nach lateral

Befund

herabgesetzt bei eingeschränkter AR und Ext

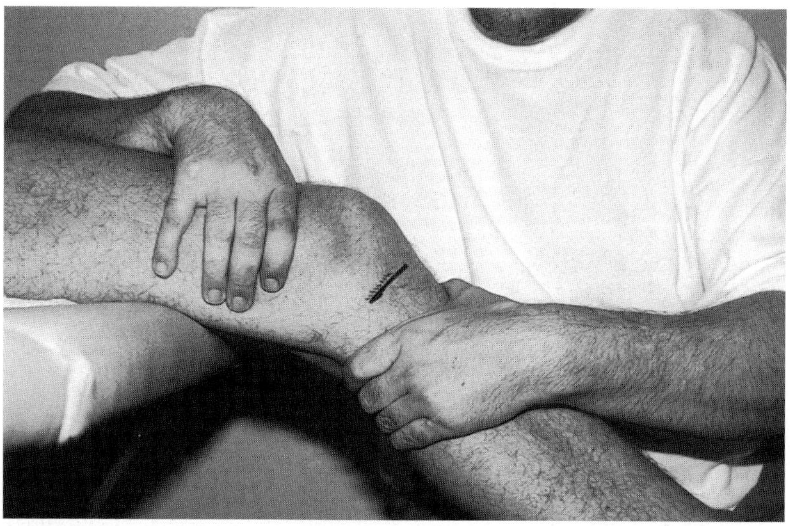

Technik

TG Knie

Tibia nach ventral und dorsal „sitzend“

Ausführung

fixierend: Oberschenkel auf Unterlage, Knie bleibt frei

bewegend: distale Hand umfaßt proximalen Anteil der Tibia

Bewegungsrichtung: ventral/dorsal

Beachte 8° Dorsalneigung des Tibiaplateaus!

Befund

Joint play

nach dorsal hypomobil bei eingeschränkter Flex mit/ohne eingeschränkter IR

nach ventral hypomobil bei eingeschränkter Ext mit/ohne eingeschränkter AR

Übersicht: Therapieschema Knie

Einschränkung: Flexion
- Traktion aus RP
- Traktion aus VP (mehr Flex)
- Gleiten nach posterior
- Gleiten nach posterior mit IR-Impuls
- Gleiten mit lateralem Tibiacondylus nach anterior (nur für endgradige Einschränkung)
- evtl. Dehnung des Recessus suprapatellaris

Einschränkung: Extension
- Traktion aus RP
- Traktion aus VP (mehr Ext)
- Gleiten nach anterior
- Gleiten nach anterior mit AR-Impuls („geschlossene Kette“)

Einschränkung: Innenrotation
- Behandlung wie Flex-Einschränkung mit zusätzlichem Gleiten nach medial

Einschränkung: Außenrotation
- Behandlung wie Ext-Einschränkung mit zusätzlichem Gleiten nach lateral

Behandlungstechniken Knie

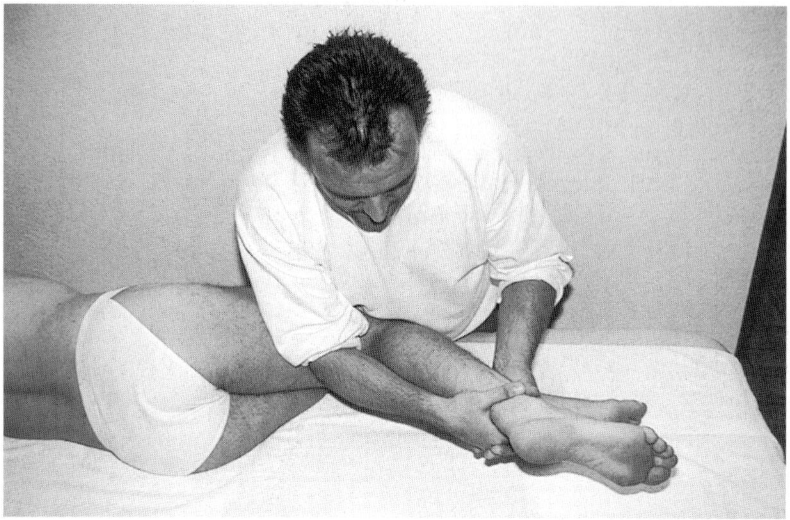

Technik I II III

Traktionsmobilisation
Knie „Seitenlage“

Ausführung
fixierend: Ther.-Ellbogen von dorsal auf distalem Pat.-Oberschenkel
bewegende Hände: Umgreifen der Malleolargabel
Bewegungsrichtung: in distaler Unterschenkelverlaufsrichtung durch Pat.-Kniebeugung (wird passiv ausgeführt)

Befund
Flex-/IR-Einschränkung
Arthrose

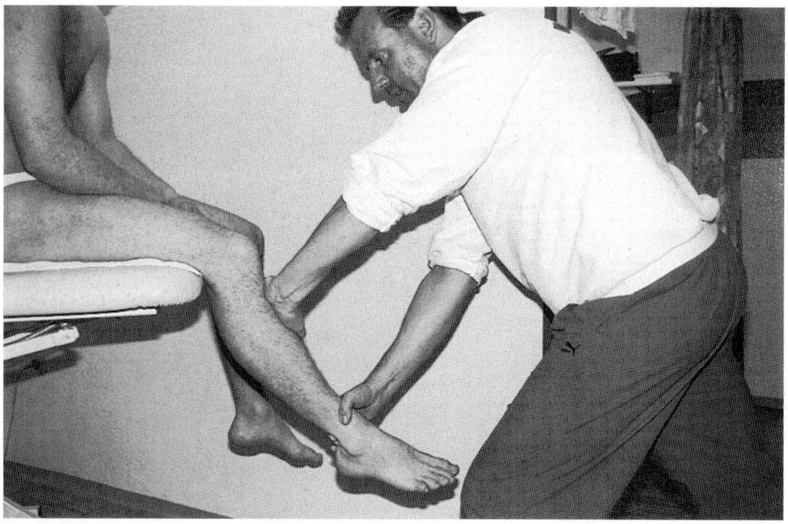

Technik I II III

TG
Knie
Tibia nach posterior „sitzend“

Ausführung
fixierend: Unterlage. Bei Ausgangsstellung über 90° Knie-Flex Unterschenkel über hochgestelltes Kopfteil hängen lassen
bewegende Hände: proximale Hand von ventral auf proximalen Tibiakopf, Hand gegenläufig auf Malleolargabel
Bewegungsrichtung: senkrecht zur Unterschenkelverlaufsrichtung nach posterior mit beiden Händen gleichzeitig
Beachte 8° Dorsalneigung des Tibiaplateaus!

Befund
eingeschränkte Flex und IR

Technik
TG
Knie
Tibia nach anterior „Bauchlage“

Ausführung
fixierend: Unterlage; Oberschenkel wird unterlegt bei Freilassen der Patella
bewegende Hände: proximale Hand von dorsal auf proximalen Tibiakopf, distale Hand gegenläufig auf Malleolargabel
Bewegungsrichtung: senkrecht zur Unterschenkelverlaufsrichtung nach anterior mit beiden Händen gleichzeitg.
Beachte 8° Dorsalneigung des Tibiaplateaus!

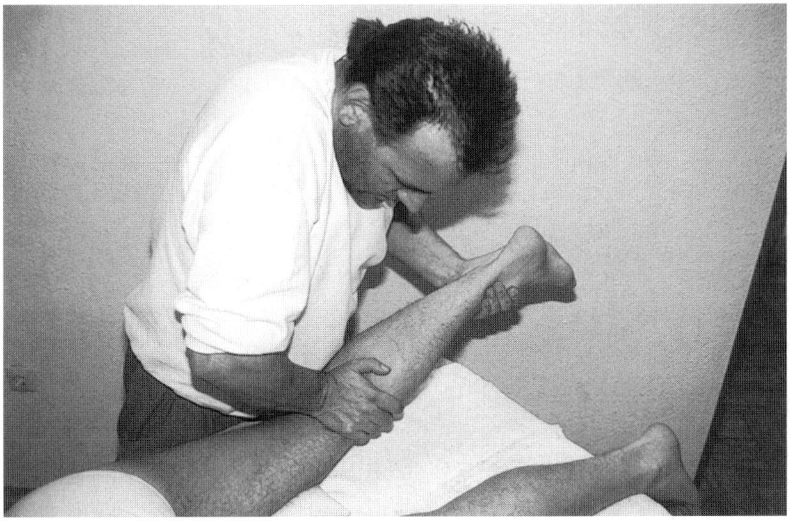

Befund
eingeschränkte AR und Ext

Technik
Traktionsmobilisation
Knie „Bauchlage“

Ausführung
fixierend: Gurt über distalen Oberschenkel
bewegende Hände: Umgreifen der Malleolargabel
Bewegungsrichtung: in distaler Unterschenkelverlaufsrichtung

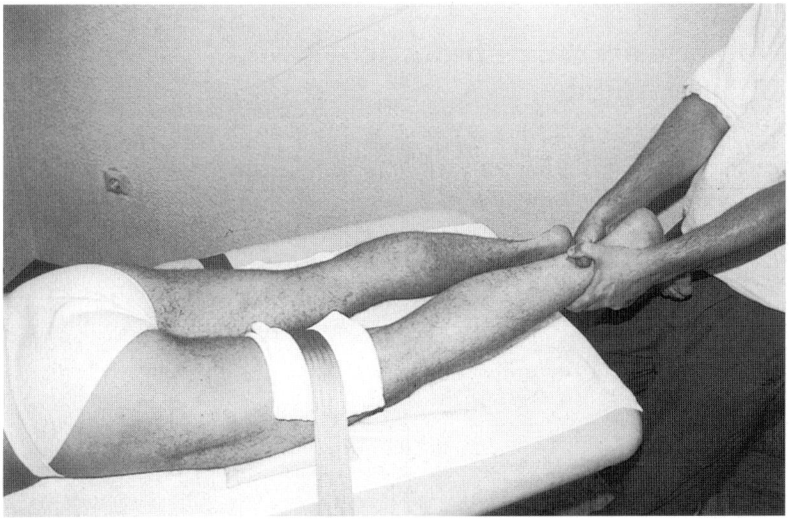

Befund
Ext-/AR-Einschränkung
Arthrose

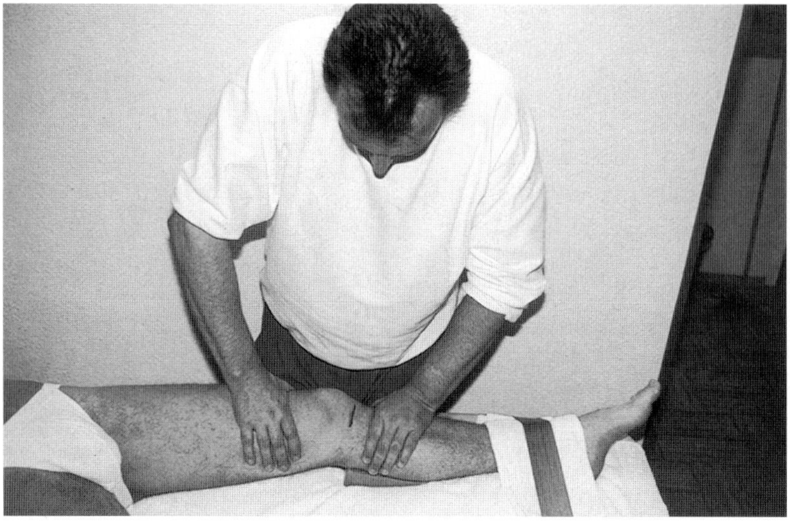

Technik I—II—III

TG
Knie
Femur nach posterior
„geschlossene Kette"
„Rückenlage"

AgSt
Unterschenkel wird proximal mit Keil unterlagert, distal mit Gurt fixiert
Ausführung:
fixierend: distale Hand fixiert Unterschenkel auf Keil
bewegend: proximale Hand gibt Schub auf den distalen Oberschenkel Richtung Bank bis Stufe 2, dann IR-Impuls in Stufe 3

Befund
endgradige Ext-Einschränkung

Biomechanik Knie – beschrieben wird Tibiabewegung –

Flex	Ext	IR	AR
Gleiten nach dorsal	Gleiten nach ventral	Gleiten nach nur medial dorsal	Gleiten nach nur medial ventral
ab 70° geht lateraler Kondylus nach ventral	bis 70° geht lateraler Kondylus nach dorsal		
ist mit IR kombiniert	ist mit AR kombiniert		

Kapselmuster

Flex : Ext ≙ 4 : 1

Tabelle 3.2 Befundschema Knie

Test	Affektion																
	KM	Me	BaZ	C.li	mtL	Pl	C.m.	C.l.	vKB	hKB	amrI	alrI	pmrI	plrI	ChPa	pmK	plK
pFlex	X	X	X	X						X							
pExt	X	X	X	X					X						X	X	X
pIR		X			X												
pAR		X			X	X	X										
ExtValA									X							X	
ExtVarA									X								X
ValA							X										
VarA								X									
PlicaT						X											
Lachmann									X								
90vorSch									X		X	X					
90hinSch										X			X	X			
90vorSchIR												X		X			
90vorSchAR											X		X				
90hinSchIR											X		X				
90hinSchAR												X		X			
antlatSch										X							
Pivot-Shift									X								X
Payr		X															
Apley		X															
Steinmann 1		X															
Steinmann 2		X															
McMurray		X															
UmgreifT															X		
PfründschesZ															X		
ZohlenZ															X		
ProvT															X		

Erläuterungen zu Tabelle 3-2

KM Kapselmuster, *Me* Meniskus, *BaZ* Baker-Zyste, *C.li.* Corpus librum, *mtL* Meniskotibiale Ligamente, *Pl* Plica mediopatellaris, *C.m.* Lig. collaterale mediale, *C.l.* Lig. collaterale laterale, *vKB* vorderes Kreuzband, *hKB* hinteres Kreuzband, *amrI* anteromediale rotatorische Instabilität, *alrI* anterolaterale rotatorische Instabilität, *pmrI* posteromediale rotatorische Instabilität, *plrI* posterolaterale rotatorische Instabilität, *ChPa* Chondropathia patellae, *pmK* posteromediale Kapsel, *plK* posterolaterale Kapsel, *p* passive, *Flex* Flexion, *Ext* Extension, *IR* Innenrotation, *AR* Außenrotation, *ValA* Valgus-Aufklappbarkeit, *VarA* Varus-Aufklappbarkeit, *T* Test, *90vorSch* in 90° Knieflex geprüfte vordere Schublade, *90hinSch* in 90° Knieflex geprüfte hintere Schublade, *antlatSch* anterolaterale Schublade, *Z* Zeichen, *ProvT* Patellaprovokationstest im Stehen

Kapitel 4: Knie/Fuß

Gelenkmechanik Knie

Femoropatellargelenk

Gelenkphysiologie

Die Patella ist ein Sesambein. Sie gleitet auf der Facies patellaris femoris. Bei extendiertem Knie hat die Patella keine Führung, sie beginnt bei ca. 20° Flex. Passiv sind folgende Freiheitsgrade möglich: *proximal/distal, medial/lateral, IR/AR.*
Bei aktiver Knie-Flex kommen folgende Komponenten zum Tragen:
Distalisierung = Zug des Lig. patellae,
Lateralisierung (Shift) = Führung durch Facies patellaris femoris bzw. M. tensorfacialatae,
Kippung (Tilt) = Form der Feuerkondylen,
IR = durch IR der Tibia bei Flex und Zug vom Lig. patellae.
Zwischen 60° und 90° Knie-Flex hat die Patella die größte Auflagefläche auf den Kondylen. Die letzte Führung liegt auf der medialen Seite an der Facette nach Odd.

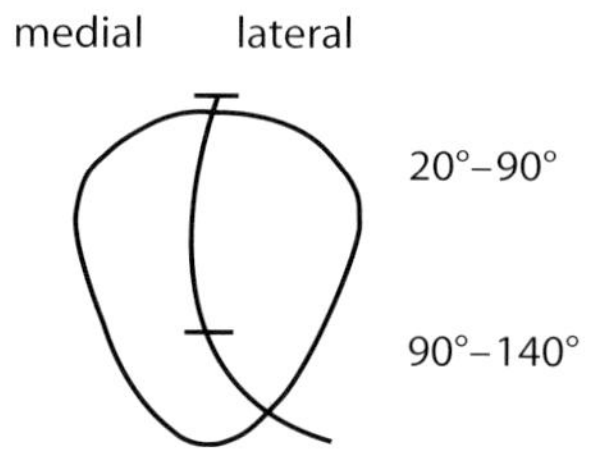

Verlauf der Patellabewegung von Ext in Flexion

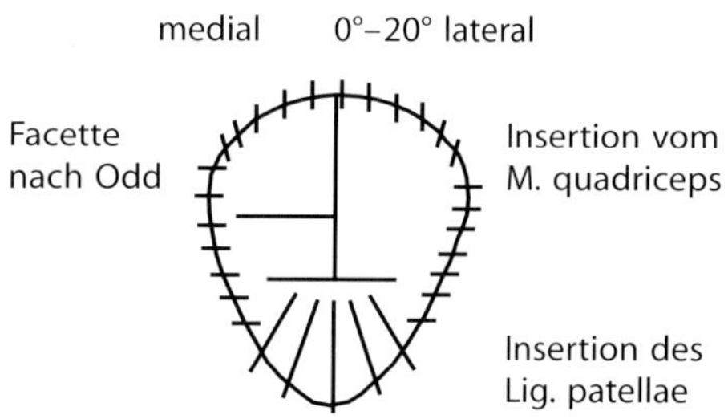

Ansicht Patellarückseite

Ruhestellung („maximally loose packed position")

Maximale Ext im Kniegelenk

Verriegelte Stellung („maximally close packed position")

Maximale Flex im Kniegelenk

Kapselmuster

Nicht vorhanden
(Bei chondropathischen oder arthrotischen Veränderungen des retropatellaren Knorpels findet sich bei 60–90° Knie-Flex meist die stärkste Schmerzprovokation. Als Ausnahme gilt bei Affektion der Facette von Odd ein Maximalschmerz bei 140° Knie-Flex.)

Patellatests

Technik 1. Teil
Patellaspurung
Femoropatellargelenk
„Rückenlage“

Ausführung
palpierender Finger: medialer Patellarand im Gelenkspalt bei extendiertem Knie

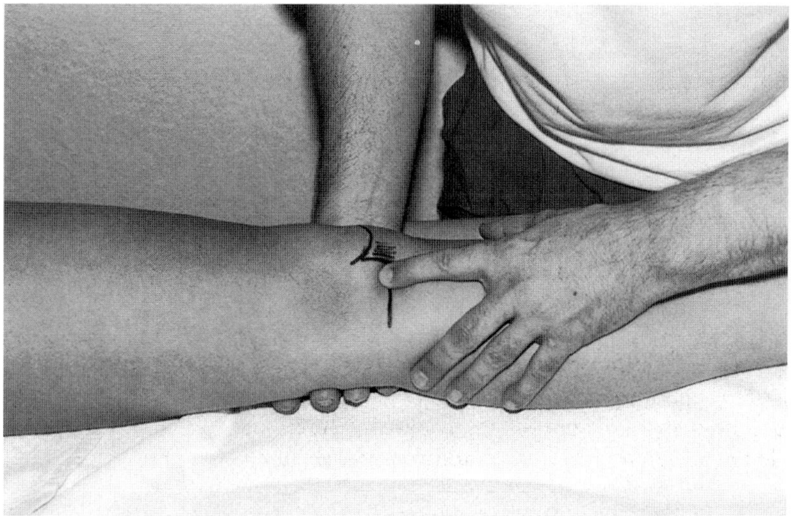

Technik 2. Teil
Patellaspurung
Femoropatellargelenk
„Rückenlage“

Ausführung
bewegend: Knie-Flex durch Ther.

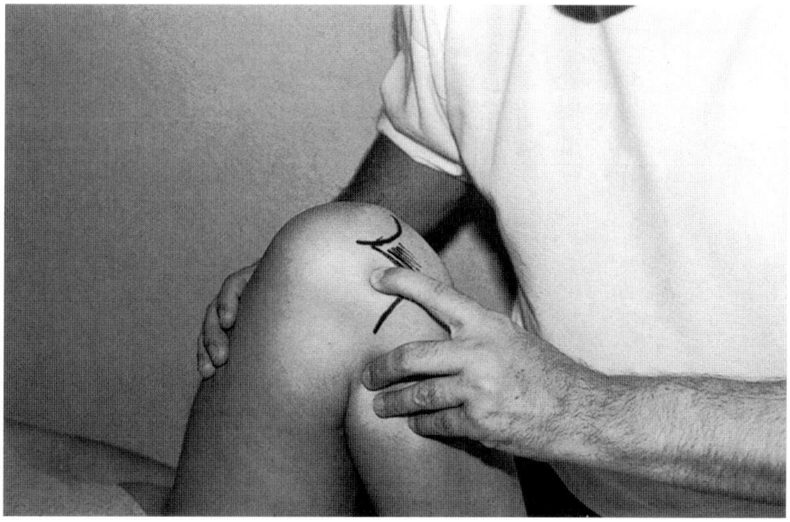

Befund
Lateralisierung der Patella maximal um ein Drittel ihrer Breite (physiologisch)

Technik
Q-Winkel
Knie „stehend“

Ausführung
Linie 1: Tibia – Mitte Patella
Linie 2: Mitte Patella – Spina iliaca anterior superior

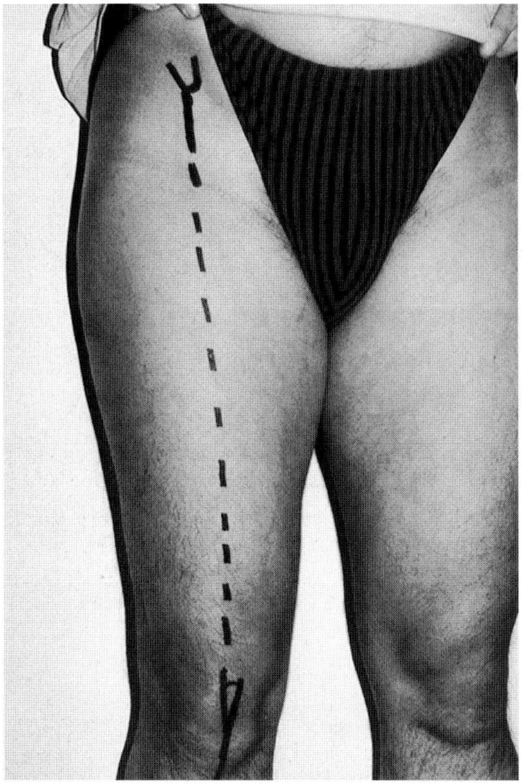

Befund
normal: 10° bei Frauen, 15° bei Männern

Chondropathia-Patellae-Tests

Umgreiftest

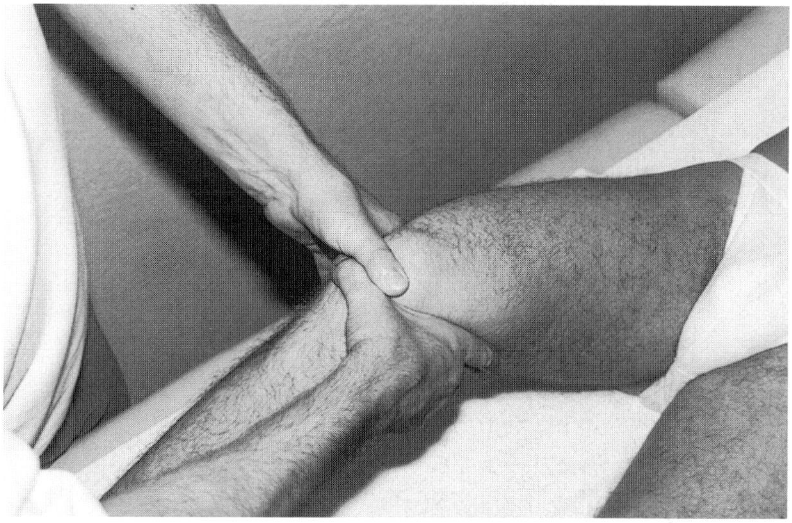

Ausführung
unter zunehmender Flex, Kompression mit beiden Daumen auf Patella

Abgewandeltes Zohlenzeichen

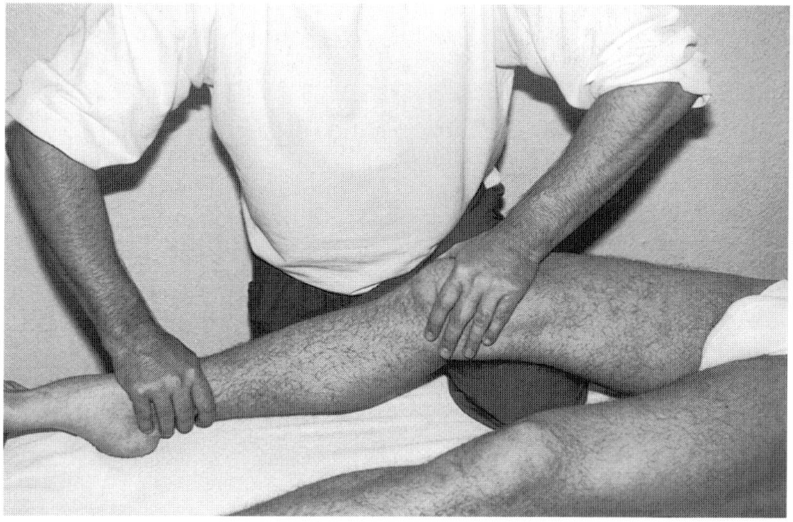

Ausführung
Beginnend bei ca. 20° Knie-Flex, Distalisierung der Patella, dann aktives Anspannen des M. quadriceps femoris

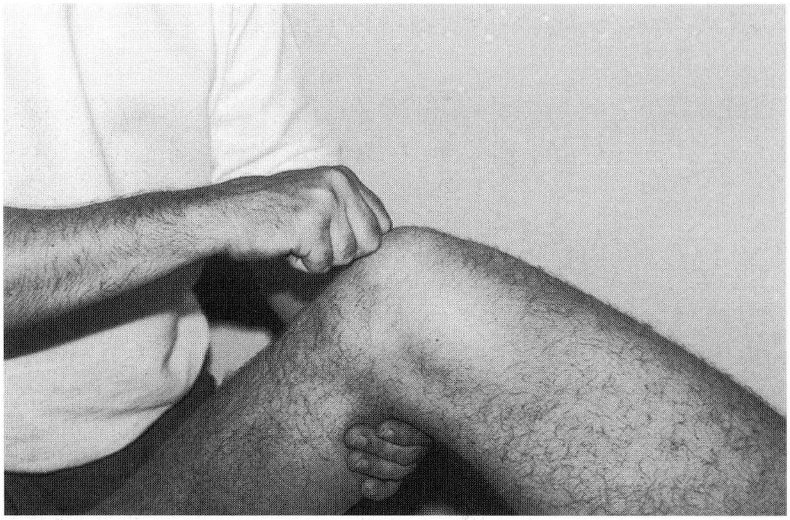

Pfründsches Zeichen

Ausführung
unter zunehmender Flex, Klopftest auf ventrale Patellaseite

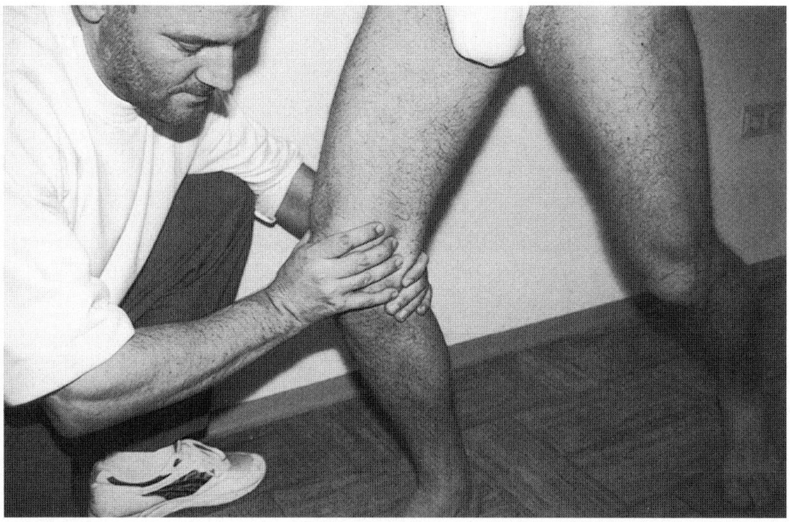

Provokationstest

Ausführung
I. Schrittstellung des Patienten
II. zunehmende Flex zwischen 20°–90° bei gleichzeitiger Kompression der Patella durch den Ther.

Behandlungstechniken Patella

Technik
Patellapumping
(hier in 20° Flex)
Femeropatellargelenk
„Rückenlage“
möglich auch als „Knorpelmassage“

Ausführung
fixierend: Unterstützung des Pat.-Knies durch Sandsack und Ther.-Hand
bewegende Hände: auf Patella übereinander
Bewegungsrichtung: dorsal „pumpend“

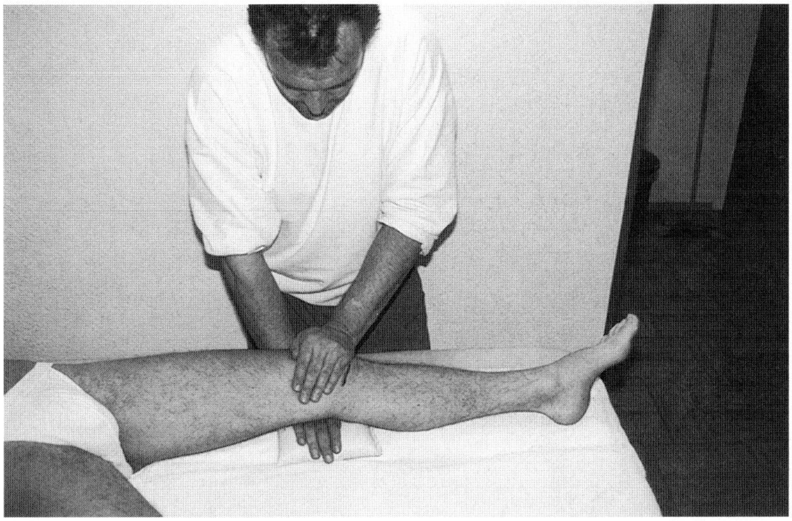

Befund
retropatellarer Schmerz oder synoviale Konsistenzveränderung (erhöhte Adhäsion)

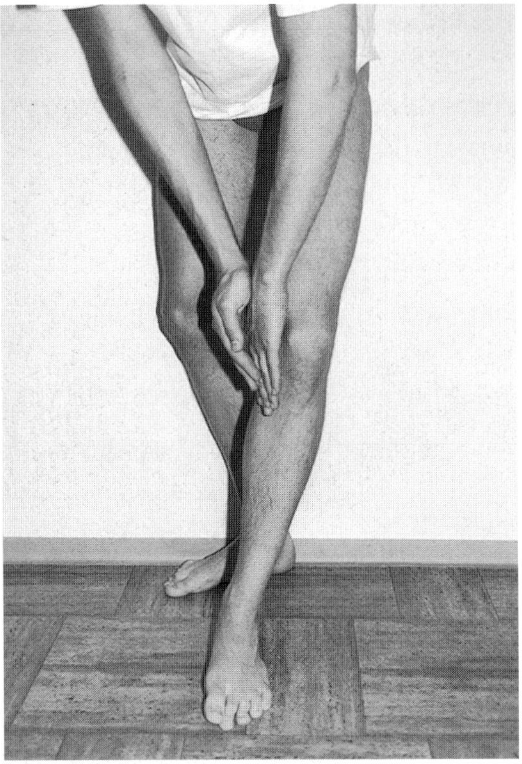

Technik
Kräftigung M. vastus medialis pars obliquus
Femoropatellargelenk
„stehend"

Ausführung
Stand auf Fußaußenrand bei leichter Knie-Flex. Die Hände liegen übereinander auf M. vastus medialis, der Widerstand kommt von medial. Langsames Ein- und Ausschwellen der Kraft, um eine isometrische Anspannung zu erzielen

Befund
habituelle Patellaluxation

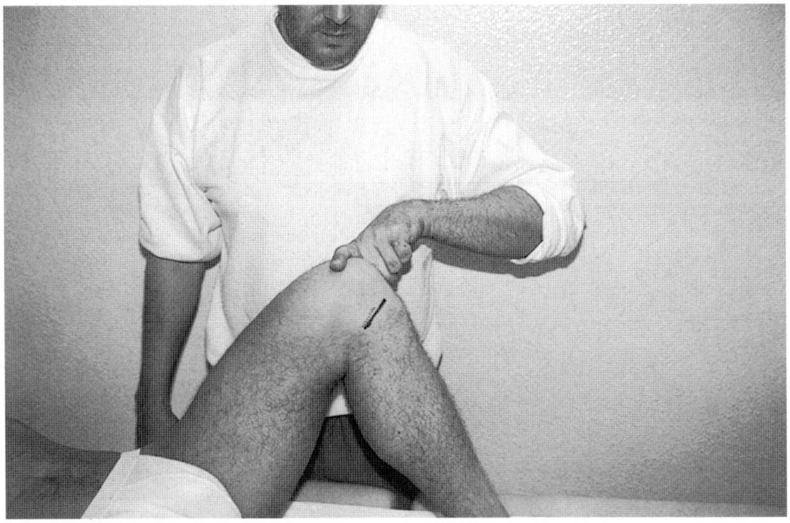

Technik
Dehnung Recessus suprapatellaris
Knie „Rückenlage"

Ausführung: *AgSt = an die Barriere der Flex*
Zeigefinger von kranial auf die Basis der Patella

Befund
eingeschränkte Flex und hypomobile Patella

Technik (Fortsetzung)
Dehnung Recessus suprapatellaris
Knie „Rückenlage“

Ausführung
bewegende Hand: von kranial auf den Zeigefinger
Bewegungsrichtung: Patella nach distal

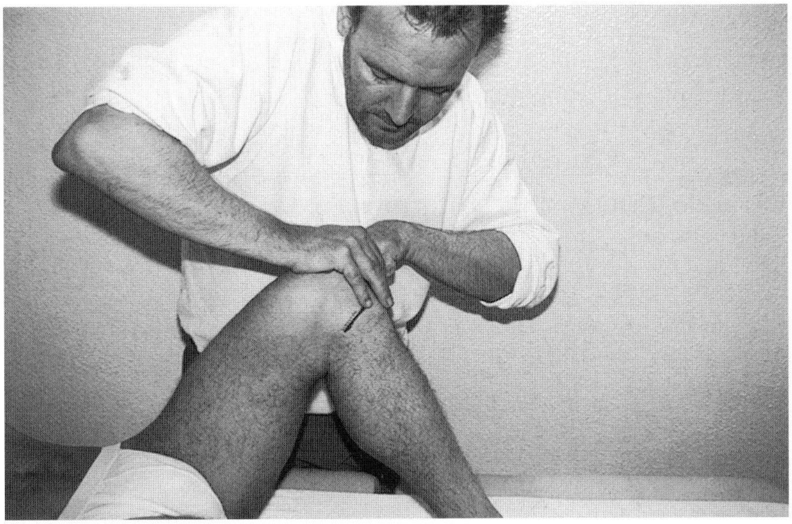

Befund
eingeschränke Flex und hypomobile Patella

Technik
Dehnung Lig. Kaplan 2
Knie „Rückenlage“

Ausführung: *AgSt = Knie-Ext*
fixierend: Unterlage; distale Hand fixiert zusätzlich am Unterschenkel
bewegende Hand: von kraniolateral an Patella
Bewegungsrichtung: Patella nach mediokaudal

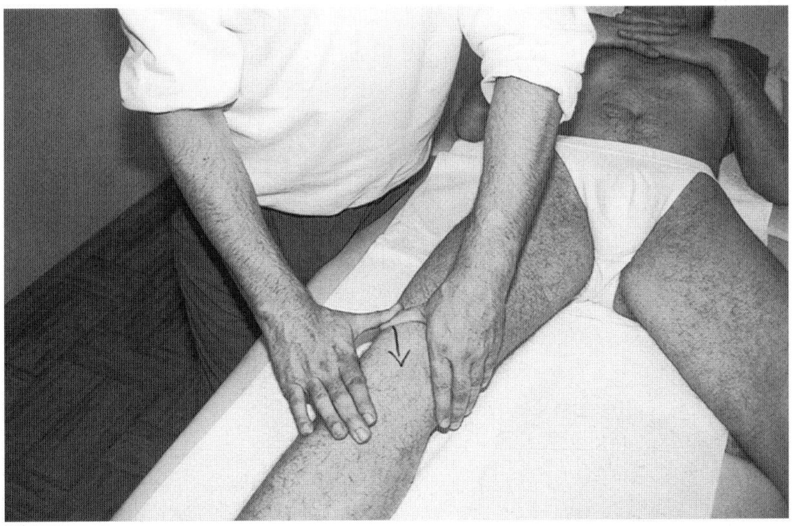

Befund
muskuläre Dysbalance durch Zug vom M. tensor fascia latae

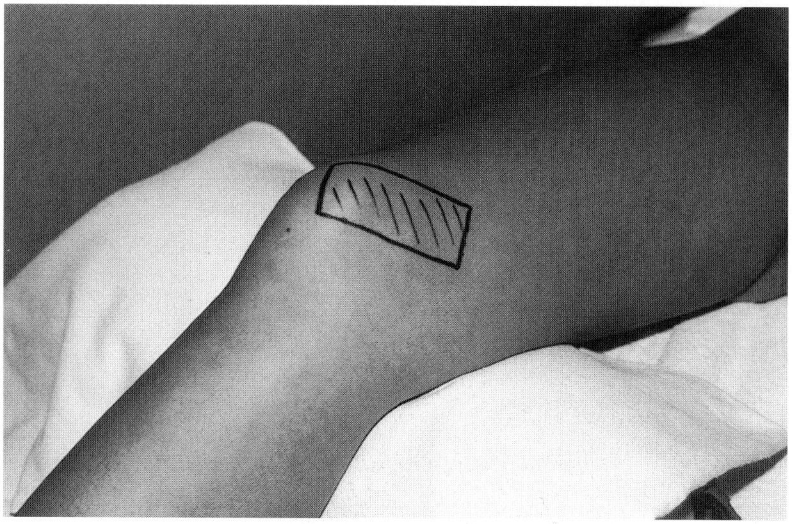

Lokalisation des Tapestreifens bei habitueller Patellaluxation

Ziel
Stimulation des Vastus medialis durch taktilen Reiz des Tapestreifens über die Haut

Oberflächenanatomie Fuß

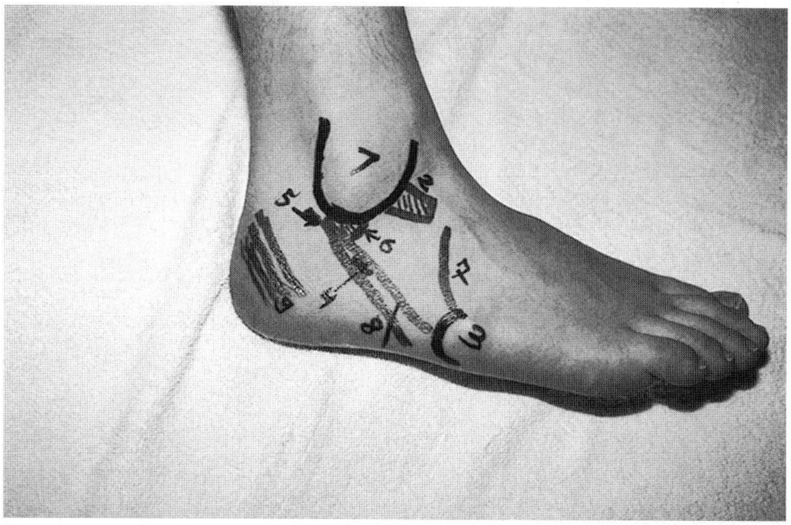

1) Malleolus lateralis
2) Lig. talofibulare anteriore
3) Basis Os metatarsale V
4) Trochlea peribeu
5) M. peroneus longus
6) Lig. calcaneofibulare
7) M. peroneus tertius
8) M. peroneus brevis

9) Insertion der Achillessehne (auf allen Bildern zu sehen)
HV = hypovaskuläre Zone

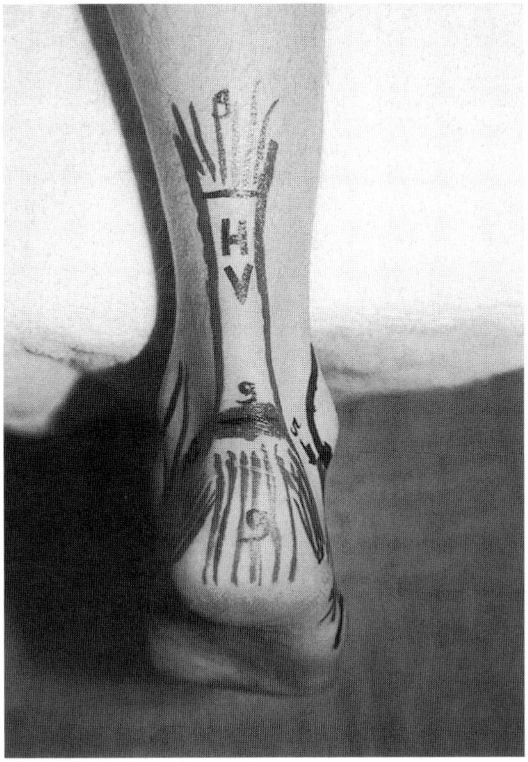

10) Malleolus medialis
11) Sustentaculum tali
12) Sehnenscheide M. flexor hallucis longus
MT 1 = Os metatarsale 1
C = Os cuneiforme 1
N = Os naviculare
T = Talus

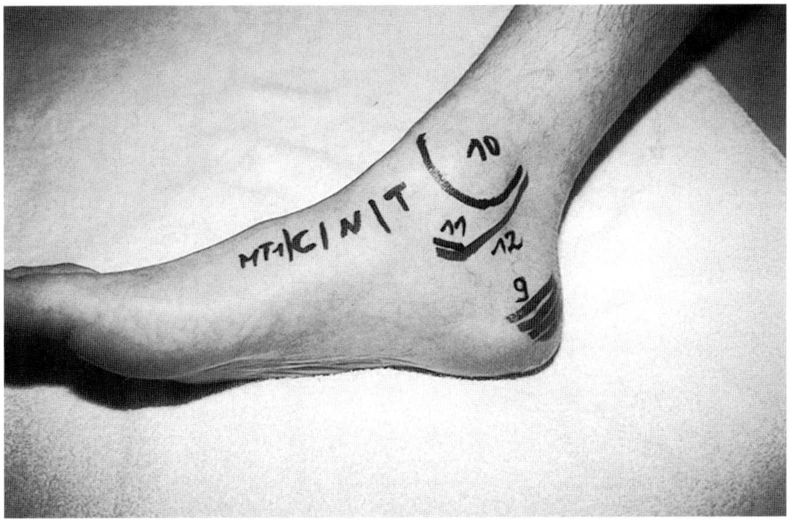

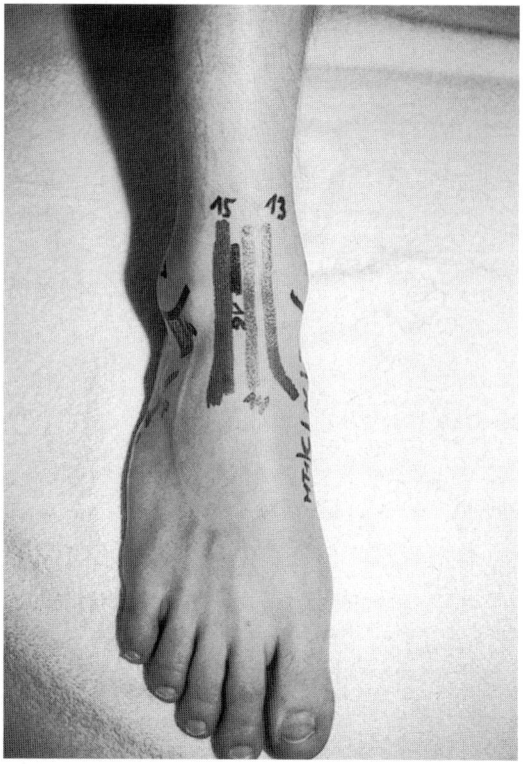

13) M. tibialis anterior
14) M. extensor hallucis longus
15) Sehnenscheide M. extensor digitorum communis
16) Syndesmosis Tibiofibularis

Gelenkmechanik Fuß

Gelenkphysiologie

Das OSG ist ein Scharniergelenk mit der Bewegungsmöglichkeit der PF/DE. 80 % der Fuß-PF/-DE finden im OSG statt. Auf Grund der Winkelstellung des Talus kommt es bei DE zu einer Abd des Vorfußes mit gleichzeitiger Pron, bei PF durch Anspannen des Lig. deltoideum zu einer Add des Vorfußes mit Sup. Als Gelenkführung dient der Sulcus tali. Die das Gelenk stabilisierenden Bänder liegen medial und lateral.

Das USG ist ein zusammengesetztes Gelenk. Es erlaubt Valgus-/Varusbewegungen des Kalkaneus. Die Bewegungsachse geht von unten/hinten/außen nach oben/vorne/innen. Die Bewegungsgrade sind 25° varus, 5°–7° valgus. Stabilisierend wirkt das zentral liegende Lig. talocalcaneum interosseum. Am lateralen Teil des Sinus tarsi liegt das Lig. cervicale. Dieses hat nur geringe stabilisierende Funktion, löst aber auf Grund vieler Propriorezeptoren den sogenannten Peroneusreflex aus. Ebenfalls stabilisierend für das USG wirkt der Pars tibiocalcanea der Ligg. deltoideum und fibulocalcaneare.

Das PTTG besteht aus dem Talus und dem Kalkaneus einerseits, und dem Os naviculare und Os cuboideum andererseits, wobei das Os naviculare gegenüber dem Talus der konkave Partner und der Os cuboideum gegenüber dem Kalkaneus der konvexe Partner ist. Dies führt bei Bewegungen zu gegenläufigem Gleiten. Das PTTG verhält sich wie ein Kugelgelenk mit drei Freiheitsgraden. Das größte Bewegungsausmaß besteht bei PF/DE, dann Abb-/Add-Möglichkeit, das geringste bei Pron/Sup. Der Gelenkspalt zwischen dem Os cuboideum und Os naviculare steht senkrecht zum Fußrücken, der vom Os naviculare und dem Talus schräg in Richtung Tuber calcanei. Der Gelenkspalt zwischen Os cuboideum und dem Kalkaneus steht senkrecht zum lateralen Fußrand. Stabilisierende Ligamente sind das Lig. bifurcatum (Ligg. calcaneonaviculare dorsale und calcaneocuboidea), und das Lig. calcaneonaviculare plantare (Pfannenband). Die Art. metatarsophalangea I ist ein funktionelles Kugelgelenk.

Ruhestellung („maximally loose packed position")

OSG	15° PF
USG	15° Varus
Chopart-Gelenklinie	15° PF
Art. metatarsophalangea I	10° Ext

Verriegelte Stellung („maximally close packed position")

OSG	maximale DE
USG	maximaler Valgus
PTTG	maximale DE, ebenfalls maximale Inversion
Art. metatarsophalangea I	maximale Ext

Kapselmuster

OSG	PF : DE ≙ 2 : 1
USG	Varus
PTTG	Inversion : DE ≙ 2 : 1
Art. metatarsophalangea I	Ext : Flex ≙ 4 : 1

Biomechanik Fuß – beschrieben wird die Talusbewegung (OSG) und die Kalkaneusbewegung (USG)

	DE	PF	Pron	Sup
OSG	posterior	anterior	–	–
USG	–	–	medial + lateral valgus	medial + lateral varus
PTTG Os naviculare	dorsal	plantar	plantar	dorsal
PTTG Os cuboideum	plantar	dorsal	plantar	dorsal
PTFG	proximal/ dorsal	distal/ ventral	proximal/ dorsal	distal/ ventral

Übersicht: Testreihenfolge Fuß

Aktive Tests
- Mobilitätstest PRUG (wird passiv ausgeführt) DE/PF/Sup/Pron/Fibromatosis-plantaris-Test/Tarsaltunneltest

Passive Tests
- OSG – DF/PF
- USG – Valgusklick/Varusklick
- PTTG – DE/PF/Abd/Add/Pron/Sup

Widerstandstest
- diagnostische Diagonalen (DE mit Sup und Add/DE mit Pron und Abd/PF mit Sup und Add/PF mit Pron und Abd)

gelenkspezifische Tests
- PTFG – Gleiten nach dorsomedial/Gleiten nach anterolateral
- OSG – Traktion/Gleiten nach dorsal/Gleiten nach ventral
- USG – Traktion/Gleiten nach medial/Gleiten nach lateral
- PTTG – Gleiten nach dorsal/Gleiten nach plantar (Os naviculare und Os cuboideum einzeln)
- intertarsal Gelenke – Gleiten nach dorsal/Gleiten nach plantar
- Art. metatarophallangea 1–5 – Traktion/Gleiten nach dorsal/Gleiten nach plantar/Gleiten nach medial/Gleiten nach lateral
- Art. interphallangea und Art. interphallangea proximalis und distalis – Traktion/Gleiten nach dorsal/Gleiten nach plantar

Basisuntersuchung PTFG

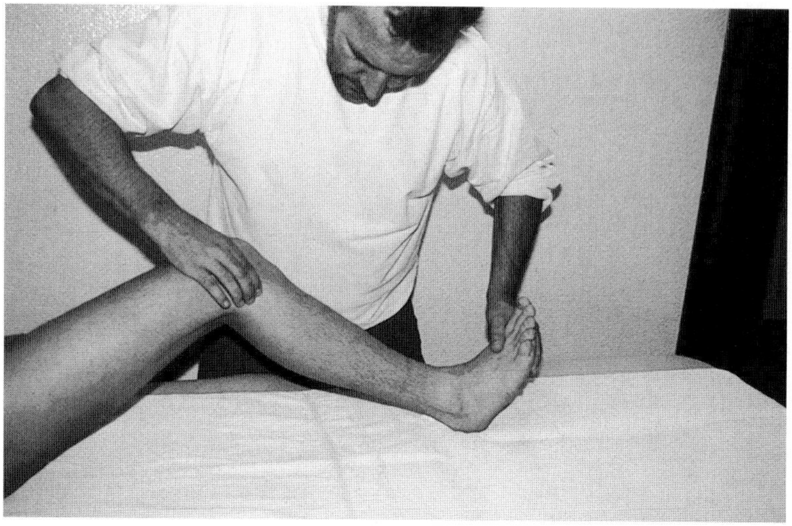

Technik
PTFG-Untersuchung
„Rückenlage“
passiv

Ausführung
palpierender Finger: auf Gelenkspalt
bewegende Hände: Umfassen des Fußes
Bewegungsrichtung: DE im OSG

Befund
(Verbreiterung der Malleolengabel)
Innenrotation
Proximalisierung
Fibula muß bei DE des Fußes nach proximal (evtl. IR)
wenn Schmerz lateral:
- Subluxation des Caput fibulae (dann kaum Bewegung der Fibula nach proximal)

Basisuntersuchung Syndesmose

Technik
Syndesmosis tibiofibularis
Untersuchung „Rückenlage“
passiv

Ausführung
palpierend: Finger auf anterioren Teil der Syndesmose
bewegende Hände: Umfassen des Fußes
Bewegungsrichtung: PF als Inversion

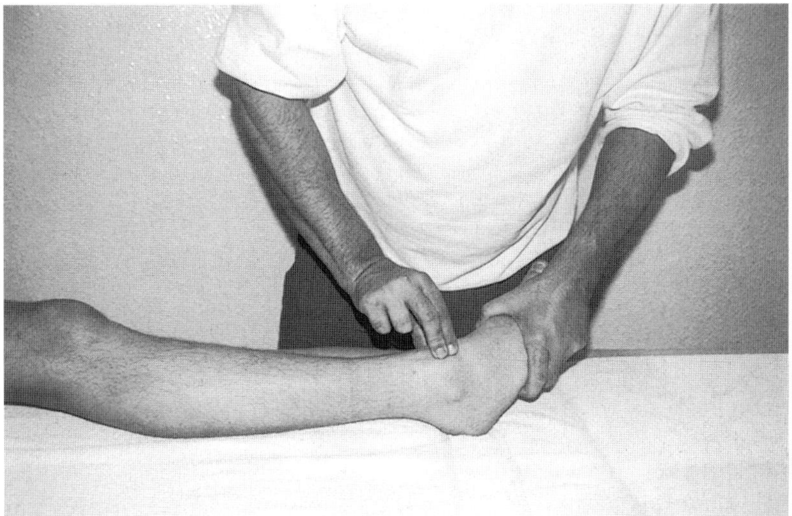

Befund
erhöhte Mobilität (evtl. mit Schmerz) bei Syndesmoseläsion

Technik
Syndesmosis tibiofibularis
Untersuchung
Schmerzprovokation
„Rückenlage“
passiv

Ausführung
fixierend: Unterlage
provozierend: Schlag gegen den Kalkaneus (auch aus maximaler DE möglich)

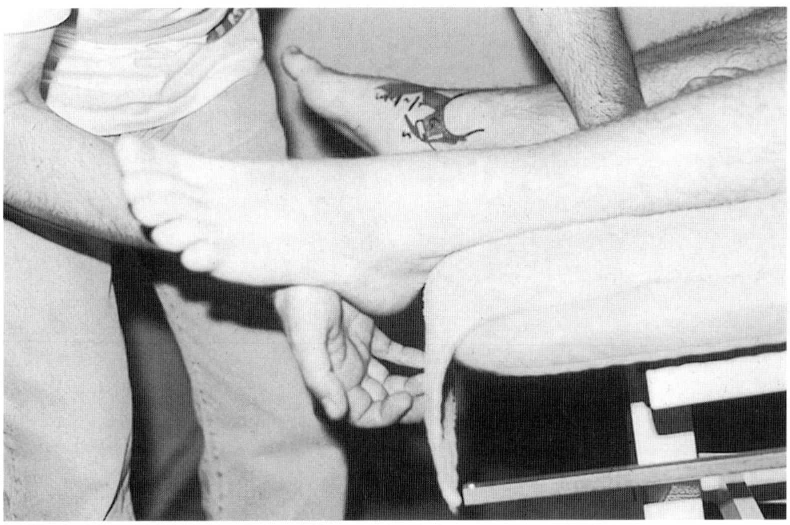

Befund
Schmerzprovokation bei Syndesmoseläsion

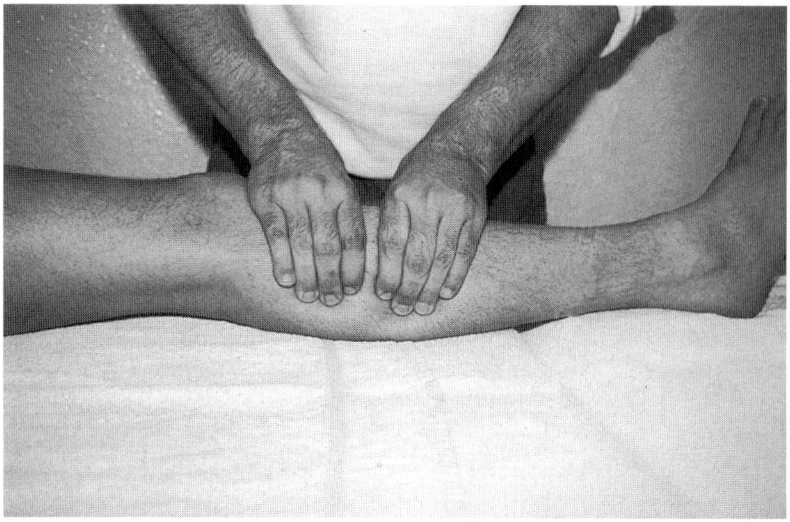

Technik
Squeezetest
Syndesmosis tibiofibularis
„Rückenlage"

Ausführung
fixierend: 2.–5. Finger beiderseits auf Tibia im oberen Drittel des Unterschenkels
bewegend: beide Daumen auf Fibula im oberen Drittel des Unterschenkels
Bewegungsrichtung: medial zur Kompression, wodurch sich die Syndesmose unten spreizt
Cave: N. peroneus!

Befund
Schmerzprovokation bei Syndesmoseläsion (nur positiv bei schwerer Läsion)

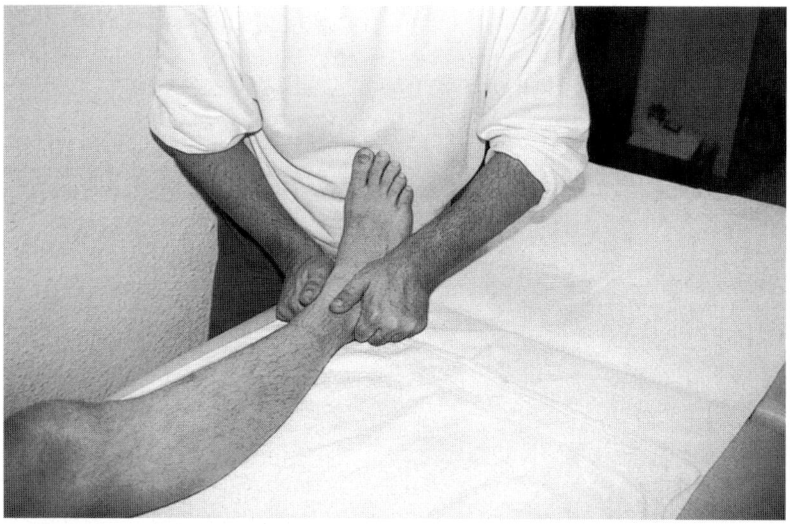

Technik I II III
Syndesmosis tibiofibularis
Fibula nach dorsal/ventral
„Rückenlage"

Ausführung
fixierend: Unterlage und Umfassen der Tibia
bewegende Hände: Umfassen des Malleolus lateralis
Bewegungsrichtung: nach dorsal/ventral

Befund
Mobilitätstest (Provokation) bei Syndesmoseläsion

OSG

Technik
OSG/PTTG
DE „Rückenlage"
passiv

Ausführung
fixierend: Unterlage
bewegende Hände: Umfassen des Kalkaneus und Kontakt unter Vorfuß
Bewegungsrichtung: Vorfuß nach kranial

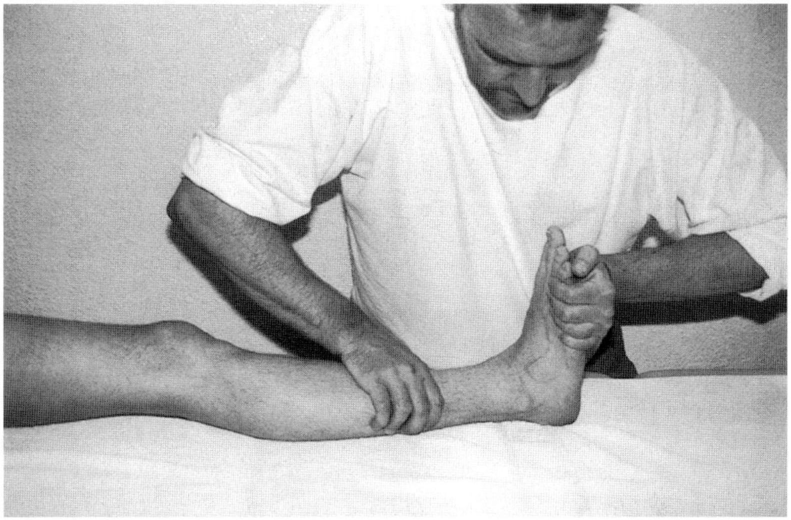

Befund
wenn Schmerz anterior:
- KM OSG (dann auch PF schmerzhaft)
- Syndesmoseläsion (auch andere Syndesmosetests positiv)
- Osteochondrosis dissecans (entweder mit Blockierungsproblemen oder mit alternierendem Hydrops) altersabhängig!
- subchondrale Fraktur (dann maximaler Schmerz bei Valgus-Varus-Klick-Test)
- KM PTTG (dann auch Probleme in der Inversionsbewegung)

wenn Schmerz lateral:
- Tendovaginitis der Peronäussehnenscheiden (auch Schmerz bei DE mit Sup)

wenn Schmerz dorsal:
- Achillodynie

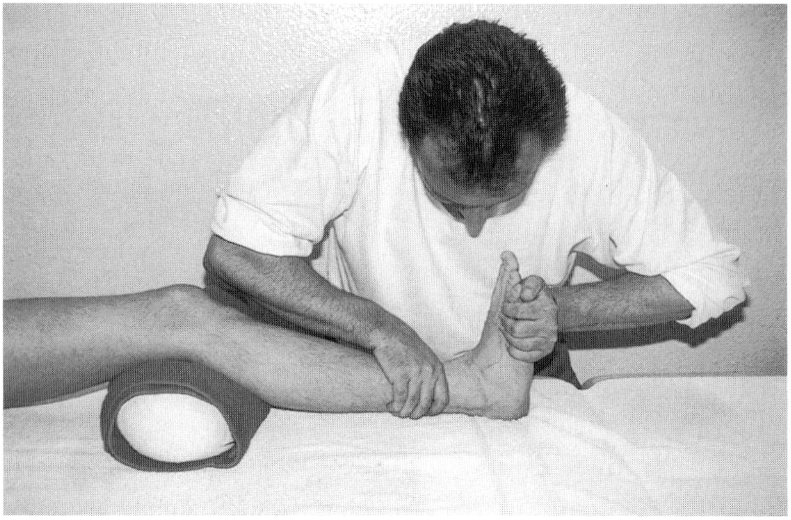

Technik
OSG DE
bei 20° Knie-Flex „Rückenlage“
passiv

Ausführung
fixierend: Unterlage und eine Hand unterstützend in der Pat.-Kniekehle
bewegende Hände: unter Vorfuß
Bewegungsrichtung: Vorfuß nach kranial
Achtung! Zusätzlich Pat. auffordern, den Fuß aktiv weiter in DE zu ziehen
Ergebnis: Auf Grund reziproker Inhibition des M. triceps surae mehr DE möglich

Befund
DE unabhängig von M. gastrocnemius
wie oben, außer Schmerz dorsal nicht mehr über Gastrocnemius auslösbar (nur noch über Soleus möglich)

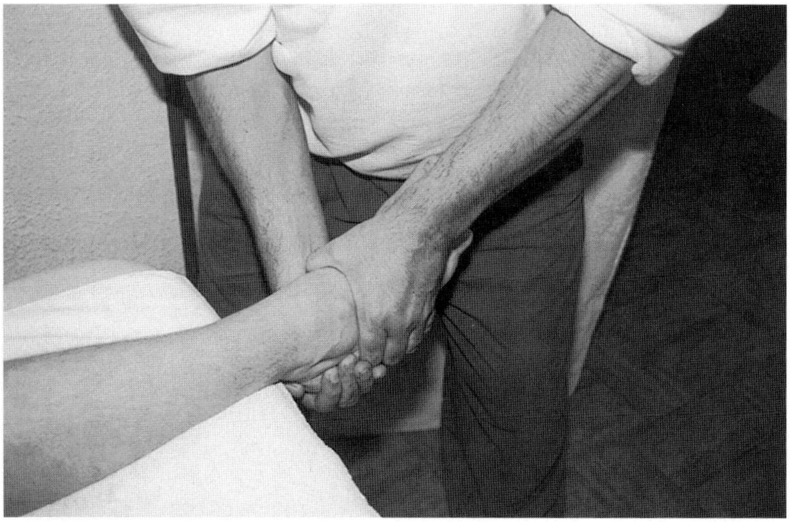

Technik
OSG PF „Rückenlage“
passiv

Ausführung
fixierend: Unterlage
bewegende Hände: Umfassen des Collum tali und des Kalkaneus
Bewegungsrichtung: Talus nach kaudal, Kalkaneus nach kranial

Befund
wenn Schmerz ventral:
- KM OSG (evtl. auch Bewegungseinschränkung)

wenn Schmerz dorsal:
- Os trigonum (röntgenologischer Nachweis, Ursache ist meist ein Hyper-PF-Trauma)
- Tarsaltunnelsyndrom (maximaler Schmerz bei Tarsaltunneltest)

Technik I II III

USG Varisierung „Rückenlage" passiv

Ausführung

fixierend: Umfassen der distalen Tibia von medial; Verriegelung des OSG durch DE, Einstellung durch Kontakt Ther.-Sternum mit Vorfuß
bewegende Hände: Umfassen des Kalkaneus maximal bis zum Sinus tarsi von lateral
Bewegungsrichtung: varus

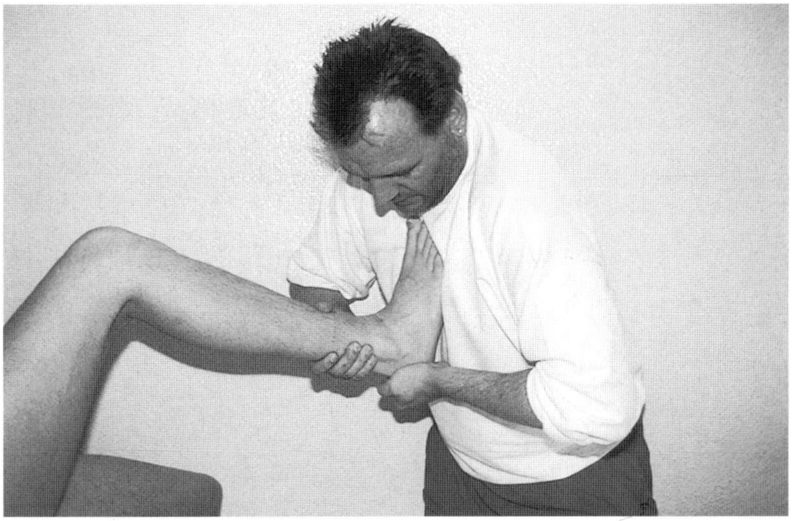

Befund

wenn Schmerz medial:

- KM im USG (auch valgus schmerzhaft)
- Corpus librum im USG
- subchondrale Fraktur im OSG (Nachweis durch Knochenszintigramm)

Technik I II III

USG Valgisierung „Rückenlage" passiv

Ausführung

fixierende Hand: Umfassen der distalen Tibia von lateral; Verriegelung des OSG durch DE, Einstellung durch Kontakt Ther.-Sternum mit Vorfuß
bewegende Hände: Umfassen des Kalkaneus von medial
Bewegungsrichtung: valgus

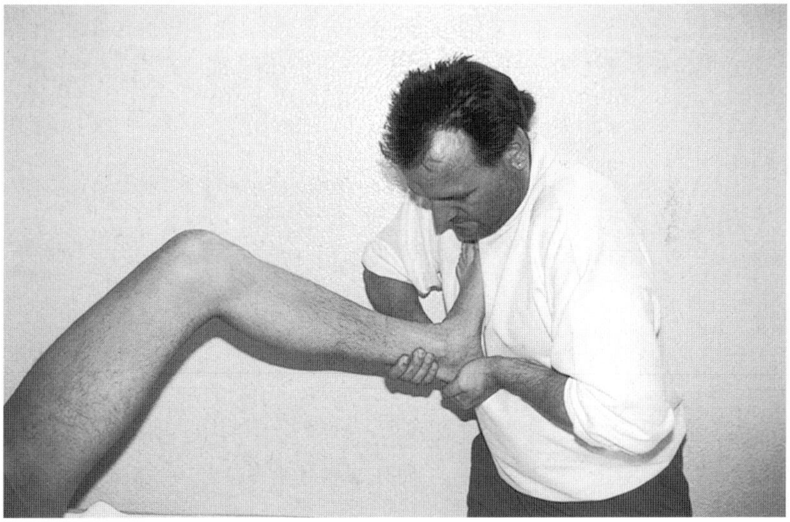

Befund

wenn Schmerz lateral:

- KM im USG (auch varus schmerzhaft)
- Corpus librum im USG
- Osteochondrosis dissecans im OSG (altersabhängig, alternierender Hydrops, evtl. Blockierungsprobleme)

PTTG

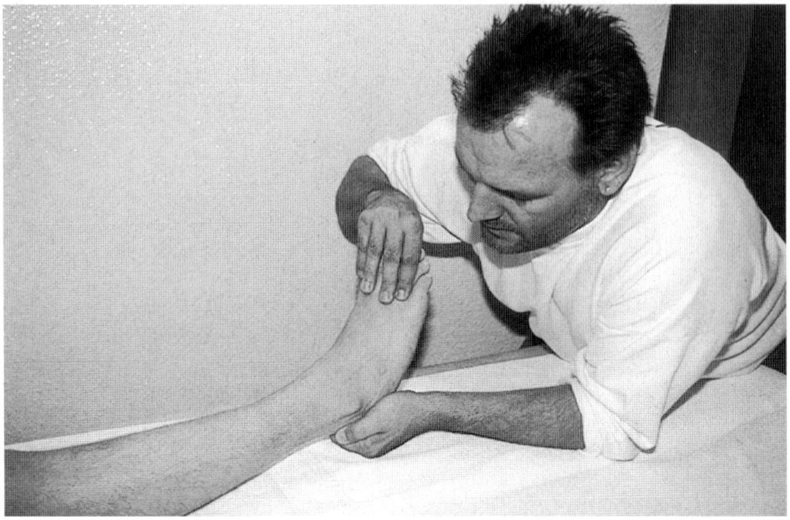

Technik I—II—III
PTTG DE „Rückenlage“
passiv

Ausführung
fixierende Hand: Traktion am Kalkaneus zur Verriegelung OSG und USG
bewegende Hände: Umfassen des Mittelfußes
Bewegungsrichtung: kranial

Befund
Mobilitätstest (Endgefühl) positiv bei KM

Technik
PTTG PF „Rückenlage“
passiv

Ausführung
fixierende Hand: Traktion am Kalkaneus zur Verriegelung OSG und USG
bewegende Hände: Umfassen des Mittelfußes
Bewegungsrichtung: kaudal

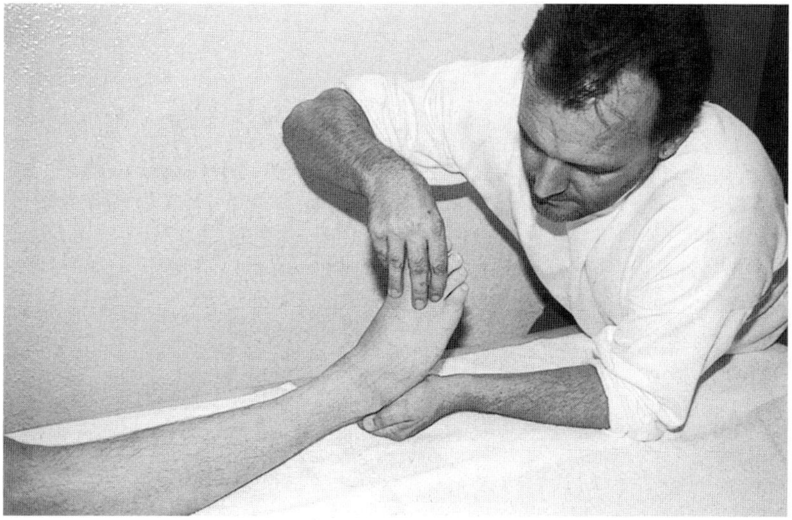

Befund
Mobilitätstest (Endgefühl) positiv bei KM

Technik **oder**
PTTG Sup/DE „Rückenlage“
2. Teil
passiv

Ausführung
fixierende Hand: im Gabelgriff an Collum tali
bewegende Hand: Umgreifen der distalen Fußwurzel, Hypothenar auf Os naviculare von plantar
Bewegungsrichtung: Sup/DE (Gelenkspalt beachten!)

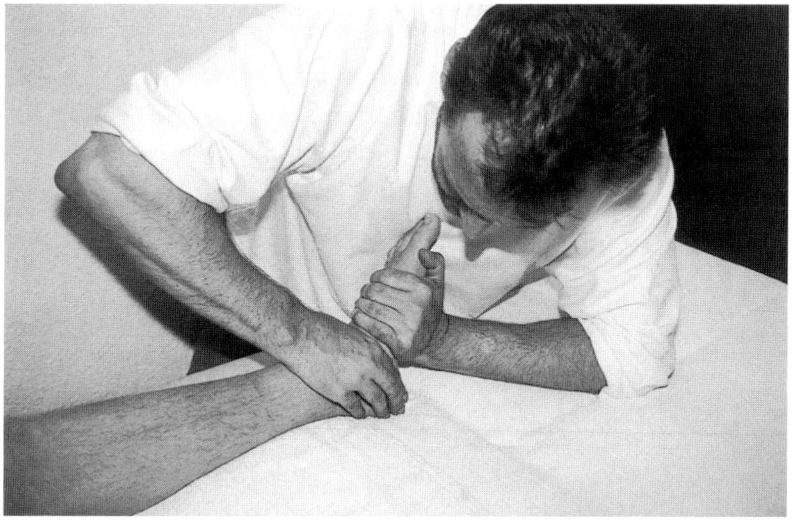

Befund
Mobilitätstest Talus – Os naviculare und eingeschränkte DE

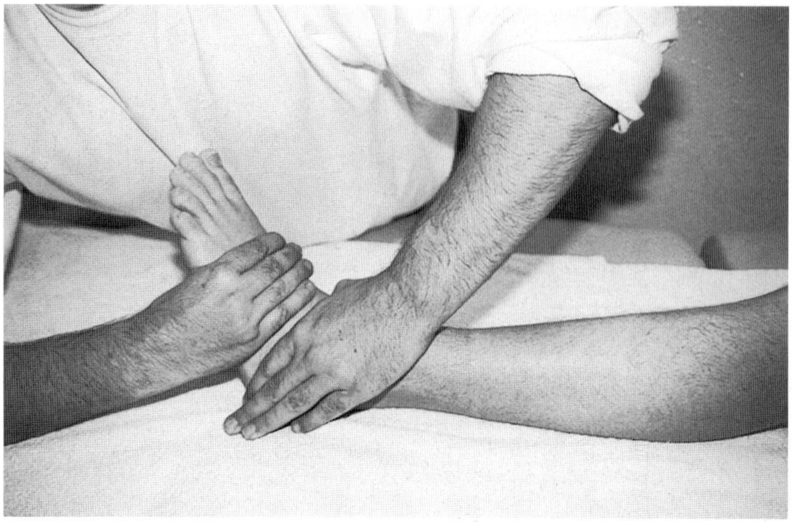

Technik I–II–III oder I–II–III
PTTG Pron/DE „Rückenlage" passiv

Ausführung
fixierende Hand: Umgreifen der proximalen Fußwurzel auf dem Collum tali. Zeigefinger liegt am Gelenkspalt zwischen Os cuboideum und Kalkaneus
bewegende Hände: Umgreifen der distalen Fußwurzel, Hypothenar auf Os cuboideum von plantar
Bewegungsrichtung: Pron/DE

Befund
Mobilitätstest Kalkaneus/Kuboid und eingeschränkte PF

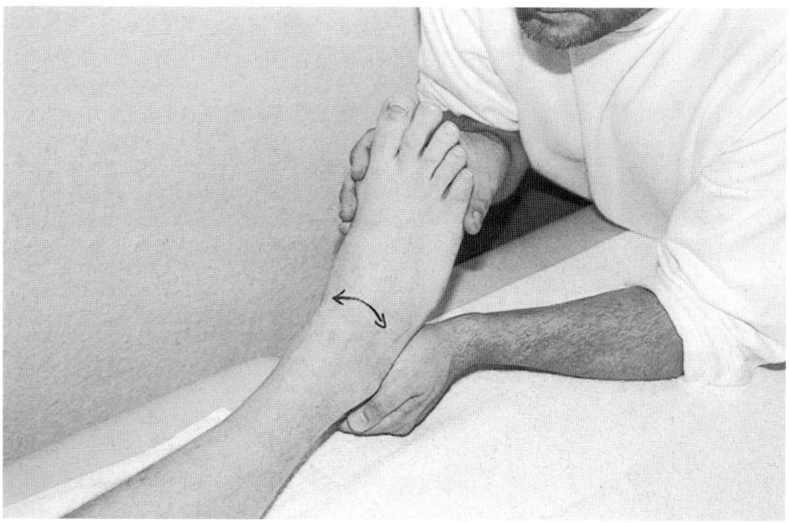

Technik I–II–III
PTTG Add/Abd „Rückenlage" passiv

Ausführung
fixierende Hand: Traktion am Kalkaneus zur Verriegelung OSG und USG
bewegende Hände: Umfassen des Mittelfußes von plantar
Bewegungsrichtung: Add/Abd

Befund
Mobilitätstest hypomobil in Add bei KM

Bändertests Fuß

Technik
Lig. talofibulare anterius
„Rückenlage“

Ausführung
fixierend: Unterlage
bewegende Hände: Umfassen des Kalkaneus und des Mittelfußes
Bewegungsrichtung:
distale Hand: PF/Sup/Add des Vorfußes
proximale Hand: Varisierung des Kalkaneus

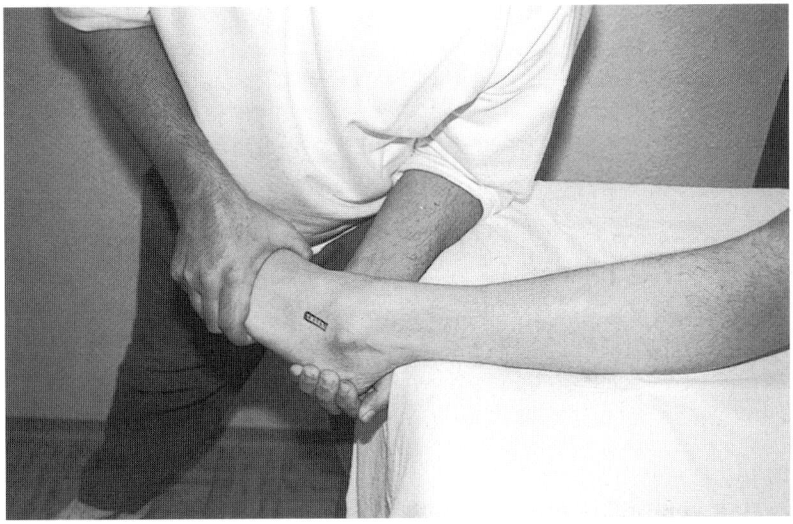

Befund
Läsion von Lig. fibulotalare anterius
Schmerz lateral mit/ohne Hypermobilität
eiförmige Schwellung in Höhe des Sinus tarsi

Technik
Lig. calcaneofibulare
„Rückenlage“

Ausführung
fixierend: Unterlage, Fuß ist in RP
bewegende Hände: Umfassen des Kalkaneus und des Mittelfußes
Bewegungsrichtung:
proximale Hand: Vorfuß wird in Sup und Add gedrückt
distale Hand: Kalkaneus wird varisiert

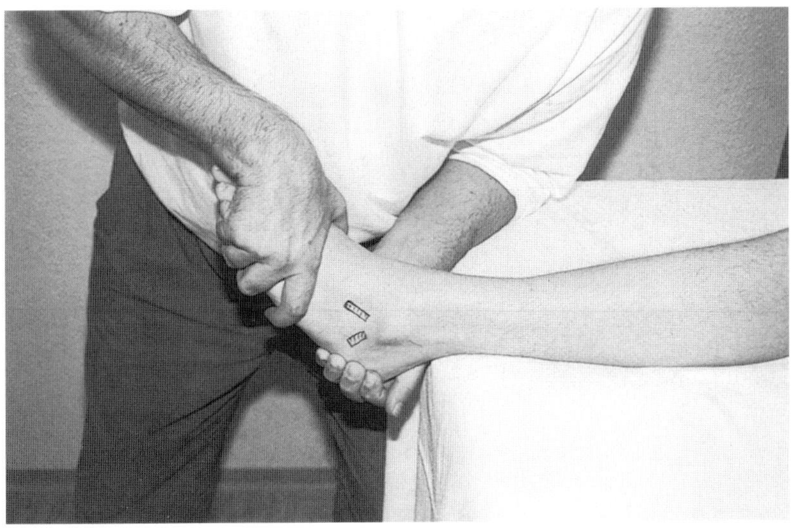

Befund
Läsion von Lig. calcaneofibulare, Schmerz lateral mit/ohne Hypermobilität, Schwellung um beide Malleolen von mindestens 4 cm Umfangvergrößerung

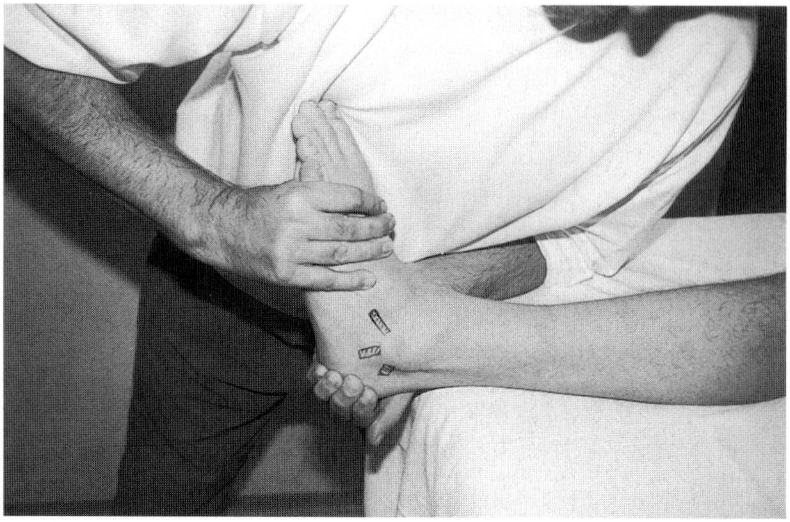

Technik
Lig. talofibulare posterius „Rückenlage"

Ausführung
fixierend: Unterlage
bewegende Hände: Umfassen des Kalkaneus und des Mittelfußes
Bewegungsrichtung: DE des Fußes ohne Verriegelung des OSG mit Sup und Add. Proximale/Distale Varisierung des Kalkaneus

Befund
Läsion von Lig. talofibulare posterior
Schmerz lateral mit/ohne Hypermobilität
Schwellung um beide Malleolen von mindestens 4 cm Umfangvergrößerung

Technik
Lig. tibiotalare anterius, tibionaviculare „Rückenlage"

Ausführung
fixierend: Unterlage
bewegende Hände: Umfassen des Kalkaneus und des Mittelfußes
Bewegungsrichtung:
distale Hand: PF/Pron/Abd
proximale Hand: Valgisierung des Kalkaneus

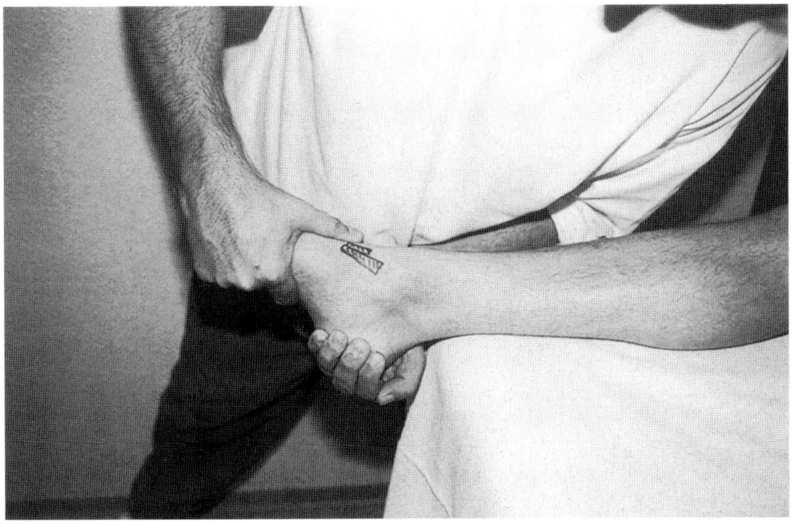

Befund
Läsion von Lig. tibiotalare anterior/Lig. tibionaviculare
Schmerz medial mit/ohne Hypermobilität
lokale Schwellung

Technik
Lig. tibiocalcaneare „Rückenlage"

Ausführung
fixierend: Unterlage, RP Fuß (OSG)
bewegende Hände: Umfassen des Kalkaneus und des Mittelfußes
Bewegungsrichtung:
distale Hand: Pron/Abd des Vorfußes
proximale Hand: Valgisierung des Kalkaneus

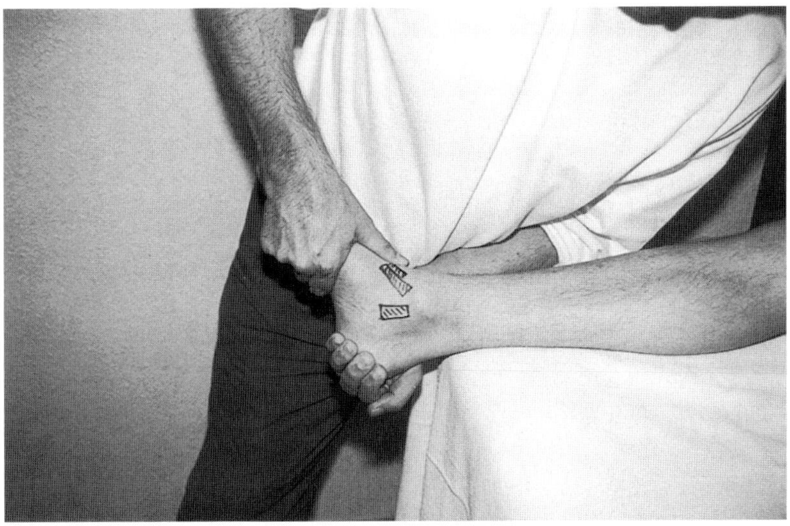

Befund
Läsion Lig. tibiocalcaneare
Schmerz medial mit/ohne Hypermobilität im Valgus
Schwellung um beide Malleolen

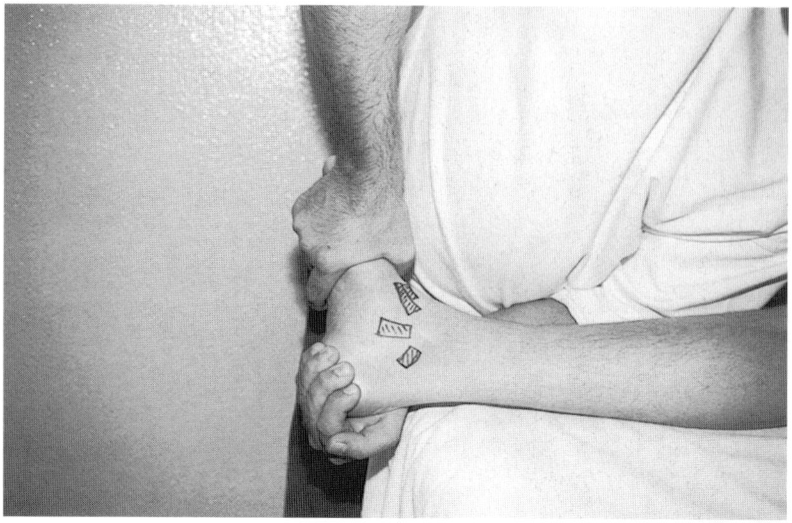

Technik
Lig. tibiotalare posterius
„Rückenlage"

Ausführung
fixierend: Unterlage
bewegende Hände: Umfassen des Kalkaneus und des Mittelfußes
Bewegungsrichtung:
distale Hand: DE-Pron-Abd des Vorfußes
proximale Hand: Valgisierung des Kalkaneus

Befund
Läsion von Lig. tibiotalare posterior
Schmerz dorsomedial mit/ohne Hypermobilität nach dorsal
lokale Schwellung

Basisuntersuchung Achillessehne

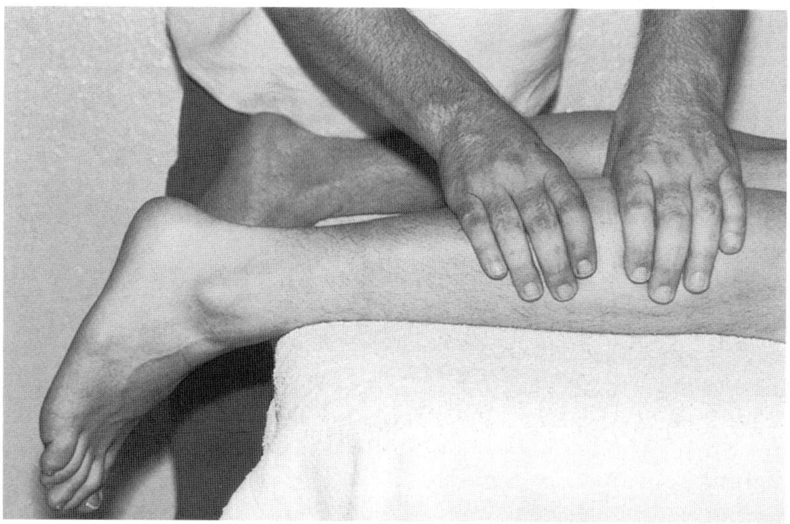

Simmonds-Thompsen-Test

Ausführung
Bauchlage – Fuß ist frei über Bankende
bewegende Hände: Umfassen von M. trizeps surae mit Daumen und Fingern

Endstellung

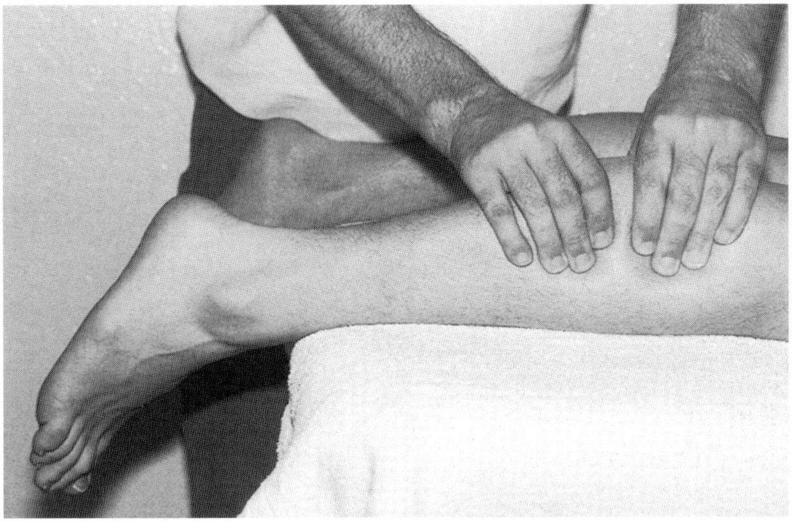

Ausführung
Bauchlage – Fuß ist frei über Bankende
bewegende Hände: Kompression mit Daumen und Fingern
Ergebnis: PF des Fußes

Befund
bei Achillessehnenruptur kommt es nicht zur PF des Fußes

Test für Fibromatosis plantaris

Befund
wenn Schmerz plantar:
- bei DE Fußes (Fibromatosis plantaris)
- bei DE Fuß mit gleichzeitiger Flex der Zehen (Adhäsion im Bereich der kurzen Zehenflexoren)

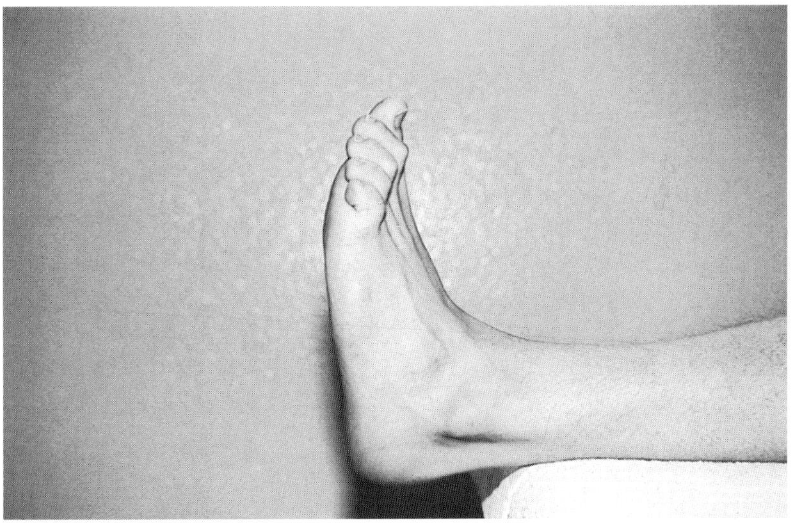

Test für Tarsaltunnelsyndrom

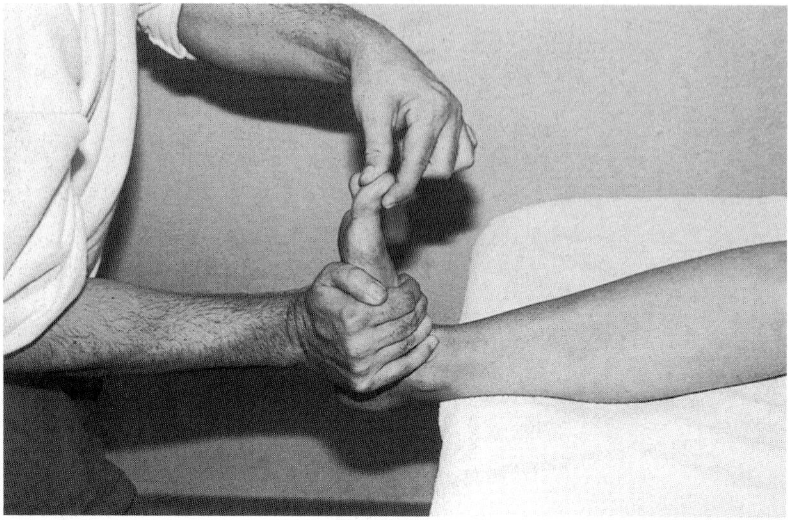

Ausführung
passive DE des Fußes und der Großzehe, dann aktive Flex der Großzehe

Befund:
wenn Schmerz im Bereich der Fußsohle (nicht dermatomgebunden)
Tarsaltunnelsyndrom

Bildschema für diagnostische Diagonalen

DE = Dorsalextension
PF = Plantarflexion
Pro = Pronation
Sup = Supination
Abd = Abduktion
Add = Adduktion

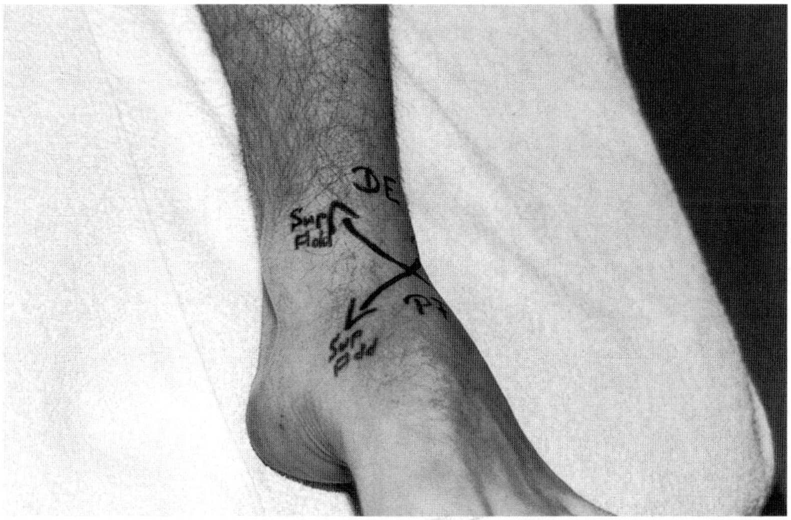

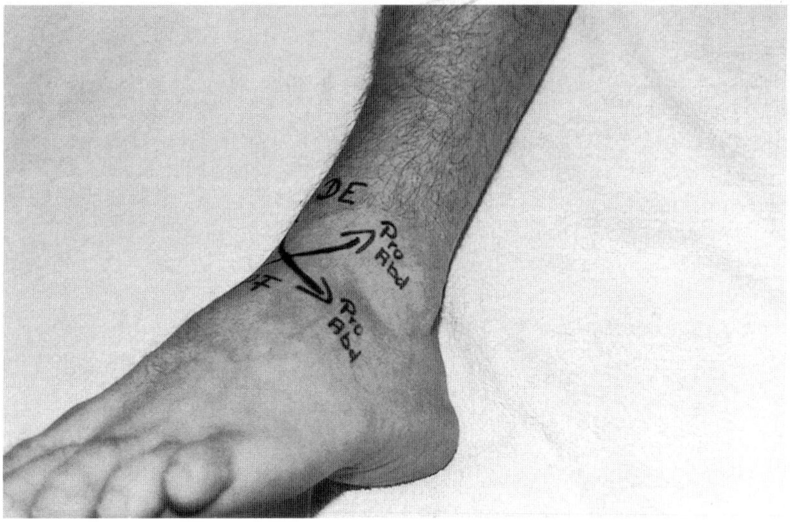

Diagnostische Diagonalen

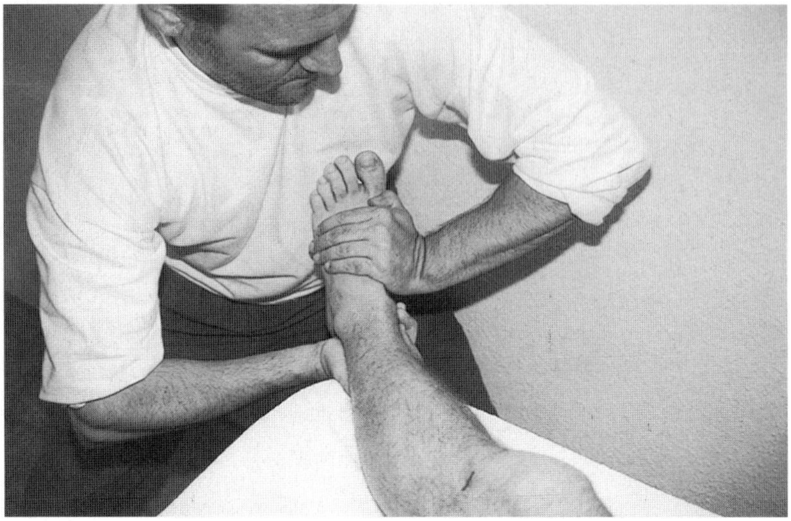

Technik
aktiv konzentrisch, passiv antagonistisch
Mm. tibialis anterior, extensor hallucis longus
DE/Sup/Add „Rückenlage“

Ausführung
fixierende Hand: Umfassen des distalen Unterschenkels
Widerstand gebende, bewegende Hände: medialer Fußrücken
Bewegungsrichtung: DE/Sup/Add aktiv konzentrisch, passiv antagonistisch für die Sehnenscheiden

Befund
wenn Schmerz bei konzentrischer Bewegung:
- Muskelläsion

wenn Schmerz bei antagonistischer Bewegung:
- Sehnenscheidenläsion oder neurogener Dehnschmerz

Technik
aktiv konzentrisch, passiv antagonistisch
M. extensor digitorum longus
DE/Pron/Abd „Rückenlage"

Ausführung
fixierende Hand: Umfassen des distalen Unterschenkels
Widerstand gebende, bewegende Hände: lateraler Fußrücken
Bewegungsrichtung: DE/Pron/Abd aktiv konzentrisch, passiv antagonistisch für die Sehnenscheiden

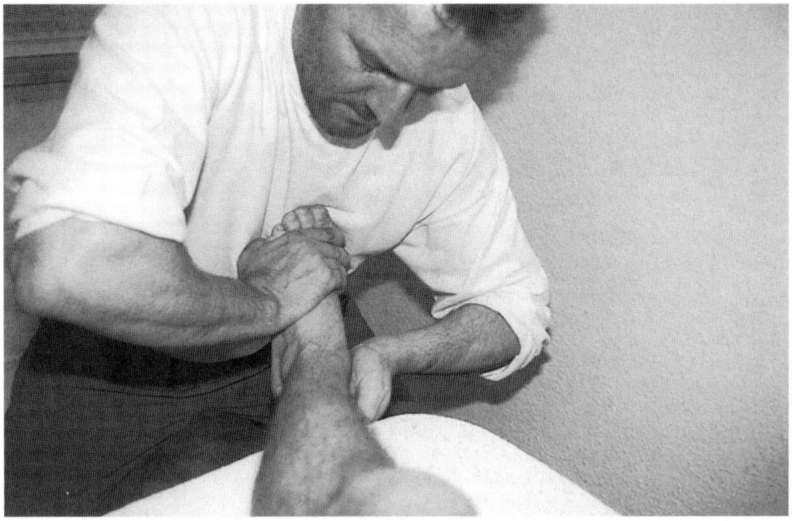

Befund
wenn Schmerz bei konzentrischer Bewegung:
- Muskelläsion

wenn Schmerz bei antagonistischer Bewegung:
- Sehnenscheidenläsion oder neurogener Dehnschmerz

Technik
aktiv konzentrisch, passiv antagonistisch
Mm. tibialis posterior, flexor hallucis longus, flexor digitorum longus, trizeps surae
PF/Sup/Add „Rückenlage"

Ausführung
fixierende Hand: Umfassen des distalen Unterschenkels
Widerstand gebende, bewegende Hände: medialer Fußrücken und med. Fußsohle
Bewegungsrichtung: PF/Sup/Add aktiv konzentrisch, passiv antagonistisch für die Sehnenscheiden

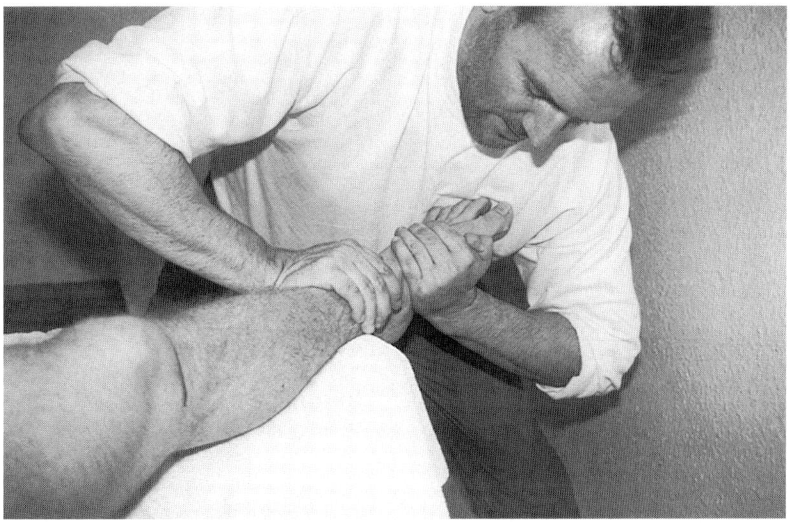

Befund
wenn Schmerz bei konzentrischer Bewegung:
- Muskelläsion

wenn Schmerz bei antagonistischer Bewegung:
- Sehnenscheidenläsion oder neurogener Dehnschmerz

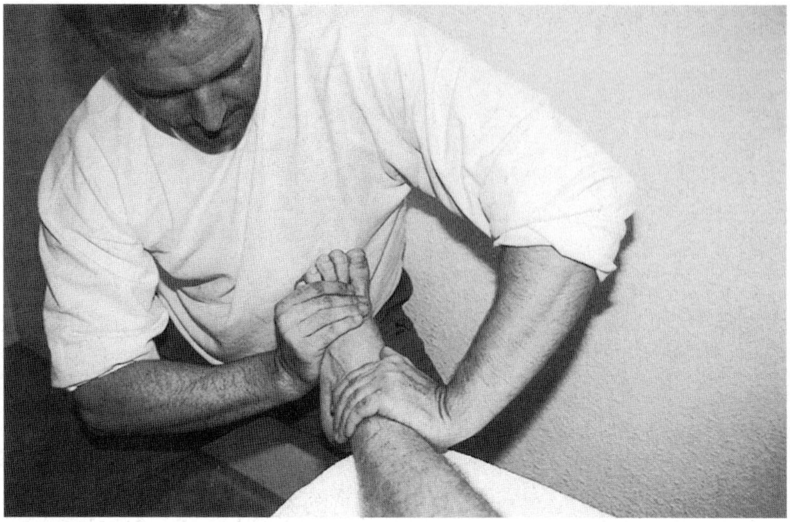

Technik
aktiv konzentrisch, passiv antagonistisch
Mm. peroneus longus et brevis
PF/Pron/Abd „Rückenlage“

Ausführung
fixierende Hand: Umfassen des distalen Unterschenkels
Widerstand gebende und bewegende Hände: lateraler Fußrücken und laterale Fußsohle
Bewegungsrichtung: PF/Pron/Abd aktiv konzentrisch, passiv antagonistisch für die Sehnenscheiden

Befund
wenn Schmerz bei konzentrischer Bewegung:
- Muskelläsion

wenn Schmerz bei antagonistischer Bewegung:
- Sehnenscheidenläsion oder neurogener Dehnschmerz

Gelenkspezifischer Test PTFG

Technik I II III
TG
PTFG-Untersuchung
„Rückenlage“

Ausführung
fixierende Hand: Umfassen des Tibiakopfes von medial
bewegende Hand: Umfassen des Fibulaköpfchens
Bewegungsrichtung: dorsomedial/ventrolateral

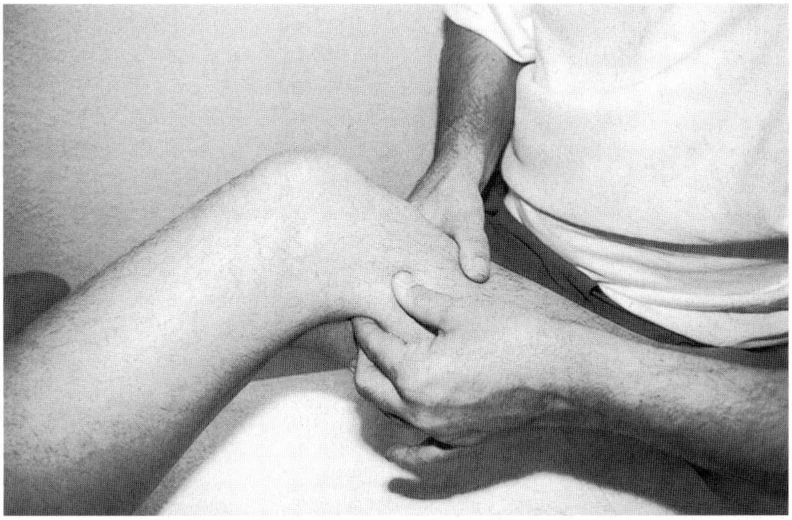

Befund
wenn TG nach dorsomedial hypomobil:
- eingeschränkte DE des Fußes

wenn TG nach ventrolateral hypomobil:
- eingeschränkte PF des Fußes

Behandlungstechniken PTFG

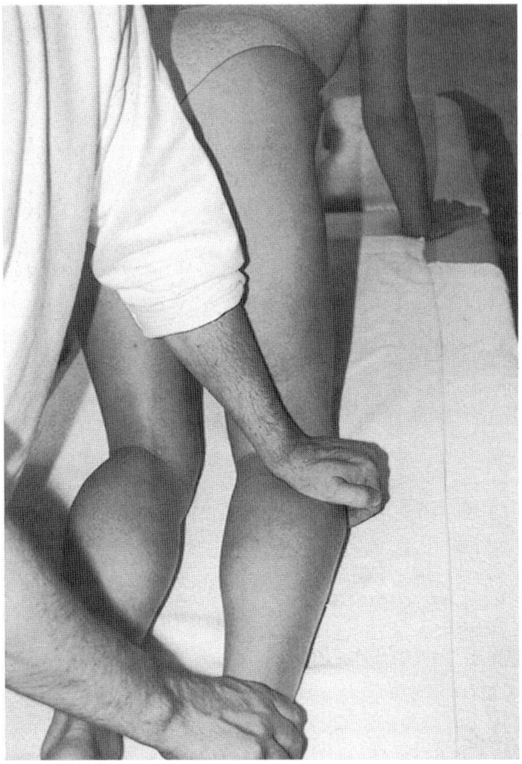

Technik I II III

TG
PTFG
Caput fibulae nach ventral/anterolateral
Mobilisation
„Vierfüßlerstand“

Ausführung
fixierende Hand: Umfassen des OSG
bewegende Hände: mit Hypothenar von dorsal auf Caput fibulae
Bewegungsrichtung: anterolateral

Befund
eingeschränkte AR und eingeschränktes Distalgleiten Fibula
eingeschränkte PF im OSG

Technik I II III
TG
PTFG
Caput fibulae nach dorsomedial Mobilisation „Seitenlage"

Ausführung
fixierende Hand: Umfassen der Tibia
bewegende Hände: mit Thenar von ventral auf Caput fibulae
Bewegungsrichtung: dorsomedial

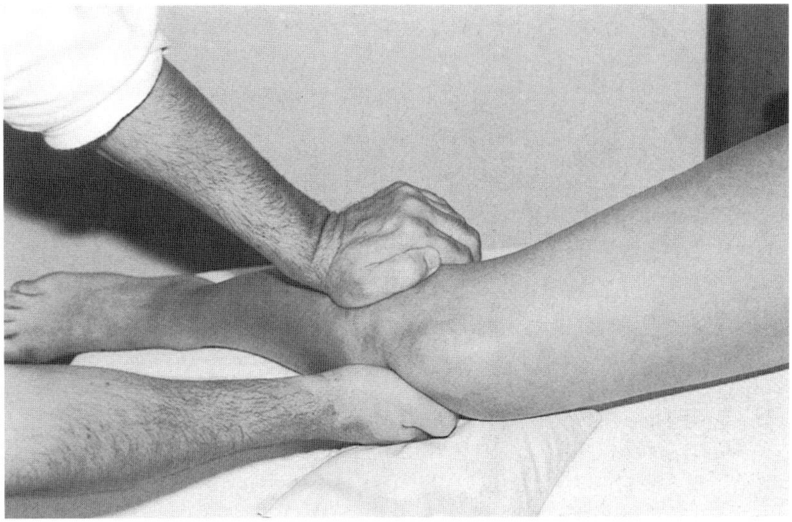

Befund
eingeschränkte IR und eingeschränktes Proximalgleiten der Fibula
eingeschränkte DE im OSG

gelenkspezifischer Test OSG

Technik I II III
Traktion
OSG Joint play „Rückenlage"

Ausführung
fixierend: Unterlage
bewegende Hände: Umgreifen der Fußwurzel einschließlich des Collum tali
Bewegungsrichtung: in distaler Unterschenkelverlaufsrichtung (Gelenkstellung beachten, 8° rekliniert!)

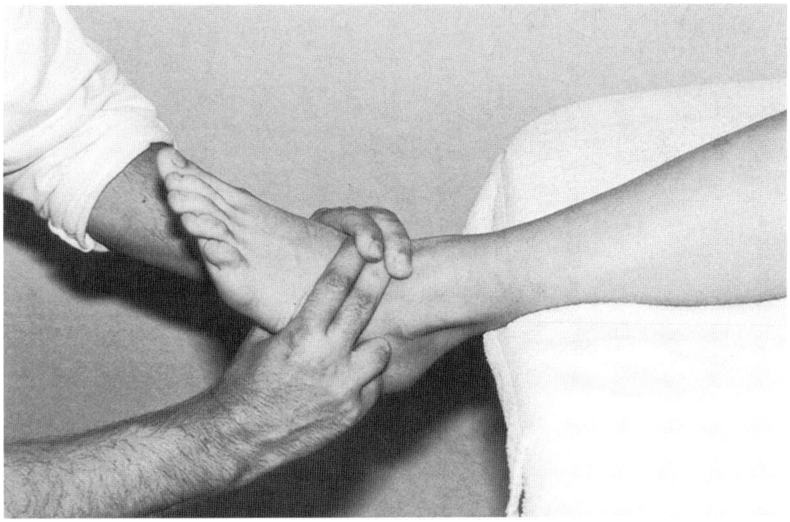

Befund
alle Bewegungseinschränkungen im OSG

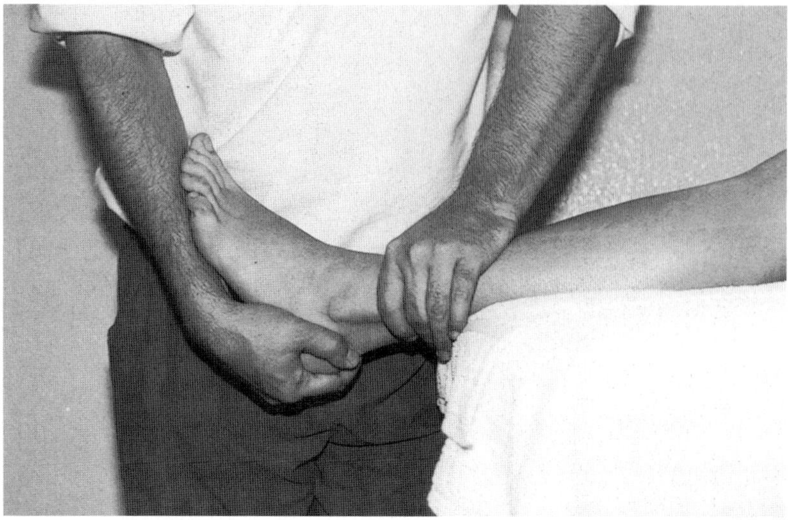

Technik I—II—III

TG

OSG

Untersuchung Talus nach ventral „Rückenlage“

Ausführung

fixierende Hand: Umgreifen des distalen Unterschenkels

bewegende Hände: Umgreifen des Kalkaneus

Bewegungsrichtung: gesamter Fuß deckenwärts

Befund

Mobilitätstest OSG

Hypomobilität:
- eingeschränkte PF
- eingeschränkte Inversion

Hypermobilität:
- alte Läsion des Lig. talofibulare anterior und/oder Lig. tibiotalare anterior

Technik I II III

TG

OSG

Untersuchung Talus nach dorsal „Rückenlage“

Ausführung

fixierende Hand: Umgreifen des distalen Unterschenkels

bewegende Hände: Umgreifen des Mittelfußes und der Fußwurzel (Gabelgriff auf Collum tali)

Bewegungsrichtung: gesamter Fuß bodenwärts (Gelenkstellung beachten, 8° rekliniert!)

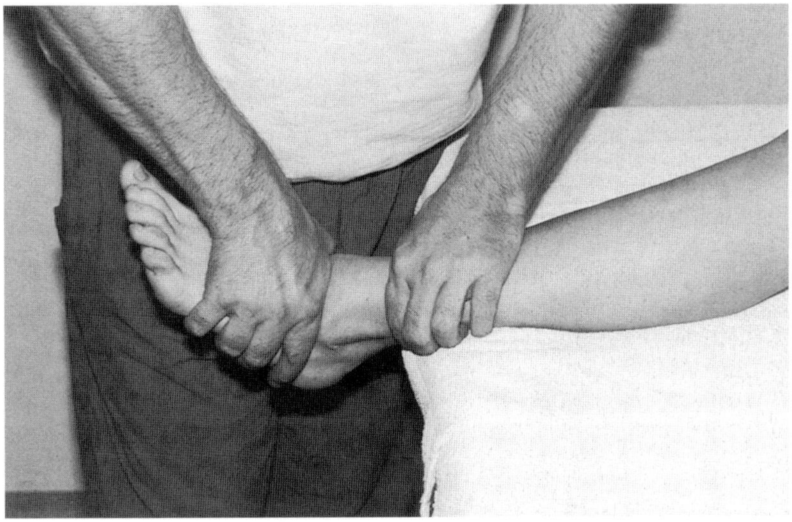

Befund

Mobilitätstest OSG

Hypomobilität:

- eingeschränkte DE
- eingeschränkte Eversion

Hypermobilität:

- alte Läsion des Lig. talofibulare posterior und/oder Lig. tibiotalare posterior

Übersicht: Therapieschema Fuß

Einschränkung: OSG Dorsalextension
- Gleiten nach anterolateral PTFG
- Traktion auf RP
- Traktion aus (mehr DE)
- Gleiten nach posterior aus RP
- Gleiten nach posterior aus VP (mehr DE)
- Gleiten nach anterior („geschlossene Kette“)
- Gleiten nach anterior mit IR-Impuls („geschlossene Kette“)

Einschränkung: OSG Plantarflexion
- Traktion aus RP
- Traktion aus VP (mehr PF, mehr PF und mehr Add, mehr PF und mehr Add und mehr Sup)
- Gleiten nach posterior („geschlossene Kette“)
- Gleiten nach posterior mit AR („geschlossene Kette“)

Einschränkung: USG Valgus/Varus
- Traktion aus RP
- Gleiten nach medial
- Gleiten nach lateral

Einschränkung: PTTG Dorsalextension
- Gleiten des Os naviculare nach dorsal
- Gleiten des Os cuboideum nach plantar

Einschränkung: PTTG Plantarflexion
- Gleiten des Os naviculare nach plantar
- Gleiten des Os cuboideum nach dorsal

Einschränkung: Intertarsalgelenke
- DE/PF/Pron/Sup
- Behandlung für endgradige Bewegungseinschränkungen, aber konvex-koncav-Regel beachten

Einschränkung: Art. metatarsophallangea 1 (Hallus rigidus)
- Traktion aus RP
- Traktion aus VP (mehr Ext)
- Gleiten nach dorsal aus RP
- Gleiten nach dorsal aus VP (mehr Ext)

Behandlungstechniken OSG

Technik I–II–III

Traktionsmobilisation in RP OSG „Rückenlage“

Ausführung

fixierend: Unterlage und um den Unterschenkel geschlungener Gurt

bewegende Hände: Umgreifen der Fußwurzel einschließlich des Collum tali in Ruhestellung, d.h. 15° PF

Bewegungsrichtung: in distaler Unterschenkelverlaufsrichtung

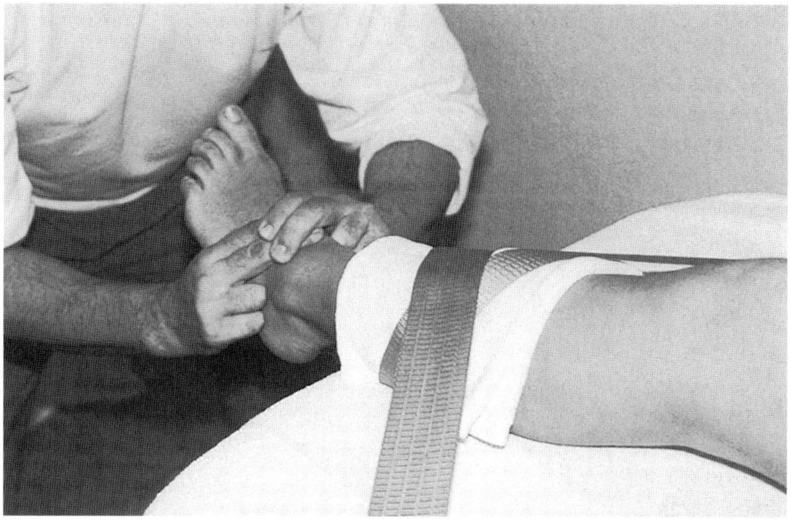

Befund

Hypomobilität in PF und/oder DE

Technik I–II–III

Traktionsmobilisation in RP OSG „Seitenlage“

Ausführung

bewegende Hände: Umfassen des Talus in Ruhestellung, d.h. 15° PF, ventral-dorsale Hand liegt nur medial an Talus an; Daumen auf Malleolus lateralis Ellbogen des proximalen Ther.-Armes in der Pat.-Kniekehle

Bewegungsrichtung: in distaler Unterschenkelverlaufsrichtung durch passive Pat.-Knie-Flex; proximale Ther.-Hand gibt auf distale Ther.-Hand ihre Traktionskraft weiter

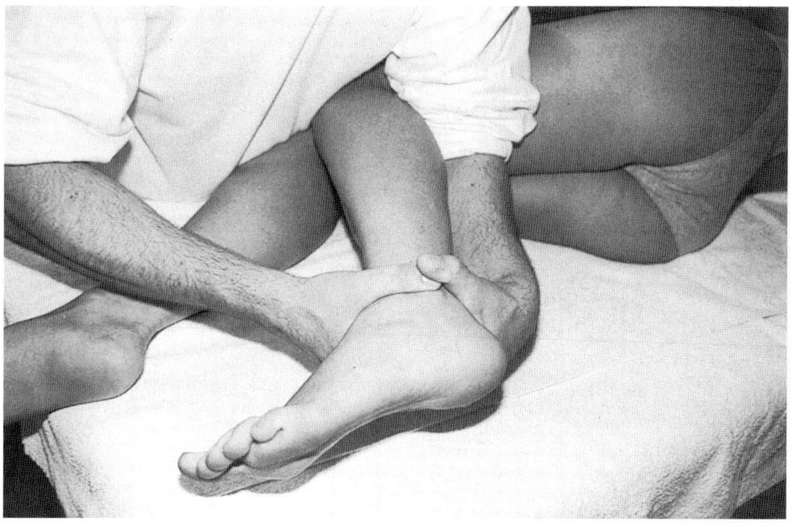

Befund

Hypomobilität in PF und/oder DE

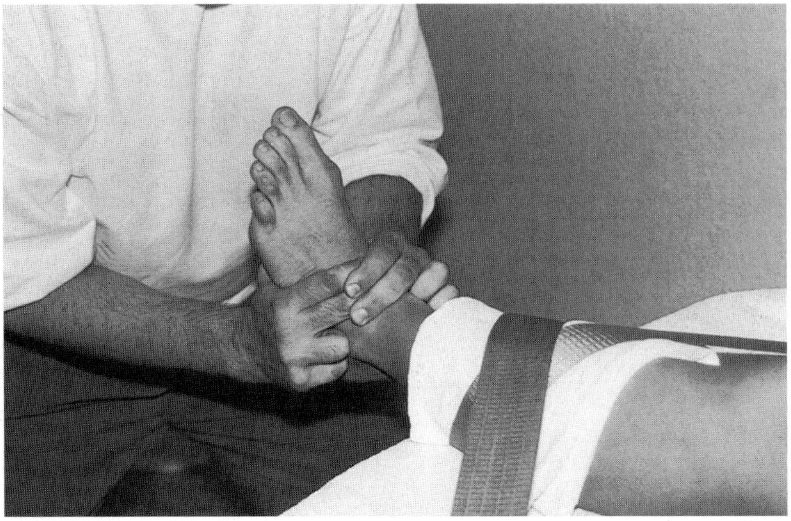

Technik
Traktionsmobilisation
VP 1 mehr DE „Rückenlage“

Ausführung
bewegende Hände: Umfassen des Collum tali
Fixierung: durch Gurt auf der Unterlage
Bewegungsrichtung: Traktion in Unterschenkelverlaufsrichtung

Befund
DE-Einschränkung

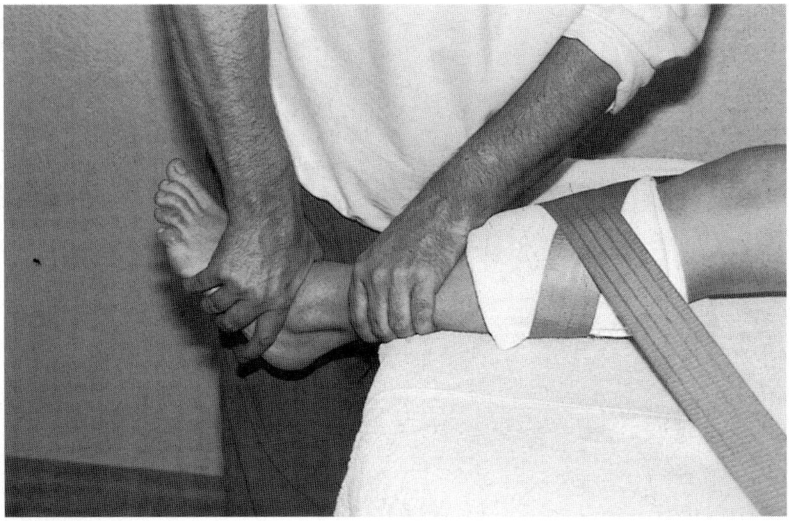

Technik
TG
OSG-Mobilisation
Talus nach dorsal in RP
„Rückenlage“

Ausführung
fixierend: Unterlage und Gurt, um Abheben durch Hebelbewegung des Unterschenkels zu vermeiden
bewegende Hände: Umfassen des Collum tali
Bewegungsrichtung: bodenwärts (8° Neigung der Tibia beachten!)

Befund
DE-Einschränkung

Technik ⊢+⊣ **oder** ⊢+⊣
TG
OSG-Mobilisation
Talus nach ventral in RP
„geschlossene Kette"
„Rückenlage"

Ausführung
fixierende Hand: Umfassen des in RP auf einem Keil stehenden Fußes
bewegende Hände: Umfassen des distalen Unterschenkels
Bewegungsrichtung: nach dorsal parallel zur Behandlungsebene

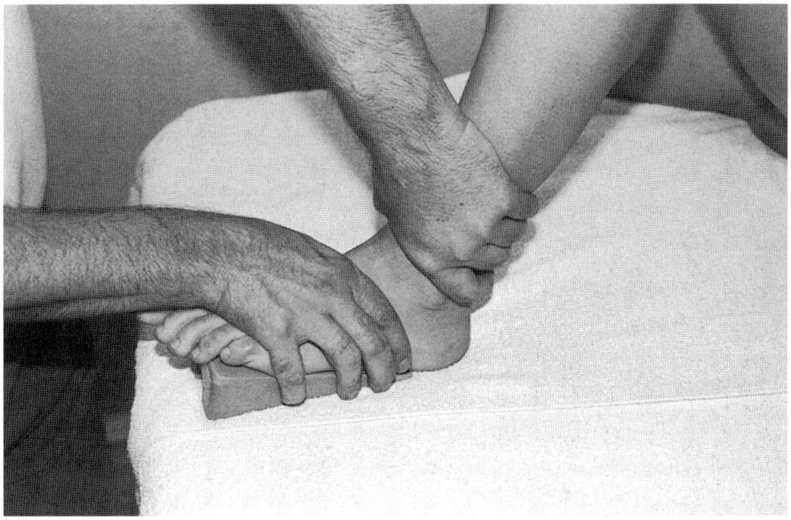

Befund
PF-Einschränkung

Technik ⊢+⊣
TG
OSG-Mobilisation
Talus nach ventral in PF
„geschlossene Kette"
„Rückenlage"

Ausführung
fixierende Hand: Umfassen des in PF und AR-Induktion auf der Unterlage stehenden Fußes
bewegende Hände: Umgreifen des distalen Unterschenkels
Bewegungsrichtung:
Stufe 1: Pikkolotraktion in proximaler Unterschenkelverlaufsrichtung (Lösen)
Stufe 2: Tibia nach dorsal (Dehnen)
Stufe 3: Initiierung der AR (Straffen)

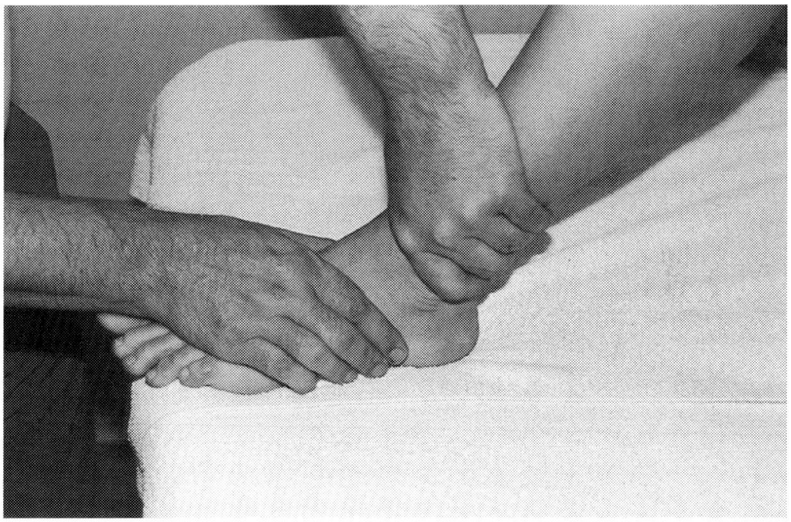

Befund
eingeschränkte PF im OSG
eingeschränkte AR und eingeschränktes Distalgleiten der Fibula

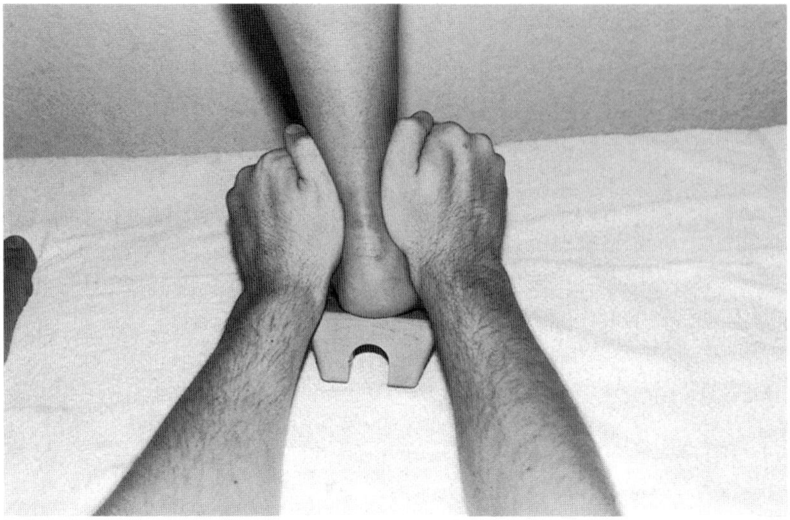

Technik
TG
OSG-Mobilisation in RP
Talus nach dorsal in DE
„geschlossene Kette“
„stehend“

Ausführung
fixierend: Stand auf der Unterlage bei DE im OSG (evtl. Kaltenborn-Keil verwenden)
bewegende Hände: Einhakeln an beiden Malleolen
Bewegungsrichtung: parallel zur Unterlage (8° Reklination beachten)

Befund
DE-Einschränkung

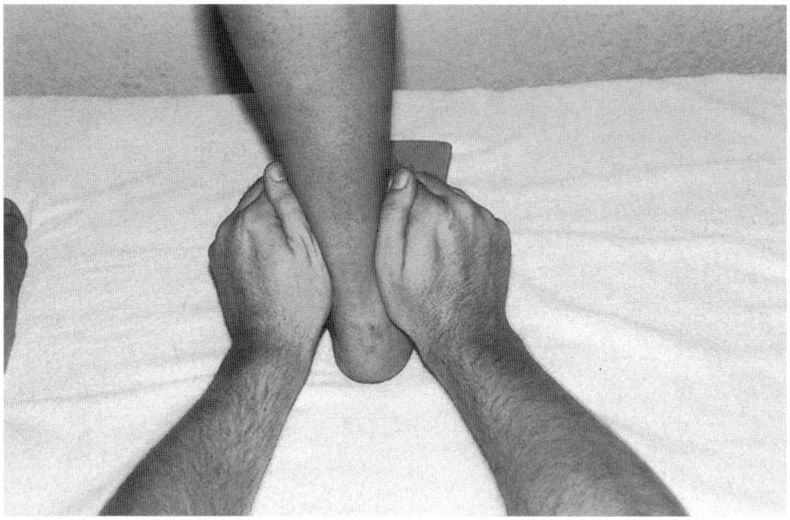

Technik
TG
OSG-Mobilisation
Talus nach dorsal in DE
„geschlossene Kette“
„stehend“

Ausführung
fixierend: Stand auf der Unterlage bei DE im OSG (evtl. Kaltenborn-Keil verwenden)
bewegende Hände: Einhakeln an beiden Malleolen
Bewegungsrichtung: parallel zur Unterlage (8° Reklination beachten)

Befund
endgradige DE-Einschränkung

Behandlungstechniken USG

Technik I–II–III
Traktion
USG „Seitenlage“

Ausführung
bewegende Hände: Umfassen der Fußwurzel durch Anlage der einen Hand auf Os naviculare, der anderen Hand auf den Tuber calcanei; Ellbogen des proximalen Ther.-Armes in der Pat.-Kniekehle
Bewegungsrichtung: in distaler Unterschenkelverlaufsrichtung durch passive Pat.-Knie-Flex; proximale Ther.-Hand gibt auf distale Ther.-Hand ihre Traktionskraft weiter

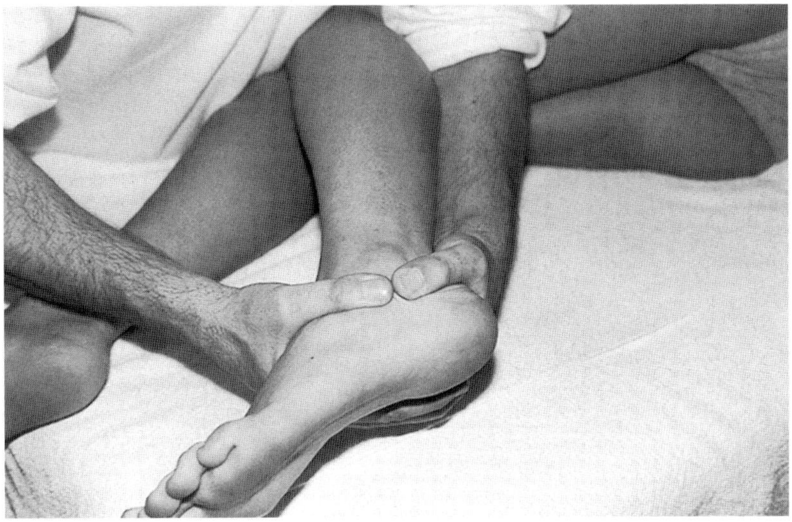

Befund
Valgus-/Varuseinschränkung
Pron-Einschränkung
Sup-Einschränkung

Technik I–II–III
TG
USG
Kalkaneus nach medial
„Seitenlage“
hier: linkes USG in Rechtsseitenlage

Ausführung
fixierende Hand: Zeigefinger unter medialer Seite des Talus, Daumen auf Malleolus lateralis
bewegende Hand: Thenar auf Kalkaneus bis Sinus tarsi von lateral
Bewegungsrichtung: medial (bodenwärts)

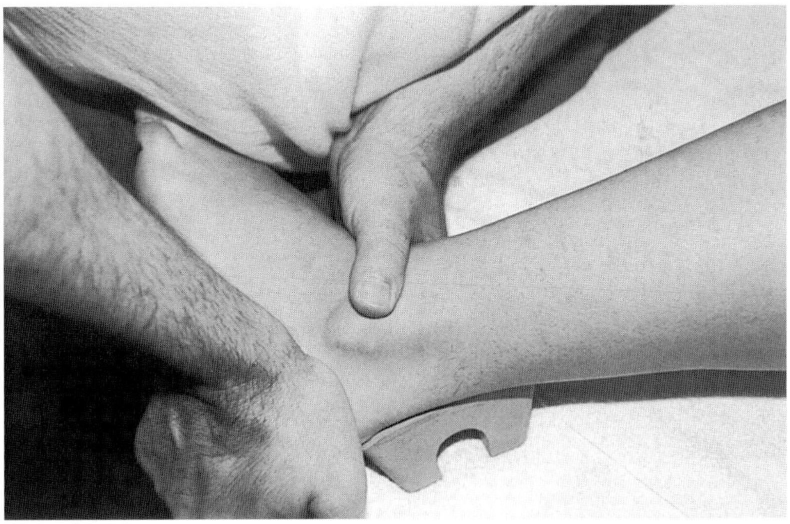

Befund
Pron-/Sup-Einschränkung

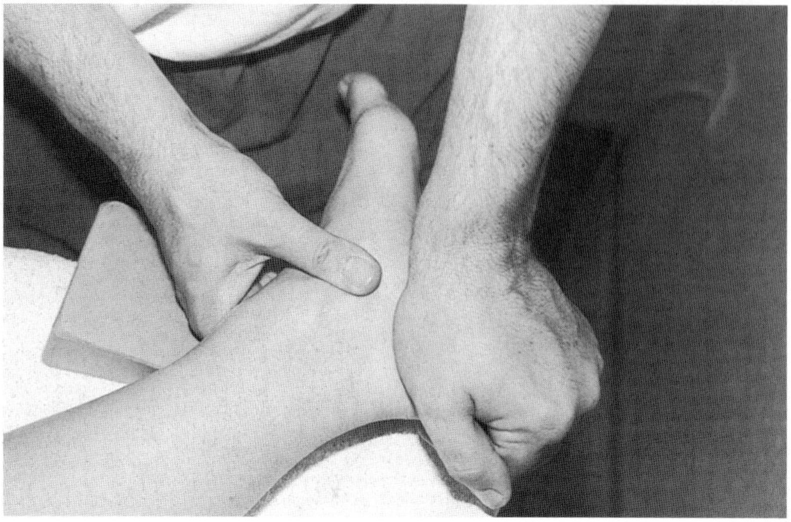

Technik I–II–III
TG
USG
Kalkaneus nach lateral
„Seitenlage“
hier: linkes USG in Linksseitlage

Ausführung
fixierende Hand: Zeigefinger unter Malleolus lateralis, Daumen auf mediale Seite des Talus
bewegende Hand: Thenar auf Kalkaneus bis Sinus tarsi von medial
Bewegungsrichtung: lateral (bodenwärts)

Befund
Pron-/Sup-Einschränkung

Behandlungstechniken PTTG

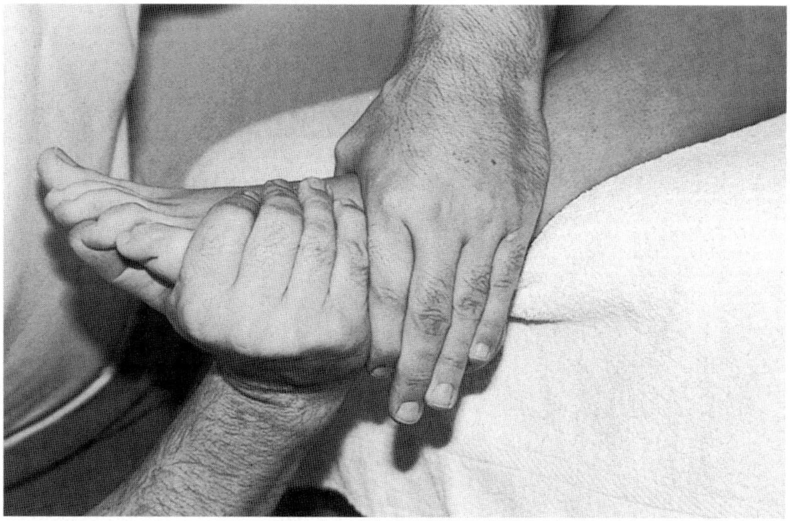

Technik I–II–III oder I–II–III
TG
Kalkaneus/Os cuboideum
Os cuboideum nach dorsal
„Rückenlage“

Ausführung
fixierende Hand: Umgreifen des Collum tali mit Kontakt Zeigefingergrundgelenk/Kalkaneus
bewegende Hände: Umgreifen des Mittelfußes von lateral mit Kontakt Hypothenar/Os cuboideum
Bewegungsrichtung: dorsal

Befund
PF-Einschränkung

Technik I–II–III oder I–II–III
TG
Talus/Os naviculare
Os naviculare nach dorsal
„Rückenlage“

Ausführung
fixierende Hand: Umgreifen des Collum tali
bewegende Hände: Umgreifen des Mittelfußes von medial mit Kontakt Hypothenar/Os naviculare
Bewegungsrichtung: dorsal

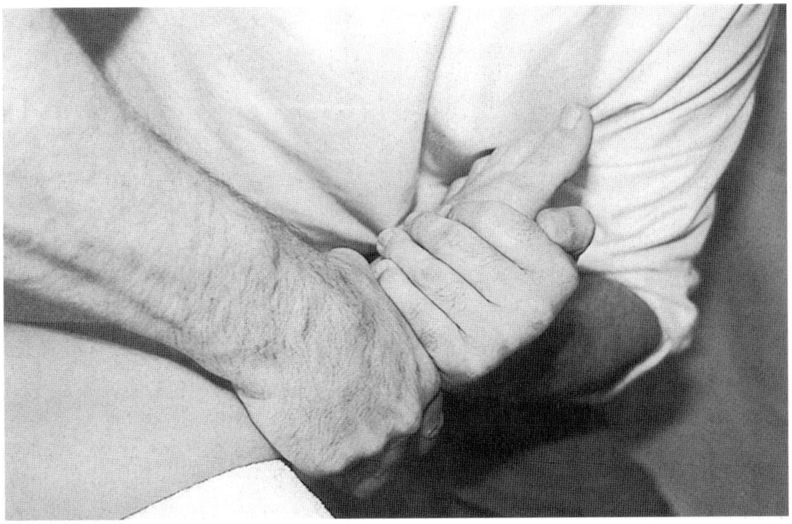

Befund
DE-Einschränkung

Behandlungstechniken Art. intertarsea pedis

Technik I–II–III
TG
Ossa naviculare/cuboideum
Mobilisation
Os cuboideum nach plantar
„Rückenlage“

Ausführung
fixierende Hand: Umgreifen des Os calcaneum von plantar
bewegende Hände: Umgreifen des Os cuboideum von dorsal
Bewegungsrichtung: plantar

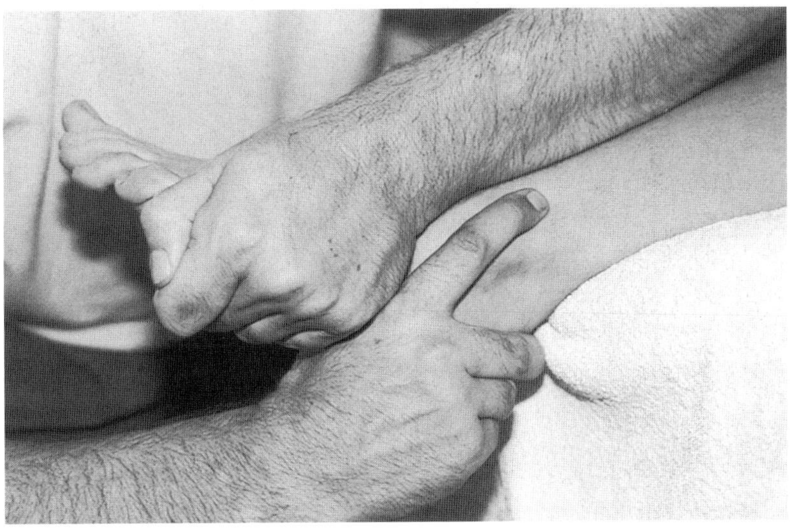

Befund
DE-Einschränkung

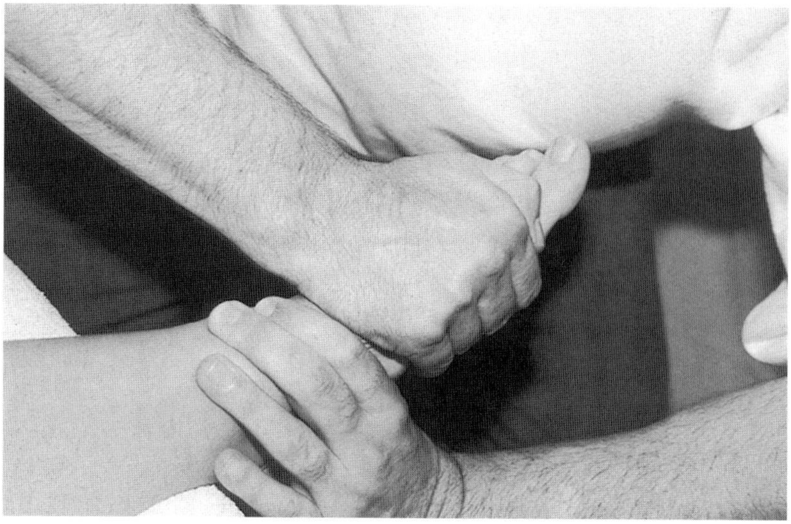

Technik I—II—III
TG
Os naviculare nach plantar
„Rückenlage“

Ausführung
fixierende Hand: Umgreifen des Os calcaneus von plantar (Fixierung Talus)
bewegende Hände: Umfassen des Os naviculare von dorsal
Bewegungsrichtung: plantar

Befund
PF-Einschränkung

Behandlungstechniken Art. intertarsea

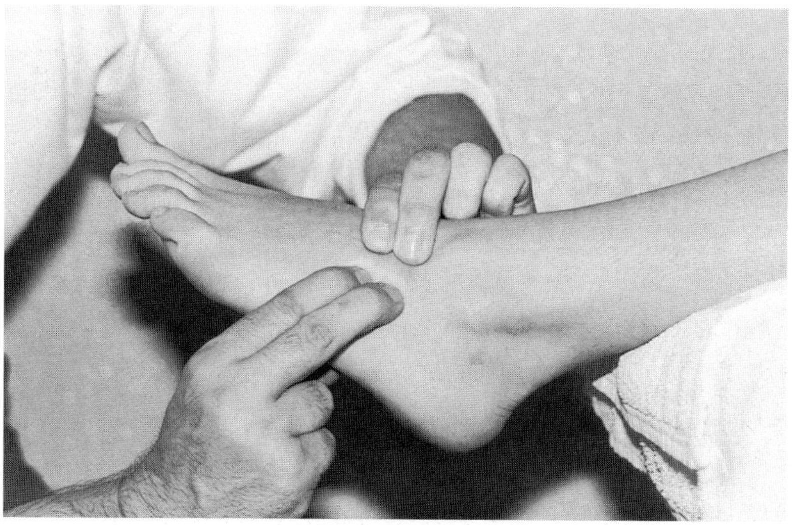

Technik I—II—III
TG
dorsal/plantar

Ausführung
fixierend: von Os naviculare und Os cuboideum, von dorsal und plantar mit jeweils Daumen und Zeigefinger
Bewegungsrichtung: in Gelenkspaltverlaufsrichtung, d.h. senkrecht zum Fußrücken

Befund
Mobilitätstest
Os cuboideum/Os naviculare

Technik
TG-Mobilisation nach plantar
hier: Os cuboideum

Ausführung
AgSt: Fuß wird so positioniert, daß Gelenkspalt Os naviculare/Os cuboideum senkrecht steht
fixierend: mediale Hand liegt mit Mittel- und Zeigefinger auf Kaltenborn-Keil und widerlagert mit Thenar das Os naviculare
bewegend: laterale Hand liegt mit Thenar auf Os cuboideum und widerlagert mit Mittel- und Zeigefinger
Bewegungsrichtung: in Gelenkspaltverlaufsrichtung Richtung Bank

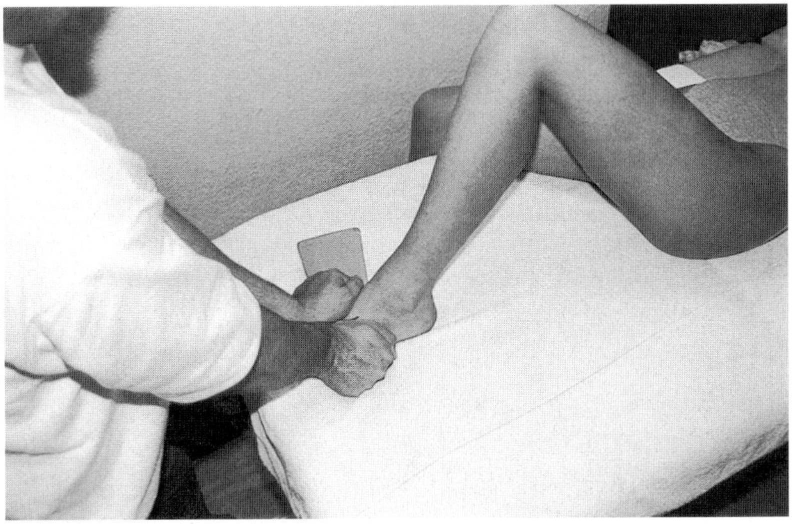

Befund
DE-Einschränkung

Behandlungstechniken Art. tarsometatarsea

Technik oder
TG
Os cuneiforme I
Os metatarsale I
Untersuchung
Os metatarsale I nach dorsal/plantar „Rückenlage“

Ausführung
fixierende Hand: Umfassen des Os cuneiforme I
bewegende Hände: Umfassen der Basis des Os metatarsale I
Bewegungsrichtung: dorsal/plantar

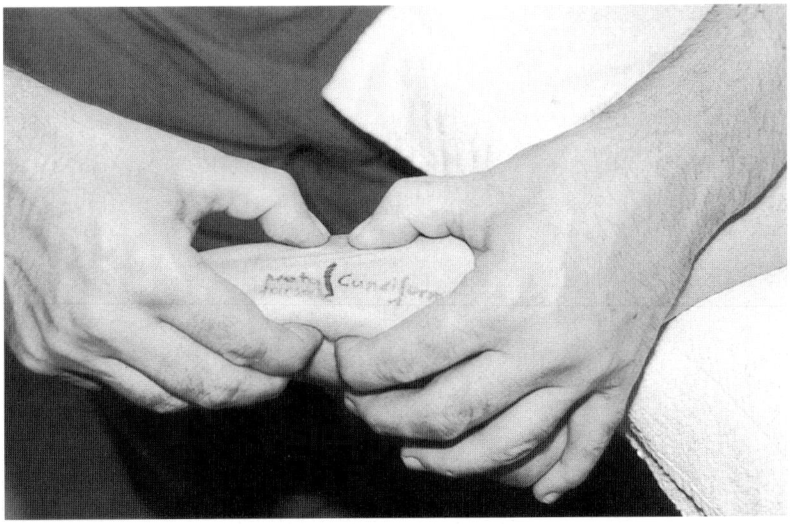

Befund
Mobilitätstest oder DE-/PF-Einschränkung

Behandlungstechniken Art. metatarsophalangea I

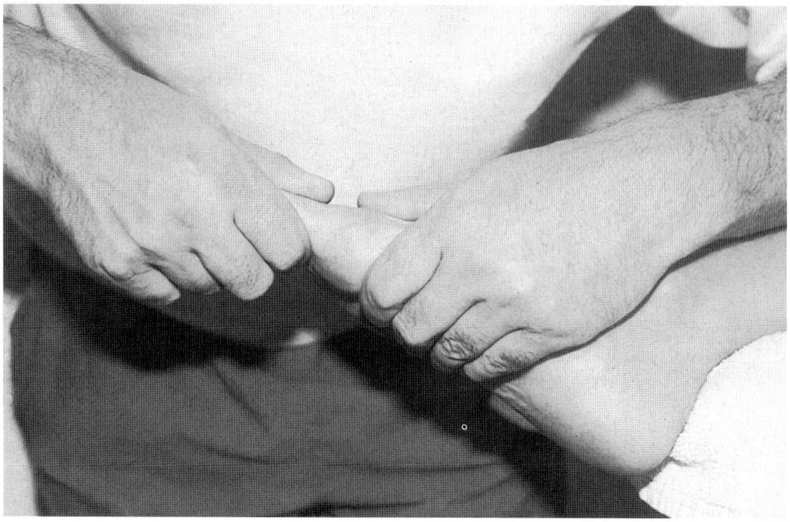

Technik I–II–III **oder** I–II–III
Traktion
Großzehengrundgelenk
Phalanx proximalis hallucis nach distal „Rückenlage"

Ausführung
fixierende Hand: Umfassen des Köpfchens von Os metatarsale I von dorsal und plantar
bewegende Hände: Umfassen der Basis von Phalanx proximalis hallucis von dorsal und plantar
Bewegungsrichtung: distale Großzehenverlaufsrichtung

Befund
Mobilitätstest
Traktionsmobilisation für Flex-Ext-Abd-Add-Einschränkung

Behandlungstechniken Zehen

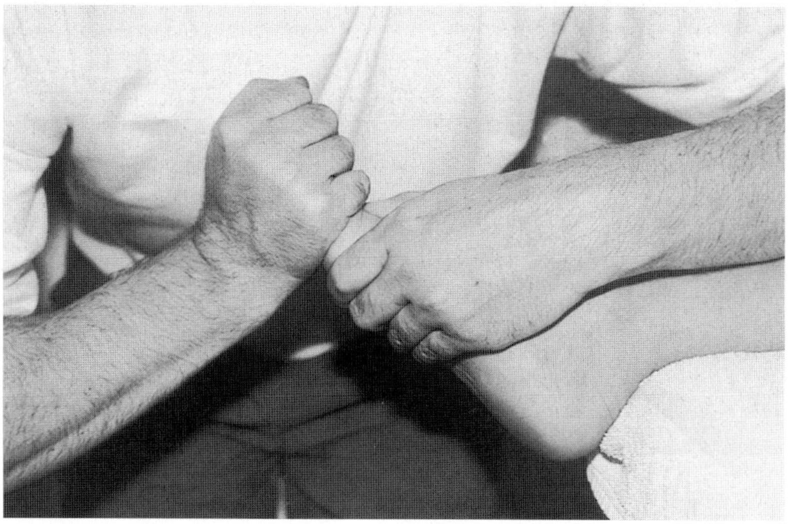

Technik I–II–III
TG
Großzehengrundgelenk
Mobilisation
Phalanx proximalis hallucis nach dorsal „Rückenlage"

Ausführung
fixierende Hand: Umfassen des Köpfchens von Os metatarsale I von dorsal
bewegende Hand: Umfassen der Basis von Phalanx proximalis hallucis von plantar
Bewegungsrichtung: dorsal

Befund
Ext-Einschränkung

Weichteiltechniken für Achillessehne

Technik
Achillessehnenbehandlung
Querfriktion des oberflächlich liegenden Sehnenanteils „Bauchlage"

Ausführung
fixierende Hand: Halten des Fußes in DE zur Vorspannung der Sehne
bewegende Finger: auf bzw. neben Achillessehne
Bewegungsrichtung: Querfriktion senkrecht zur Sehne

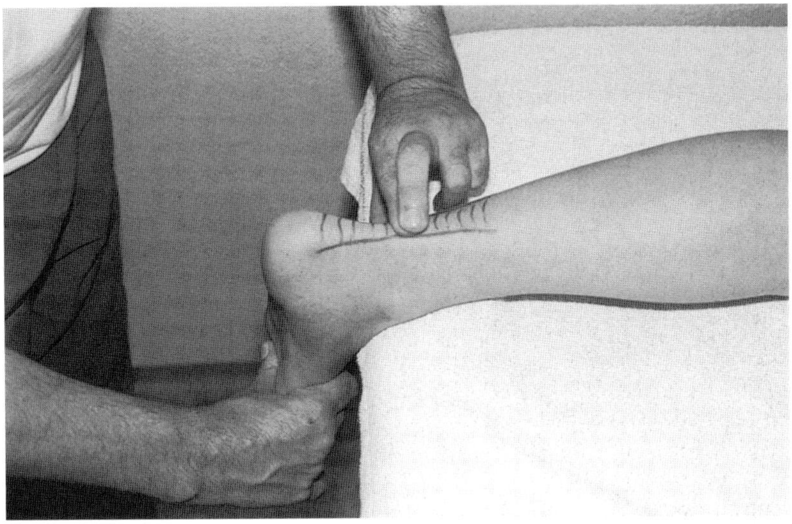

Befund
Achillodynie

Technik
Achillessehnenbehandlung
Querfriktion des Sehnenansatzes am oberen Pol des Kalkaneus „Bauchlage"

Ausführung
fixierende Hand: Halten des Fußes in aktueller RP der PF
bewegende Finger: etwas oberhalb des Sehnenansatzes am oberen Pol des Kalkaneus
Bewegungsrichtung: Druck nach ventral, dann nach kaudal mit anschließender Querfriktion senkrecht zur Sehne entlang dem oberen Pol des Kalkaneus

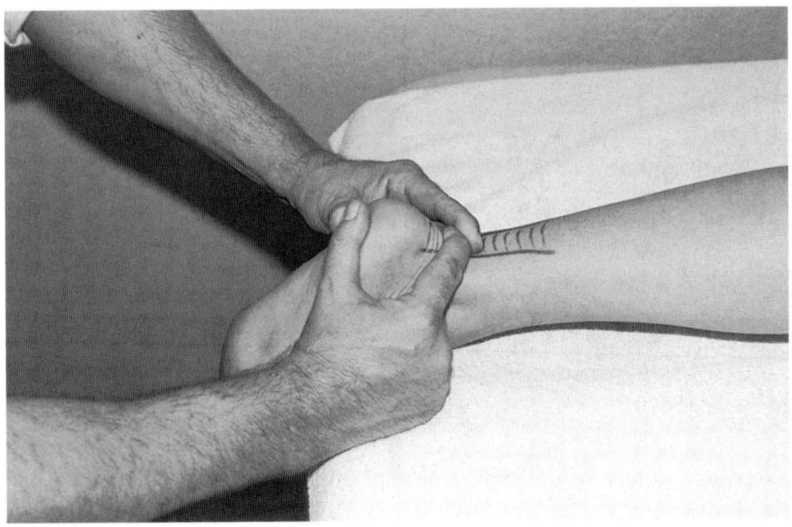

Befund
Achillodynie

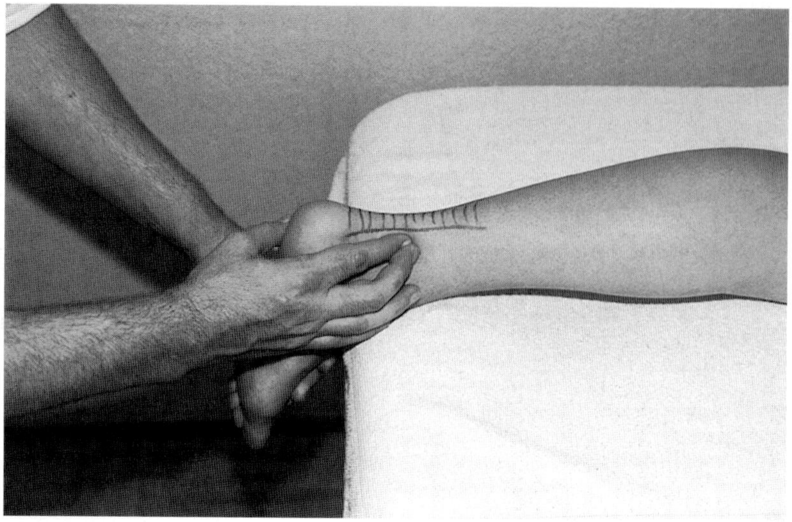

Technik
Achillessehnenbehandlung
Querfriktion des tiefliegenden Sehnenanteils „Bauchlage“

Ausführung
fixierende Hand: Fuß von kontralateral
bewegende Finger: bei deutlicher PF zur Entspannung der Achillessehne Kontakt ventral vor der Sehne
Bewegungsrichtung: Querfriktion zur Achillessehne, die Finger nach dorsal rollend

Befund
Achillodynie

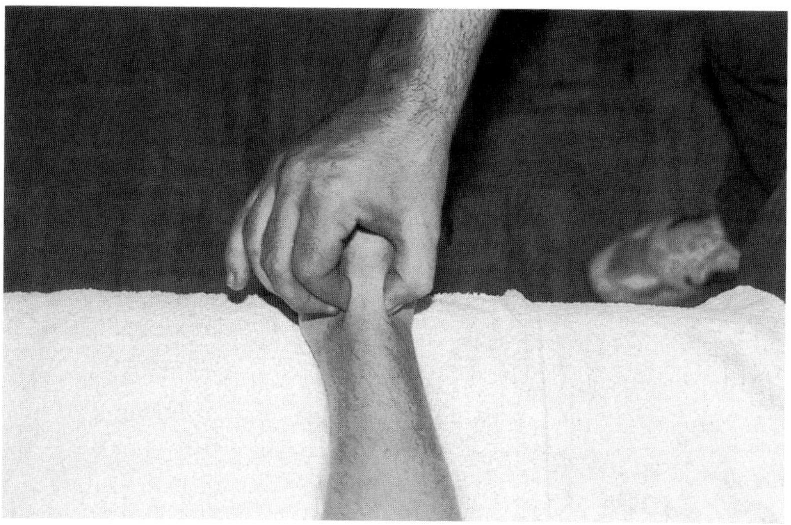

Technik
Achillessehnenbehandlung
Abheben der Achillessehne „Bauchlage“

Ausführung
bewegende Hand: bei deutlicher PF zur Entspannung der Achillessehne fassen der Sehne mit Daumen und Zeigefinger
Bewegungsrichtung: Abheben der Achillessehne in Kreisbewegungen nach dorsal

Befund
Achillodynie

Technik
Achillessehnenbehandlung Querfriktion auf der Sehneninsertion am medialen Teil des Kalkaneus „Bauchlage“

Ausführung
bewegende Finger: auf der Achillessehneninsertion am medialen Teil des Kalkaneus
Bewegungsrichtung: senkrecht zur Faserverlaufsrichtung, die hier ca. 45° nach fußsohlenwärts verlaufen

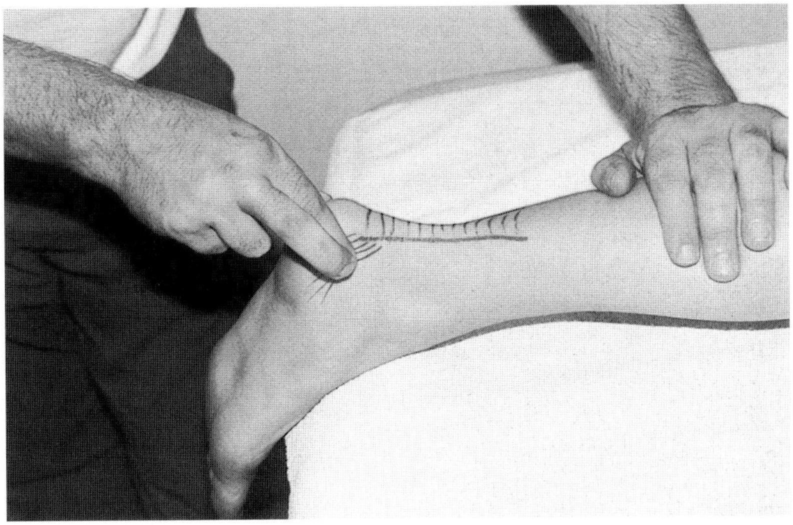

Befund
Insertionstendopathie des M. soleus

Technik
Funktionsmassage Achillessehne

Ausführung
bewegende Finger: auf Achillessehne mit Kompression und Schub nach proximal
andere Hand: führt gleichzeitig passive DE im OSG aus

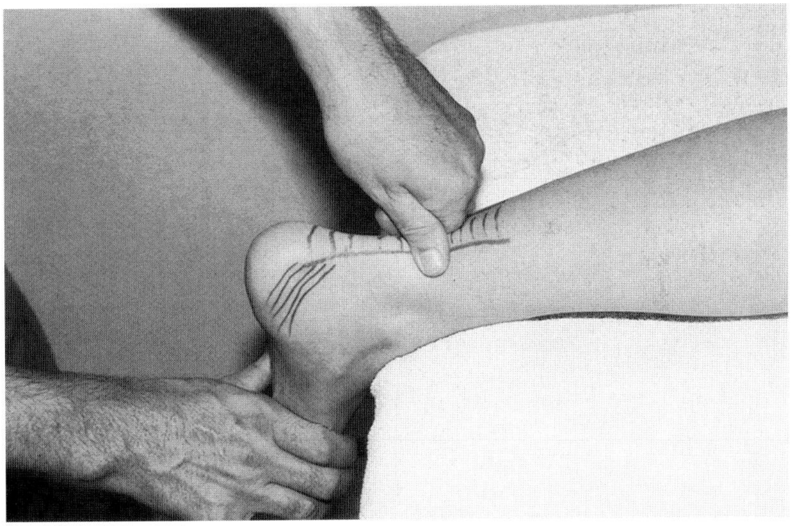

Befund
Achillodynie

Der Technikeinsatz richtet sich nach dem Stadium (1–4) der Achillodynie

Querfriktionen an der Insertion des M. flexor digitorum brevis

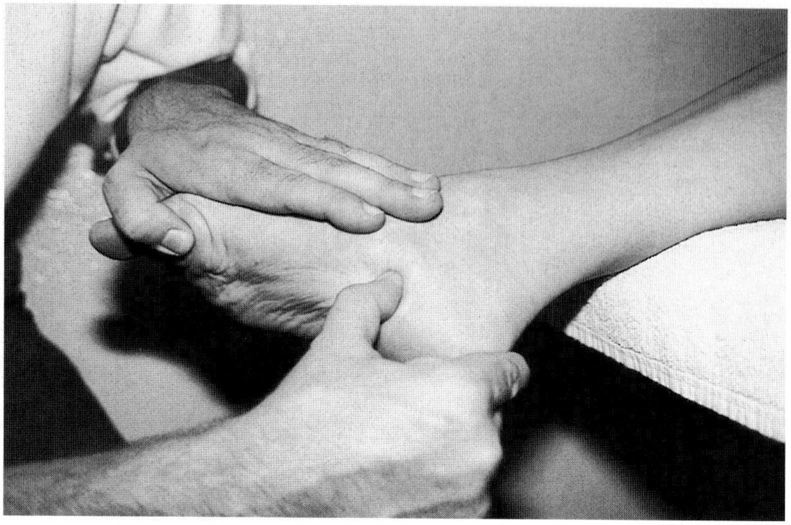

Ausführung
bewegende Hand: gibt Kompression auf den distalen medialen Aspekt des Kalkaneus, dann Querfriktionen Richtung Malleolus medialis
fixierende Hand: hält den Fuß in leichter PF und Sup

Befund
Insertionstendopathie des M. flexor digitorum brevis

Querfriktionen der Sehnenscheiden der Mm. peronei

Ausführung
bewegende Hand: Druck posterior an den Malleolus lateralis, dann Querfriktion im Halbkreis über Sehnenscheiden
fixierende Hand: hält den Fuß in leichter DE zur Vorspannung der Sehnenscheiden (schmerzfrei)

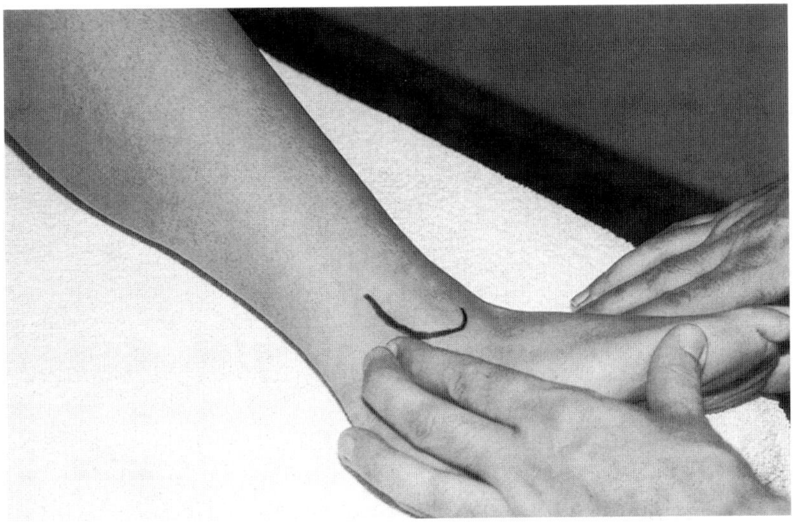

Befund
Tendosynovitis der Mm. peronei

Tabelle 4.1 Befundschema Fuß

Test	Affektion aktiver Strukturen							Affektion passiver Strukturen																									
	Tib.a./ E.h.l.	E.d.l	Tib.p./ F.h.l./ F.d.l.	P.l./ P.b.	D.b.	AS	B.e.st.	PTFG	Syn.	OSG	USG	PTTG	MTPG	Tf.a.	Cf.	Tf.p.	Tt.a./ Tn.	Tc.	Tt.p.	Bif.	N.t.	N.p.r.i.	T.o.m.5	O.c.d.	C.li.	sc.F.	O.tr.	p.Tt. KS	Köl	Kö2	HS1	Sy.Ch.	Kp
pDEK0			/	/		/		/	/	X		X									/			/	/	X			/		/	/	
pDEK20			/	/		/		/	/	X		X												/	/	X			/		/	/	
pDEK20aDE								/		X		X	/							/				/	/	X			/			/	X
pPF	/	/								X		X		/			/								/		X	X				/	
pVal											/							X						/	X							/	
pVar											X				X										X	X	/	/				/	
pTrakCDE												X																	/				
pTrakCPF												X																	/				
pPron												X																					
pSup												X																					
pTrakCAbdMbt																																	
pTrakCAdd												X																	/				
pDEExthFlexh			nur F.h.l.X			/															X								/				
TrakOSGMbt																																	
TrakUSGMbt																																	
PFVar	/	/								/	/	X		X						/					/	X	/	/				/	
OVar									/		X				X										/	/						/	
DEVar				/		/		/	/	X	X	X				X									/	X						/	
PFVal										X	/						X							/	/							/	
OVal											/							X						/	/							/	
DEVal			/			/		/	/	X	/	X							X					/	/							/	
pInv				X					X		X	X		X						X		X	/		/	/	X	X	/			/	
pEve			/	/		/		/	X	X	/	X				/			X					/	/	X			X		/	/	
KExtI									X																X								
Sq									X																								
ST						X																											
aDESupAdd	X																																
aDEPronAbd		X																															
aPFSupAdd			X			X	/																								X		
aPFPronAbd				X			/																										
aDE	/	/																															
aDEFlexZ	/	/			X																												

X muß schmerzhaft sein
I kann schmerzhaft sein

Erläuterungen zu Tabelle 4-1

Tib.a./E.h.l. Musculi tibialis anterior et extensor hallucis longus, *E.d.l.* Musculus extensor digitorum longus, *Tip.p./F.h.l./F.d.l.* Mm. tibialis posterior, flexor hallucis longus et flexor digitorum longus, *P.l./P.b.* Musculus peronei longus et brevis, *D.b.* Musculus digitorum brevis, *AS* Achillessehne, *B.c.st.* Bursa calcanei subtendinea, *PTFG* proximales Tibiofibulargelenk, *Syn.* Syndesmosis cruris, *OSG* Oberes Sprunggelenk, *USG* Unteres Sprunggelenk, *PTTG* proximales Transversaltarsalgelenk (Chopart), *MTPG* Metatarsophalangealgelenk, *Tf.a.* Lig. talofibulare anterior, *Cf.* Lig. calcaneofibulare, *Tf.p.* Lig. talofibulare posterior, *Tt.a./Tn.* Ligg. tibiotalare anterior et tibionaviculare, *Tc.* Lig. tibiocalcaneare, *Tt.p.* Lig. tibiotalare posterior, *Bif.* Lig. bifurcatum, *N.t.* Nervus tibialis, *N.p.r.i.* Nervus peroneus ramus intermedius, *T.o.m.5* Tuberositas ossis metatarsale V, *O.c.d.* Osteochondrosis dissecans, OSG laterale Fläche der Trochlea tali, *C.li.* Corpus librum, *sc.F* Subchondrale Fraktur der medialen Fläche der Trochlea tali, *O.tr.* Os trigonum (Ausriß aus dem medialen Tuberculum posterior tali), *p.tt.KS* posteriores tibiotalares Kompressionssyndrom, *Kö1* Morbus Köhler I (aseptische Knochennekrose Metatarsalköpfchen meist II, seltener III), *HS* Haglund Syndrom (aseptische Knochennekrose obere Pol Kalkaneus), *sy.Ch.* synoviale Chondroosteomatose, *Kp* Kompartmentsyndrom, *p* passiv, *a* aktiv, *De* Dorsalextension, *PF* Plantarflexion, *K* Knie, *0* 0°, *20* 20°, *Val* Valgus, *Var* Varus, *Trak* Traktion, *Pron* Pronation, *Sup* Supination, *Abd* Abduktion, *Add* Adduktion, *Mbt* Mobilitätstest, *Exth* Extension hallucis, *Flexh* Flexion hallucis, *C* Kalkaneus, *Inv* Inversion, *Eve* Eversion, *K* Kompression, *I* Impuls, *Sq* Squeezetest, *ST* Simmonds-Thompson-Test, *Flexz* Flexion der Zehen, *KExtI* Kompression in Extension mit Impuls

Sachverzeichnis

T

U

V

W

Z